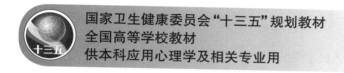

国家卫生健康委员会"十三五"规划教材

全国高等学校教材

供本科应用心理学及相关专业用

健康心理学
Health Psychology

第3版

主　　编　钱　明

副 主 编　张　颖　赵阿勐　蒋春雷

编　　委　（以姓氏笔画为序）

王　凯　黑龙江中医药大学	沈晓红　浙江大学
王　娜　深圳市康宁医院	张　婷　皖南医学院
王　曦　哈尔滨医科大学	张　颖　陕西中医药大学
王文娟　蚌埠医学院	张亚宁　山西中医药大学
王俊刚　牡丹江医学院	张丽丽　大连医科大学
王琳辉　苏州大学	郑　铮　南京中医药大学
曲悠扬　哈尔滨医科大学附属第二医院	孟肖路　滨州医学院
延艳娜　新乡医学院	赵阿勐　齐齐哈尔医学院
李晓鹏　长治医学院	钱　明　天津医科大学
吴俊端　广西医科大学	蒋春雷　海军军医大学
狄　敏　天津医科大学	戴　琴　陆军军医大学

人民卫生出版社

图书在版编目（CIP）数据

健康心理学/钱明主编.—3版.—北京：人民卫生出版社，
2018

ISBN 978-7-117-27254-4

Ⅰ. ①健… Ⅱ. ①钱… Ⅲ. ①健康心理学 - 医学院校 -
教材 Ⅳ. ①R395.1

中国版本图书馆 CIP 数据核字（2018）第 192182 号

人卫智网	www.ipmph.com	医学教育、学术、考试、健康， 购书智慧智能综合服务平台
人卫官网	www.pmph.com	人卫官方资讯发布平台

健康心理学
第 3 版

主　　编：钱　明
出版发行：人民卫生出版社（中继线 010-59780011）
地　　址：北京市朝阳区潘家园南里 19 号
邮　　编：100021
E - mail：pmph @ pmph.com
购书热线：010-59787592　010-59787584　010-65264830
印　　刷：三河市潮河印业有限公司
经　　销：新华书店
开　　本：850×1168　1/16　印张：17　插页：8
字　　数：456 千字
版　　次：2007 年 7 月第 1 版　2018 年 9 月第 3 版
　　　　　2025 年 1 月第 3 版第 9 次印刷（总第 20 次印刷）
标准书号：ISBN 978-7-117-27254-4
定　　价：56.00 元
打击盗版举报电话：010-59787491　E-mail：WQ @ pmph.com
（凡属印装质量问题请与本社市场营销中心联系退换）

全国高等学校应用心理学专业第三轮规划教材

修订说明

全国高等学校本科应用心理学专业第一轮规划教材于 2007 年出版，共 19 个品种，经过几年的教学实践，得到广大师生的普遍好评，填补了应用心理学专业教材出版的空白。2013 年修订出版第二轮教材共 25 种。这两套教材的出版标志着我国应用心理学专业教学开始规范化和系统化，对我国应用心理学专业学科体系逐渐形成和发展起到促进作用，推动了我国高等院校应用心理学教育的发展。2016 年经过两次教材评审委员会研讨，并委托齐齐哈尔医学院对全国应用心理学专业教学情况及教材使用情况做了深入调研，启动第三轮教材修订工作。根据本专业培养目标和教育部对本专业必修课的要求及调研结果，本轮教材将心理学实验教程和认知心理学去掉，增加情绪心理学共 24 种。

为了适应新的教学目标及与国际心理学发展接轨，教材建设应不断推陈出新，及时更新教学理念，进一步完善教学内容和课程体系建设。本轮教材的编写原则与特色如下：

1. 坚持本科教材的编写原则　教材编写遵循"三基""五性""三特定"的编写要求。

2. 坚持必须够用的原则　满足培养能够掌握扎实的心理学基本理论和心理技术，能够具有较强的技术应用能力和实践动手能力，能够具有技术创新和独立解决实际问题的能力，能够不断成长为某一领域的高级应用心理学专门人才的需要。

3. 坚持整体优化的原则　对各门课程内容的边界进行清晰界定，避免遗落和不必要的重复，如果必须重复的内容应注意知识点的一致性，尤其对同一定义尽量使用标准的释义，力争做到统一。同时要注意编写风格接近，体现整套教材的系统性。

4. 坚持教材数字化发展方向　在纸质教材的基础上，编写制作融合教材，其中具有丰富数字化教学内容，帮助学生提高自主学习能力。学生扫描教材二维码即可随时学习数字内容，提升学习兴趣和学习效果。

第三轮规划教材全套共 24 种，适用于本科应用心理学专业及其他相关专业使用，也可作为心理咨询师及心理治疗师培训教材，将于 2018 年秋季出版使用。希望全国广大院校在使用过程中提供宝贵意见，为完善教材体系、提高教材质量及第四轮规划教材的修订工作建言献策。

4

教材目录

序号	书名	主编	副主编
1	心理学基础（第3版）	杜文东	吕　航　杨世昌　李　秀
2	生理心理学（第3版）	杨艳杰	朱熊兆　汪萌芽　廖美玲
3	西方心理学史（第3版）	郭本禹	崔光辉　郑文清　曲海英
4	实验心理学（第3版）	郭秀艳	周　楚　申寻兵　孙红梅
5	心理统计学（第3版）	姚应水	隋　虹　林爱华　宿　庄
6	心理评估（第3版）	姚树桥	刘　畅　李晓敏　邓　伟　许明智
7	心理科学研究方法（第3版）	李功迎	关晓光　唐　宏　赵行宇
8	发展心理学（第3版）	马　莹	刘爱书　杨美荣　吴寒斌
9	变态心理学（第3版）	刘新民　杨甫德	朱金富　张　宁　赵静波
10	行为医学（第3版）	白　波	张作记　唐峥华　杨秀贤
11	心身医学（第3版）	潘　芳　吉　峰	方力群　张　俐　田旭升
12	心理治疗（第3版）	胡佩诚　赵旭东	郭　丽　李　英　李占江
13	咨询心理学（第3版）	杨凤池	张曼华　刘传新　王绍礼
14	健康心理学（第3版）	钱　明	张　颖　赵阿勐　蒋春雷
15	心理健康教育学（第3版）	孙宏伟　冯正直	齐金玲　张丽芳　杜玉凤
16	人格心理学（第3版）	王　伟	方建群　阴山燕　杭荣华
17	社会心理学（第3版）	苑　杰	杨小丽　梁立夫　曹建琴
18	中医心理学（第3版）	庄田畋　王玉花	张丽萍　安春平　席　斌
19	神经心理学（第2版）	何金彩　朱雨岚	谢　鹏　刘破资　吴大兴
20	管理心理学（第2版）	崔光成	庞　宇　张殿君　许传志　付　伟
21	教育心理学（第2版）	乔建中	魏　玲
22	性心理学（第2版）	李荐中	许华山　曾　勇
23	心理援助教程（第2版）	洪　炜	傅文青　牛振海　林贤浩
24	情绪心理学	王福顺	张艳萍　成　敬　姜长青

配套教材目录

序号	书名	主编
1	心理学基础学习指导与习题集(第2版)	杨世昌 吕 航
2	生理心理学学习指导与习题集(第2版)	杨艳杰
3	心理评估学习指导与习题集(第2版)	刘 畅
4	心理学研究方法实践指导与习题集(第2版)	赵静波 李功迎
5	发展心理学学习指导与习题集(第2版)	马 莹
6	变态心理学学习指导与习题集(第2版)	刘新民
7	行为医学学习指导与习题集(第2版)	张作记
8	心身医学学习指导与习题集(第2版)	吉 峰 潘 芳
9	心理治疗学习指导与习题集(第2版)	郭 丽
10	咨询心理学学习指导与习题集(第2版)	高新义 刘传新
11	管理心理学学习指导与习题集(第2版)	付 伟
12	性心理学学习指导与习题集(第2版)	许华山
13	西方心理学史学习指导与习题集	郭本禹

主编简介

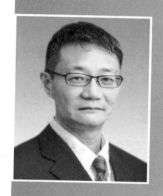

钱明，男，教授，硕士生导师。天津医科大学基础医学院医学心理教研室主任。现任中国心理卫生协会常务理事兼副秘书长，天津市心理卫生协会副理事兼秘书长，中国心理学会医学心理学专业委员会常务委员，担任中国地方病协会副会长兼碘缺乏病专业委员会主任委员、中华医学会地方病学专业委员会常务理事及全球碘营养联盟中国及东亚地区协调员。

1981年毕业于天津医学院，曾先后在澳大利亚Maquarie大学人类与行为学系学习、澳大利亚Westmead医院内分泌研究中心进修，在澳大利亚悉尼大学NMHRC临床实验中心做访问学者。主要研究领域是医学心理学、健康心理学及碘与脑发育关系。主持过国家自然科学基金、雀巢基金等项目，发表过学术论文90余篇、专著或科普读物6部，主编教材10余部（版），代表作有《医学心理学》《健康心理学》和《护理心理学》。获得过天津市和海南省科技进步二等奖、2项天津市科技进步三等奖，荣获天津市"三育人"先进个人和"三育人"标兵、"八五"立功奖章获得者。

副主编简介

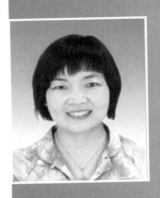

张颖，女，副教授，硕士生导师。陕西中医药大学公共卫生学院党总支书记，应用心理学科带头人。咸阳市心理学会会长，陕西省心理危机干预救援队和西安市计划生育协会等机构的专家组成员，陕西省心理服务行业成果评审专家组成员，陕西省妇联幸福导师专家组成员。兼任中国高等教育学会医学心理学分会理事，中国中西医结合学会心身医学专业委员会委员，陕西省保健协会心理专业委员会常务委员，《中国健康心理学杂志》编委会委员等10余项社会兼职。

主持并荣获省级优秀教学成果二等奖1项。曾担任全国高等医学院校应用心理学教材系列丛书编委会副总主编兼秘书长；多次主编或参编国家级大型出版社的编写任务，为高校心理学专业、医学专业及全国全科医生培训等出版规划或普通教材30余部。

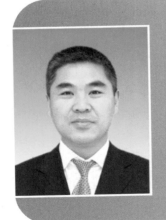

赵阿勐，男，教授。齐齐哈尔医学院精神卫生学院副院长，心理卫生研究所所长。中国高等教育学会医学心理学专业委员会委员，黑龙江省心理卫生协会理事，黑龙江省心理学会理事。

长期从事医学心理学和精神医学教学、科研和临床工作。主持参与国家、省部级课题10余项，发表国内外学术论文100余篇，主编、参编教材、著作15部。荣获黑龙江省教学成果一等奖2项，二等奖1项，荣获省市级科研成果奖12项，齐齐哈尔医学院教学名师。

副主编简介

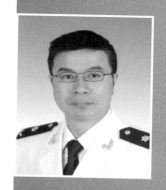

　　蒋春雷，男，海军军医大学心理与精神卫生学系教授、博士生导师（医学心理学、预防医学、特种医学）。从事应激与心理神经免疫学研究，重点关注抑郁症等应激性疾病新的防治靶点。现兼任中国生理学会理事、中国神经科学会理事、中国生理学会应激生理学专委会主任委员、中国心理卫生协会心身医学专委会副主委、上海生理科学会副理事长、中国生理学会内分泌代谢专委会副主委等。

　　负责国家、军队和上海市科研项目20余项，其中国家自然科学基金7项，发表SCI收录60余篇，其中第一/通讯作者SCI收录review 6篇，主编《应激医学》《应激与疾病》《航海医学心理学》等教材专著8部，获中国青年科技奖、上海曙光优秀学者、总后优秀教师等荣誉，立三等功2次。

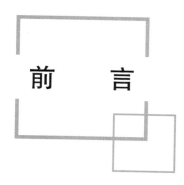

前　言

　　健康心理学主要探索人的心理和行为对健康的影响，探索健康信念与态度对行为和行为转变的影响，目的是保持健康行为，改变危险行为，最终提高健康与生命质量，预防、延缓躯体疾病的发生，促进康复。

　　第 1 版教材共有 16 章内容，第 2 版增加到为 19 章。本版在前两版教材的基础上，仍按基础理论、应激、健康与疾病相关行为、临床健康心理学四部分分配内容，并根据健康心理学的新进展、教学需要和读者意见反馈，增加或删除了部分内容，共形成 22 个章节。主要的变化是：因与其他教材重复而删除了"个体心理转变技术"；应激是健康心理学的重要理论支柱，故将"应激中介机制"独立成章；为了突出临床健康心理学，新增"安慰剂及其效应的应用"，以及"医师和医院"两部分内容。

　　感谢来自全国 21 所学校、医院的编者所做贡献。向曾参加过前两版编写的著者所做奉献深表谢意，也感谢各位编者的家人们的配合和体谅。

　　然而，限于著者的能力和学识水平，书中难免有不妥之处，望读者不吝赐教，再版时予以修正。

钱明

2018 年 7 月

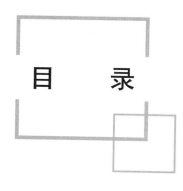

目　录

第一章　绪　论

行为（behavior）是有机体在各种内外部刺激影响下产生的活动，它已成为影响健康、预防疾病的重要因素。心理学（psychology）是研究行为和心理现象的科学，健康心理学（health psychology）是研究行为与健康的关系的心理学分支。

第一节　概念、任务和相关学科

一、概念

健康心理学（health psychology）是运用心理学理论、方法和知识，综合研究心理、生物、环境、文化等因素对生理健康的影响，促进健康和预防疾病的心理学分支学科。

健康心理学是"心理学在健康中的应用"，主张采用心理学的方法改变或矫正人们有碍身体健康的生活方式和行为习惯，是心理学与预防医学的结合，它综合运用心理学的知识以及教育训练、科学研究和职业指导原则，探求健康、疾病和功能失调的原因，分析并促进社会保健系统的发展和健康政策的制订，以促进和维护健康，预防和治疗疾病（《心理学大辞典》，2003）。

对于健康心理学是否包括心理和生理健康两个方面仍存在争议。有学者认为健康心理学是心理学领域内的新学科，但实际上是心理卫生，泛指保持并增进个人心理健康之一切措施（张春兴，1989）。健康心理学应将"研究心理健康形成、发展和变化的规律"列为研究对象（顾瑜琦，2004）。日本健康心理学家也将心理（精神）卫生列入健康心理学领域。但是，一般而言，西方心理学体系中心理卫生归入变态心理学范畴，而健康心理学则侧重研究与健康有关的行为问题，在论及应激和应激管理等内容时，也涉及心理卫生，但不单独设章节讨论。本书沿用这一框架。

专栏 1-1

健康、疾病和健康 - 疾病连续体

什么是健康（health）？世界卫生组织（WHO）于成立之始（1946）提出：健康是指"身体、心理和社会方面的完满状态，而不仅仅是没有疾病或虚弱"（WHO 宪章，1948）。WHO 的健康概念作为理论定义延用迄今，所存争议是概念的可操作性，特别是没有客观方法测量何谓"完满状态"。

什么是疾病（disease）？疾病是指人体在一定条件下，由致病因素所引起的一种复杂而有一定的表现形式的病理过程。而更广义的疾病概念包含着生理损伤、残疾、心理障碍、症状和行为异常等各种医学状况。障碍（disorder）用于形容功能异常或紊乱，如心理障碍、代谢障碍等。

格林伯格（Greenberg JS，2013）的健康 - 疾病连续体学说（health-disease continuum）认为健康分为最佳健康、健康、疾病和死亡 4 个相互连续的水平，每一健康水平包含 5 类健康，分别是生理健康、心理健康、情绪健康、社会健康和心灵健康，5 类健康各自的状况和相互间的平衡决定了个体在健康 - 疾病连续体上的不同健康水平。这里的心灵健康是指个体有明确的生活意义和目的、接触他人和自然、和谐、选择舒适生活，而非宗教意义上的概念（图 1-1）。

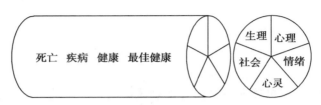

图 1-1　格林伯格的健康 - 疾病连续体

二、研究任务

健康心理学关注疾病的预防，设计临床干预措施，促进健康和减少疾病危险，参与医疗机构的健康保健项目，探讨疼痛管理、康复、妇女健康、肿瘤和戒烟等（美国心理学学会健康心理学分会）。在生物 - 心理 - 社会模式下，健康心理学还研究艾滋病、心身疾患、医疗顺从性、健康行为促进，分析心理社会和文化因素在特殊疾病中的作用，运用心理学方法帮助个体或公众发展健康生活方式。健康心理学关注免疫功能中的生物 - 心理 - 社会间相互联系、疾病恢复 - 康复中的影响因素以及患重病个体的心理调整。

健康心理学的主要任务包括以下五个方面：①研究与疾病和健康有关的行为因素：包括健康信念、吸烟、饮食行为、性行为、成瘾行为、睡眠行为、文化和环境等因素，并探讨互联网、手机和电子游戏机等现代生活方式对健康的影响。②探索如何减少疾病相关行为，以及影响治疗和康复的行为问题：涉及糖尿病、癌症、高血压和冠心病、肿瘤等心身疾病问题的预防。探讨医疗顺从性、疾病恢复 - 康复中的影响因素、个体患病后的心理调整、疼痛管理以及特殊人群的健康心理学问题。③研究行为影响健康和疾病的机制：探讨神经、心理、内分泌和免疫功能之间的相互影响和作用机制。④探讨个体、群体和社区中健康行为的维持和疾病相关行为的转变：主要是设计干预措施，参与健康保健，参与初级健康项目。⑤如何改进社会健康保健政策、加强医疗机构的管理，创造维持健康的良好外部环境。

三、相关学科

无论在心理学内部，还是在医学领域，都有与健康心理学相似或相关的学科或领域，但研究的侧重点不同。

1. 医学心理学（medical psychology）　它是研究心理因素与健康和疾病的相互关系，研究心理因素在疾病的发生、预防、诊断和治疗中的作用的科学，属于应用心理学的分支学科。传统医学心理学主要研究心理障碍中的心理行为问题，相当于现在的变态心理学。Zilboorg 和 Henry 视医学心理学为医学观点的精神病学（A history of medical psychology）。现在，国外学者更多地认为中国的医学心理学是"临床心理学""心身医学"或"变态心理学"的代名词。

中外学者对医学心理学概念理解的差异，主要是由于我国医学生培养体制要求所致。中国医学生绝大多数直接来自应届高中生，在进入医学院校前，没有接受过系统的心理或行为学专绝的教育，面对新的医学模式的冲击，医学生需要接受心理学教育。为此，原卫生部指示在医学院校设立"医学心理学"课程，并列入必修课，这一举措极大地推动了医学心理学的发展。中国医学心理学因此肩负了对医学生进行心理学系统教学的任务，其中自然涉及心理学基础知识。因此，从应用角度来探讨医学心理学，我国的医学心理学就成为心理学在医学领域应用的代名词，侧重于研究心理因素在躯体疾病中的作用。它除了包括健康心理学外，还包括临床心理学、变态心理学、神经心理学、护理心理学、环境心理学、咨询和治疗心理学、心理评估、心理卫生学、社区心理学、缺陷心理学和药物心理学等。

健康心理学关注心理因素对生理健康的影响，包括健康促进和疾病的预防和治疗的心理方面，研究与健康和疾患有关的心理学原因，与医学心理学有重叠（《牛津心理学字典》）。

总之，医学心理学是心理学在健康与疾病方面的应用，健康心理学侧重于健康方面的研究。从某种意义上讲，医学心理学是医学专业学生的健康心理学，而健康心理学是心理学专业学生的医学心理学课程。

2. **临床心理学（clinical psychology）** 其创始人是美国心理学家威特默（1896年）。它的研究目的是应用心理学原则和方法来调整和解决人类的心理问题，改变和改善人们的行为模式，以便最大限度地发挥人的潜能。临床心理学是应用心理学分支，临床心理学以心理学的方法和技术协助患者了解自己、增进适应，解决心理烦恼和苦闷。临床心理学主要从事心理治疗和咨询、心理诊断和评估以及与此相关的研究和教学等。它也是健康心理学家需要学习的必修课程。

3. **变态心理学（abnormal psychology）** 变态心理学是以研究人的心理或行为的异常为目的的应用心理学分支。它研究行为异常的表现，解释行为异常的发生、发展、转归的原因和规律，并将研究结果应用于实际。它所关注的心理卫生部分在我国属于健康心理学范畴。

4. **心身医学（psychosomatic medicine）** 这是探索心身关系的一个集合体，以研究心理、社会因素同生物因素相互作用对健康与疾病的影响为目的。它属于医学分支，主要理论取向是心理动力学、心理生理学和心理生物学。弗洛伊德曾经观察到一种称为"癔瘫"的症状，是由心理因素导致肢体瘫痪，而没有神经损伤，从而认为心理因素不仅是疾病的结果，也可能是疾病的原因。心身医学家首次向生物医学模式发出了挑战，对健康心理学的形成产生过重大影响。

5. **行为医学（behavioral medicine）** 它是一门出现较晚的交叉学科，属于医学分支。20世纪70年代，美国科学院资深生物医学家和行为科学家联合举办研讨会，与会者中包括心理学家。会议上将行为医学定义为："涉及与健康和疾病有关的行为科学、生物医学的知识与技术之发展和整合，涉及这些知识和技术对疾病的预防、诊断、治疗和康复的应用之多学科领域"（Schwartz GE，1978），这标志着行为医学的正式诞生。行为医学涉及许多生物医学学科，主要包括生理学、解剖学、免疫学、内分泌学、生物化学和药理学等，涉及的行为科学包括心理学、社会学和文化人类学。行为医学吸纳行为科学研究成果，用于生理疾病或生理功能障碍的评估、治疗和预防，例如，原发性高血压、成瘾行为和肥胖症，很少涉及神经症和精神病。行为医学吸纳心理学原理和方法用于健康和疾病的研究，不仅用于治疗，也用于干预。尽管健康心理学的研究内容与行为医学有重叠，但作为心理学的分支，它不像行为医学那样涉及公共卫生问题和众多的临床疾病，也较少涉及生物医学学科和流行病学。

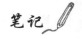

第二节　简　史

健康心理学的出现是人们对心身关系认识发展的必然产物，其思想可以追溯到遥远的过去。而近代生物医学模式（biomedical model）面临的问题，以及医学模式向生物 - 心理 - 社会医学模式（bio-psycho-social model）的转变，是健康心理学出现的重要前提。

一、古代健康心理学思想

涓涓细流汇成江河。在健康心理学出现前，历史上就出现过心身关系的论述。春秋战国末年的中医学典籍《黄帝内经》，用"天人合一""天人相应"观点探讨疾病和健康问题。提出"形神合一"的心身一元论，以及"内伤七情"与"外感六淫"的病因说。主张身心兼顾的治疗观点，"辨证施治"和"因时、因地、因人而宜"治疗。

古希腊的希波克拉底和古罗马医生盖仑提出"体液学说"，认为人的体液由黏液、血液、黄胆汁、黑胆汁四种体液构成，当体液混合均匀或平衡时，人就处于健康状态，当混合不均匀或不平衡时，则产生疾病。主张"治病先知人"和"一是语言，二是药物"的治疗观。

西方中世纪时期，因宗教影响，医学发展停滞不前，面对梅毒、伤寒等瘟疫在欧洲的肆虐束手无策。在文艺复兴开始不久，笛卡尔提出健康是生理躯体的一种状态，在理论上为生物医学模式奠定了基础，推动医学摆脱宗教影响，步入快速发展的轨道。1859 年，达尔文在《物种起源》中提出生物进化论，进化过程是变异、遗传和选择三种因素综合作用的自然历史过程，自然选择和生存斗争是生物进化的主要原因。进化论成为现代生物学的起始点，也对心理学的发展产生重大影响。

二、学科的出现与发展

（一）背景：医学模式转变

流行病学创始人 Fracastoro（1546）建立疾病分类体系，哈维发现血液循环，巴斯图尔和科赫的微生物学和免疫学、魏尔肖的细胞病理学等相继出现，X 射线（Roentgen W，1895）和显微镜（Leeuwenhoek AV，1632—1712）技术的应用，以及 Watson（1928）和 Crick（1953）发现的 DNA 双螺旋结构，加深了人们对疾病的认识和了解，加速了医学快速发展。

生物医学模式认为疾病是偏离正常的可测量的生物（躯体）变化，并以此解释人类的一切疾病。"细胞病理学"奠基人魏尔肖说：人是细胞的联邦，疾病的本质是细胞的局部病变，除了局部病灶外，其他地方没有疾病。因为每一种疾病都有其特殊的生物学原因，治疗要采用物理或化学的方法。拉美特利写道：人是爬行的机器，是一架会自己发动自己的机器，一架永动的活生生的模型，成为生物医学模式的极端表现（《人是机器》）。

生物医学模式无疑推动了医学的发展，但是，它将人的生物学方面同心理、社会方面割裂开来，把疾病看作是独立于社会行为的实体，试图仅仅根据躯体过程的紊乱来解释人的心理和行为障碍（Engel GL，1977），属于心身二元论和机械唯物论观点。

1. **生物医学模式面临的挑战**　主要体现在以下几个方面

（1）生物病因学无法全面解释疾病谱的变化和死亡率顺位的改变：20 世纪初，死亡率高的疾病主要是结核、肺炎、肠胃炎等细菌性疾病，一百年后，上述疾病的死亡率大大下降。而非感染性疾病尤其是中枢神经系统的血管损伤和心脏疾患的死亡率明显上升，自 1995 年以来，我国的癌症和心脑血管疾病一直占据着死亡顺位的前列。心理 / 行为、环境、文化因素成为维持健康、预防疾病的重要原因，生物医学模式不能完全解释以人格为主的个人素质、社会压力、生活方式等对健康和疾病的影响。

（2）无法应对人类对生命质量的追求：当代人不仅要求没有疾病，同时要求有好的心情。要求治疗方案能保证自己病后拥有较高的生命质量。到医院求诊求治的患者，不仅要求得到高质量的治疗，生命安全要求得到保障，也要求受到更好的照顾和护理，包括心理方面较佳的主观感受。

（3）无法有效降低费用，提高医疗保障体系效率：医疗服务体系为居民提供了健康保障，但也使各国财政负担加重。美国政府面对通货膨胀、经济不景气、高物价和高税金、高医疗费、医患冲突导致诉讼率升高等，政府和公司均要求改变医疗政策，于是，在 20 世纪 80 年代开始实施"康宁计划"，目的是将健康习惯植入工作场所，提高人们的健康水平，同时，减少雇主支付医疗费用。在这种情况下，健康心理学通过促进健康行为，降低疾病发生，减少财政负担。

（4）无法满足患者对自我决定权的需求：1970 年后，生命伦理学提出了患者自我决定权。患者开始挑战曾经只属于医生的神圣医学领域，不断对医生的诊断和治疗提出问题，要求拥有知情权和选择权。许多患者开始参加决策，决定自己的医疗内容。医患双方在关系平等的基础上，通过对话讨论来决定医疗方案。1973 年，美国患者的基本权利以法律的形式固定下来，在大医院里专门配备了患者权利保护人员。医生对患者必须用容易理解的语言详细说明治疗意见，以征得患者同意，并尽可能提供多种治疗方案以供患者选择，否则医生在面对患者的医疗诉讼时很可能会败诉，付出赔偿金。现在，"当事人"（client）一词开始取代"患者或病人"（patient）。

另外，由于体外受精、器官移植和克隆技术的飞速进步带来的生命伦理学方面的难题，以及癌症、艾滋病和慢性疾病等疑难病症的出现，仅靠医生的医疗技术和价值观难以完全应对，需要听取患者和亲属的想法，需要从社会道德、伦理和法律等方面考虑医疗问题。而且，社会价值观本身也发生的显著的变化，出现多元化和多样化倾向，同时包括患者在内的社会弱势群体维权意识增强。

2. 理论准备和观念转变 1977 年 Engel 在 *Science* 提出在卫生保健工作中要以生物 - 心理 - 社会模式指导研究、教育等工作。而系统论的出现，提出医学要以身心一元论作为基本的指导思想，研究健康和疾病问题。

在医学领域内部，医学教育也产生了重大变化，纳入了更多的心理学课程；而在医学服务机构中，接纳更多的心理学家，以帮助提高医疗服务质量。同时，医务工作者也逐渐认识到生物医学模式不能完全解释疾病原因，需要从更广泛的角度认识健康和疾病，将心理和社会因素纳入观察范围。

在现实需要、理论准备和观念转变下，医学模式从生物模式向生物 - 心理 - 社会模式转变成为必然的结果，也要求心理学为研究行为与健康关系，预防疾病建立专业学科，从而促成了健康心理学的诞生和发展。

（二）诞生与发展

最早关注健康问题的心理学家应该是詹姆士（James W）和霍尔（Hall S）。但是，还有一些重大发现影响着健康心理学的形成。

早在 19 世纪 90 年代，弗洛伊德就用转换机制解释心身疾病。1911—1915 年间，美国生理心理学家坎农（Cannon WB）在其"应急反应"学说中，描述了"或战或逃"（fight or flight）状态所出现的一系列的内脏生理变化。在《疼痛、饥饿、恐惧和愤怒时的身体变化》一书中，坎农提出了"特定的情绪伴随着特定的生理变化"的思想，以及应急反应下发生的系统生理反应。加拿大的伟大科学家，有"医学界爱因斯坦"美誉的塞里（1936）通过大量动物实验，首先提出了应激理论，他提出："生物应激是身体对加于它的任何要求的非特异反应。"该理论在心理学、社会学、人类学、管理学、工程学等领域影响广泛。

笔记

亚历山大（1940）提出了心身疾病发病的三个要素：①未解决的心理冲突；②身体器官的脆弱易感倾向；③自主神经系统的过度活动性。弗瑞德曼（Friedman M）和罗森曼（Rosenman RH）从1950年开始，通过八年半的回顾和前瞻性研究，证实A型行为是冠心病的危险因素。General（1964）首次报告吸烟对健康的危害。莫尔扎特和沃尔（1965）提出疼痛的闸门控制理论。Saunders1967年在伦敦发起现代临终关怀运动。20世纪70年代，有两件事促成了心理神经免疫学的诞生，一是Solomon（1964）等在"情绪、免疫和疾病：构思理论整合"一文中使用了"psychoimmunology"（心理免疫学），二是Ader和Cohen（1975）发现免疫功能与经典条件反射的关系。同一时代，妇女解放运动背景下，大量女性进入医学院校，改变了人们对女性患者的看法。而社会心理学家开始着手研究患者的不顺从与治疗的关系。20世纪80年代，开始报道运动和锻炼对健康的影响，而艾滋病的问题直接促进了健康心理学的快速成长。

在健康心理学形成过程中，必须提及Schofield的贡献。他（1969）主张必须超越传统精神卫生进行健康心理学研究，博得众多学者的赞同和支持，促使美国心理学会组成了以他为负责人的"健康研究特别工作组"。经多年研究，Schofield向美国心理学会提交了报告，建议心理学会应该推进有关健康的心理学研究，并有必要在大学研究生院设置有关课程。Schofield的工作直接促使美国心理学会于1978年在多伦多召开的大会上，成立了美国心理学会的第38个分会，即健康心理学分会，这是健康心理学学科出现的标志。第一任会长是Matarazzo。第一部著作是由Stone等于1979年完成，取名为《健康心理学》（*Health Psychology*）。1982年，分会的会刊"健康心理学"创刊，成为以健康心理学为主题的第一份学术刊物。随后，欧洲、日本等健康心理学开始发展。我国的健康心理学主要在医学心理学、医学等框架内发展。

目前，在健康心理学内部，针对不同人群和问题，分别出现了临床健康心理学、妇女健康心理学、儿童健康心理学等。临床健康心理学由米隆于1982年提出，主要关注临床实践工作。

（三）学科发展面临的挑战

健康心理学的任务是探讨影响健康的行为因素，提示疾病和保健的心理，建立理论模型，以解释与健康相关的行为以及人们对疾病原因的知觉与控制。健康心理学在未来将面临如下挑战：

1. 健康心理学已经成为专业或职业，如何建立标准，培养人才，是其面临的挑战（专栏1-2）。

专栏1-2

美国健康心理学家的培养

健康心理学家主要在医疗中心就业，此外，在高等院校、康复中心、疼痛管理中心、公共卫生机构、医院和私人咨询诊所也有就业机会。健康心理学家一般应拥有博士学位（哲学博士或心理学博士），在获得资质后，可独立从事健康心理学工作，例如临床和咨询心理学。健康心理学家的资质由美国职业心理学专业委员会授予。

在从事健康心理学职业前，求职者需要受到过系统本科到博士水平的普通心理学训练，在完成博士学业后，或在实习阶段才继续接受健康心理学的专业训练。也有机构将健康心理学专业课程提前到本科或研究生阶段。以美国健康心理学专业人才培养为例，分为以下几个层次：

（1）本科生阶段：健康心理学课程在学生学习的第三年开设，并鼓励学生学习变态心理学和社会心理学、学习过程和行为治疗、心理生理学、解剖学和生理学、精神药理学、社区心理学和公共卫生等课程。

（2）研究生阶段：在临床、咨询、社会或实验心理学的博士课程中增加健康心理学专业内容。或设计专门的健康心理学的博士课程。课程内容设置的差异还与培养学生是否是从事研究或临床工作有关。

（3）博士生实习：以临床和咨询心理学为背景的学生需要完成一年的实习或住院训练，内容包括健康心理学专业，才能取得健康心理学博士学位。

2. 促进医学与心理学人员之间的相互结合　尽管医学和心理学对执业、自主性、收费和对患者的主要责任等方面存在很大分歧，但近 20 年来它们之间在相互尊敬和合作方面已取得很大的进展，在患者的医院治疗过程中，两方面各自发挥着独特的作用。另外，为了使健康心理学家能接受医疗设施，健康心理学家的培训将可能增加有关医学和生理学背景的训练，在医疗环境方面，传统的心理学家将学习科研设计课程和参加生物医学研究。

3. 随着健康心理学理论和研究的建立，将更加关注特殊人群的健康问题（儿童、老年人、少数民族和妇女独特的健康问题），以及公共健康问题，特别是心脏病、艾滋病、糖尿病和肿瘤等人群。

4. 设计适合特殊人群在特殊环境中的新型评估方法　这些评估方法将不仅仅局限于纸笔测验，而且能用在临床或其他环境中测量心理状况的各种设备上。有些工具还能处理流行病学和病因学研究中遇到的复杂问题。这类评估方法将取代传统的测量工具。诊断决策将会把生物医学和心理社会资料结合起来综合运用。随着医学技术的进一步发展和进步，心理学家将帮助患者懂得和利用医学成果。

第三节　健康及其行为的评估

健康及其行为的评估方法包括个案法、观察法、诊断性交谈和心理测验。本节主要介绍专用的健康评估工具。而在实际工作中，可能还需要有针对性地选择某些心理评估工具，可参见心理测量类的书籍。

一、健康评估工具

健康测量主要以 WHO 的健康概念为基础，着重关注健康相关生命质量（health-related quality of life，HRQOL）。测量需要解决的主要问题是与心理有关的测量。测量健康水平应该考虑质量和数量两个维度，医疗保健系统在传统上主要关注生命质量，死亡率是主要指标。

Donabedian 医生毕生奉献于发展健康保健及其系统，主张将生命质量列入临床评估系统，涉及社会因素，如住房、工作、生活标准等，认为健康概念应该更广泛，包括健康人在日常生活中的功能，以及他们如何评价他们自己的康宁。

健康评估量表一般包括如下几个维度：

1．**生理**　源自个体完成任务的质量信息。即两个人由于健康处于不同水平但能以不同方式对某些生理功能做出相同反应。

2．**心理健康**　收集精确信息，直接问及情绪。监测心理康宁能更广泛地理解被试的心理健康，连同了解被试对评估认知的测量。

3．**社会功能**　关注接触的数量和频度，也关注相互交往的质量。

4．**角色功能**　列出角色执行情况，即学校、工作和职业（可能自护）。

5．**一般健康**　测量康宁、精力、生命力的自我知觉。

 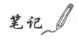

评估健康的工具主要有健康危险评估（Health Risk Appraisal，HRA）、健康登记评估回顾（Health Enrollment Assessment Review，HEAR）、促进健康生活方式剖面（Health Promoting Lifestyle Profile，HPLP）、行为危险因素监测系统（Behavioral Risk Factor Surveillance System，BRFSS）、医学结果研究 36（Medical Outcomes Study，MOS36）、康宁评估成套测验（Wellness Evaluation Battery，WEB）、数据包络分析（Data Envelopment Analysis，DEA）。

HRA 是包括 84 项生活方式的自我报告问卷，含有针对 18 至 65 岁成年人的六类生物变量。生活方式包括三类独立成分，分别来自美国疾病控制中心编制的冠心病死亡危险因素调查表、应激评估量表和 CAGE 饮酒问卷。Robbins 和 Hall 于 1970 年在临床中采用 HRA，目的是减少危险因素，促进形成健康行为。

HPLP 包括 48 个项目，采用 4 点评分。它根据健康促进模式（HPM）编制而成，包括六个分量表，分别是自我实现、健康责任、锻炼、应激管理、人际支持和营养。适用于成人。

HRQOL 由美国疾病控制中心用于全国调查，是一种多维度调查工具，由生理功能、心理康宁、社会和角色功能、健康知觉构成。MOS 36 用于评估个体对项目的反应，属于自我报告问卷，涉及生理、心理、角色功能、一般健康和满意度。

以上的评估工具多用于健康促进中搜集数据，此外，还有些评估工具用于综合测评个体的健康水平，包括以下几种：

1. 马丁的健康行为指数　1985 年，美国学者马丁提出了综合评估人的健康行为水平的方法，这个方法是通过自评问卷进行的，共 25 个题目，最后通过马丁指数评价自己的健康状况。这个方法的一个典型特点是，其评价的对象是人的行为。

2. 培思和哈思的健康状况评价量表　培思和哈思量表是他们两人在 20 世纪 90 年代编制的一个全面评价人的健康状况和健康行为的量表，该量表包括 12 部分：社会和职业健康、精神或心理健康、紧张控制、身体调适、营养和体重控制、酒精及烟草和其他药物的使用、疾病防护、性健康、安全练习和暴力防护、健康防护以及环境健康。

3. 儿童健康评价　评价儿童的生理和心理发展水平，内容包括三个方面：身体器官的发育、动作发展、认知能力发展和适应环境能力。涉及各种智力和发展能力的评估工具。

二、生命质量评估工具

近年来，对生命质量的评估已经成为临床试验研究的基本内容，评估工具用于对疼痛、慢性疾病、手术效果、药物治疗效果的观察，有利于帮助患者进行决策。生命质量测验涉及一般健康、生理功能、情绪、认知能力、康宁、性功能等项目。直接使用智力或相关的评定量表，也能反映患者的生命质量，不过目前的趋势是使用一些专门编制的量表。

Ware 编制的医学结果研究简表（Medical Outcomes Study Short Form，SF-36），发表于 1993 年，共 36 个项目，是自评量表，是目前应用最广泛的生命质量测验，能评估一般健康状况，包括生理功能、社会角色、疼痛、情绪和心理健康五部分。另一个类似测验是 Brook 编制的欧洲生命质量量表（EuroQol EQ-5D），评估个体的运动、自理、日常活动、痛苦和焦虑 / 抑郁。欧洲癌症研究与治疗组织编制的生命质量核心量表（QLQ-C30，3.0 版）能评估生理、角色、认知、情绪、社会五种功能，以及疲劳、疼痛、恶心和呕吐三种症状。

（钱　明）

思考题

1. 什么是健康心理学？它的任务有哪些？
2. 论述健康心理学出现的背景？
3. 健康心理学与医学心理学、心身医学和行为医学的学科区别是什么？
4. 如何评估健康与健康行为？

笔记

第二章 生物学基础——神经、内分泌和免疫

20 世纪 40 年代以来,神经免疫学、心理神经免疫学、神经内分泌免疫学等学科出现并快速发展,促进了心理-神经-内分泌-免疫网络对机体活动环形调节的研究的发展,为健康心理学提供了充足的生理学理论基础和知识。本章介绍神经、内分泌和免疫系统,为以后的学习作一铺垫。

第一节 神 经 系 统

神经系统是人体内最重要的调节系统。神经系统接受内、外环境变化的各种信息,对其进行分析、整合、贮存,同时又发出指令对器官、系统的功能进行调节,从而使机体成为一个有序的整体,以适应各种内外环境的变化。

一、神经细胞及其信息传递

神经系统主要由神经细胞和神经胶质细胞所组成。

1. **神经细胞** 或称为神经元(neuron)是神经系统功能活动的主要承担者。具有感受刺激和传导兴奋的功能。人类中枢神经系统约含有上千亿个神经元,仅大脑皮层中就有 140亿。神经元通过突触联系,接受、整合、传播信息。上游(突触前)神经元轴突末梢的突触小体,与下游(突触后)神经元的胞体或突起形成突触(synapse)。一个突触前神经元可与许多突触后神经元形成突触,一个突触后神经元也可与许多突触前神经元的轴突末梢形成突触。仅一个脊髓前角运动神经元的胞体和树突表面就覆盖着 1800 多个突触小体。

经典的突触由前膜、间隙和后膜三部分构成。当突触前神经元传来的冲动到达突触小体时,Ca^{2+} 的内流使前膜轴浆内的突触囊泡与前膜接触,将内含的神经递质释放进入突触间隙,并与突触后膜上的特异性受体结合并发挥作用。当释放的递质数量足够多时,即可引起突触后神经元发生兴奋或抑制反应(图 2-1)。

2. **神经胶质细胞** 神经胶质细胞主要有星形胶质细胞、少突胶质细胞和小胶质细胞三类。人类中枢神经系统内胶质细胞数量为神经元的 10~50 倍。胶质细胞不能产生动作电位,但其终身具有分裂增殖能力。胶质细胞主要对神经元起支持、保护、营养和修复等辅助作用。尽管神经元所起的作用是主要的,胶质细胞起的作用是次要的,但是,若没有胶质细胞的支持,神经元也将难以正常发挥作用。

二、神经系统的主要结构及其功能

神经系统可分为中枢神经系统(central nervous system,CNS)和周围神经系统(peripheral nervous system,PNS)。CNS 由脊髓与脑组成,作为控制中心,接受和诠释感觉信息、做出意识和潜意识的决定、指导随意或不随意行动的活动(图 2-2)。

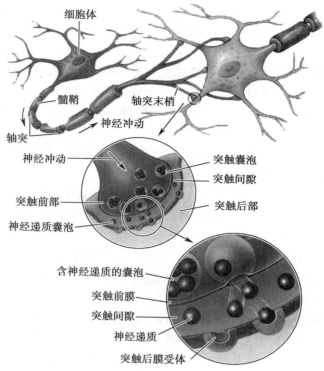

图 2-1　神经元及突触传递模式图

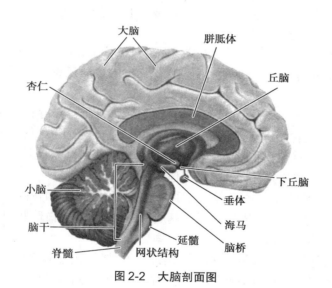

图 2-2　大脑剖面图

1. **脊髓**　位于椎管内，共 31 节段。每节前、后各有一束由神经纤维组成的神经根。脊髓的横断面周围是神经纤维构成的白质，内部是蝶形的灰质，正中为脊髓中央管。灰质含有运动、感觉及中间神经元；白质中的长距离神经纤维组成上行、下行两种传导束。上行束输送感觉信息到脑的不同水平，下行束是传递源于不同水平的脑区的运动性指令。

脊髓的主要功能是将内、外感受器的信息传送到脑（感觉功能），以及分配和中转运动信息到相应的肌肉、腺体、组织器官（运动功能）。脊髓是许多反射的初级中枢。正常情况下脊髓处于高位中枢的控制下，脊髓作为反射中枢的功能不易表现出来。

2. **脑干**　脑干连接脊髓与脑，分为延髓、脑桥、中脑及脑干网状结构。延髓主要功能为控制呼吸、循环、消化等功能。如果在延髓上方切除脑，动物仍有基础的心率与呼吸，但如果延髓被毁，则死亡不可避免。

脑桥含有许多与小脑之间往返的神经纤维束和重要的核团。中脑的顶盖负责协调视、听运动反射。

网状结构居于脑干的中央，由许多错综复杂的神经元集合而成。它的上行神经纤维束对大脑皮质神经元起普遍的唤起作用，称为上行激动系统。下行的神经束对肌紧张及随意运动有增强或抑制影响，分别称为下行易化及抑制系统。

网状结构的主要功能为：①调节肌张力；②使大脑皮质的广泛区域处于觉醒和警觉状态，损伤中脑的网状结构可导致昏睡不醒；③存在的重要核团（蓝斑、中缝核等）在睡眠、应激反应等多种脑活动中起重要作用。

3. 小脑 小脑位于脑干的背侧面，以小脑天幕与大脑半球的后部相隔。小脑在肌紧张、机体平衡及协调随意运动方面起重要作用，也与程序性记忆（运动性条件反射学习）有关。

4. 间脑 间脑主要包括丘脑及下丘脑。丘脑上有许多核团，多属于称为特异性核群的感觉转换站，还有参与网状激动系统转换的非特异性核群，其中外侧膝状体转换视觉信息，内侧膝状体转换听觉信息。

下丘脑位于背侧丘脑下方，向下通过漏斗与垂体相连。它是神经 - 内分泌系统的主要连结点，参与水平衡、体温、摄食、情绪、生物节律、奖赏、性行为及神经 - 内分泌 - 免疫系统调控等多种生理活动。另外，下丘脑 - 垂体 - 肾上腺皮质轴（hypothalamus-adenohypophysis-adrenocortical axis，HPA）是心理应激的两大反应系统之一。

5. 前脑 前脑又称端脑，由大脑两半球组成，包括两半球皮层的大脑皮质、深层的皮质下结构以及连接两半球的胼胝体。

人类大脑半球表面有许多沟、回，大脑皮质厚度 2～3mm，大脑皮质分为 6 层。大脑皮质能接收视、听、体表的感觉投射、控制随意运动，大脑皮质还参与学习、记忆、语言、思维等高级心理活动。

胼胝体是大脑两半球之间信息交流的通道，胼胝体纤维分布存在种系间及个体间的差异，故有"皮质指纹"之称。它可能是智力差异的物质基础。感觉区的一级皮质发出的胼胝体纤维数量少，而二、三级联合皮质区发出的则多，表明胼胝体不仅是复制一级信息的简单感觉通道，而且是负责转化为管理抽象编码信息的结构。

大脑深层有边缘系统和基底节两个重要结构。边缘系统有扣带回、海马及杏仁体等重要结构，参与情绪行为、记忆巩固等功能。基底节由纹状体、苍白球及中脑的黑质组成，主要功能是控制运动，也涉及其他行为。

6. 脊神经和脑神经 脊神经共 31 对，是混合性神经，有躯体感觉、内脏感觉、躯体运动和内脏运动 4 种纤维成分。脑神经共有 12 对，从脑的腹侧面进出，其分类及功能参见专栏 2-1。

专栏 2-1

脑　神　经

脑神经（cranial nerves）共 12 对，分别为Ⅰ嗅神经、Ⅱ视神经、Ⅲ动眼神经、Ⅳ滑车神经、Ⅴ三叉神经、Ⅵ展神经、Ⅶ面神经、Ⅷ前庭蜗神经、Ⅸ舌咽神经、Ⅹ迷走神经、Ⅺ副神经和Ⅻ舌下神经。根据纤维成分的不同，脑神经可分为以下几类：第Ⅰ、Ⅱ、Ⅷ对为感觉性神经；第Ⅲ、Ⅳ、Ⅵ、Ⅺ、Ⅻ对为运动性神经；第Ⅴ、Ⅶ、Ⅸ、Ⅹ对是混合性神经。大部分脑神经负责头、颈部的感觉、运动功能。而迷走神经（Ⅹ）则延伸到胸、腹腔器官。嗅觉信息经嗅球直接传入。躯体感觉信息由脑神经（Ⅴ，Ⅶ等）经单极神经元传入。而视觉（Ⅱ）、听觉前庭觉

（Ⅷ）的信息则经双节神经元传入。Ⅲ、Ⅶ、Ⅸ、Ⅹ对脑神经中有副交感神经的传出纤维。助记方法是："一嗅二视三动眼，四滑五叉六外展，七面八听九舌咽，十迷与副舌下全"。

7. 内脏神经系统　主要分布于内脏、心血管和腺体，含有感觉和运动两种神经纤维。内脏运动神经调节内脏、心血管的运动和腺体的分泌，通常不受人意识的控制，所以又称为自主神经系统。

根据形态和功能特点，内脏运动神经可分为交感神经和副交感神经两部分。此外，在胃肠壁内分布着肠神经系统，包括黏膜下神经丛和肌间神经丛，具有独立调节控制消化道平滑肌运动和腺体分泌的作用。

三、神经系统对内脏活动的调控

内脏除受外来神经即交感、副交感神经支配外，许多内脏器官还受内在神经系统的调控（图2-3）。具有"自主性"活动的心脏、血管、支气管、胃肠道、胆管系统、输尿管、子宫、膀胱等器官壁内，广泛存在着相对独立的内在神经丛。这些内在神经丛借助交感与副交感系统的传入和传出神经纤维与中枢神经系统发生联系，这种作用机制因功能上独立于传统的交感、副交感神经之外，而被称为"超（后）交感神经系统"。

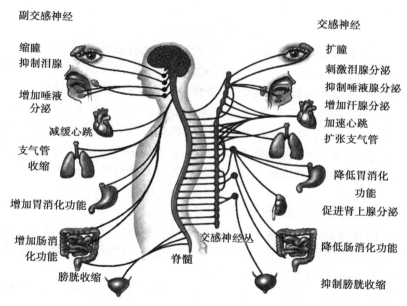

图2-3　自主神经分布与功能

超交感神经系统只与自主神经形成突触联系并拥有共同传入通路，它与躯体神经无突触联系，与神经系统其他部分无拮抗性关系。超交感神经系统是更具独立性的神经系统，具有自身的神经递质和感觉环节，支配自主性内脏器官，其结构和功能受阻或破坏则有关器官将丧失其调节自身节律运动的固有能力。

超交感神经系统中，以肠神经系统（专栏2-2）与心脏神经系统（专栏2-3）引人注目，受各级中枢控制，并受内脏及躯体传入冲动的影响。

专栏2-2

肠神经系统和第二大脑

在哺乳动物体内，从食管中段到肛门的绝大部分消化道壁内含有两层内在的神经结构，

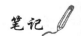

包含大约 1000 万个神经细胞,在细胞数量、类型、递质及受体都与大脑相似,称为肠神经系统。曾被称为自主神经系统的第三个分支、肠道内的脑、腹脑,但以第二大脑的称谓最为著名,它是美国哥伦比亚大学解剖学和细胞生物学教授 GershonMD. 在 1998 年出版的一本著作名(《第二大脑》)。

第二大脑"充满的神经递质"在一定程度上决定了人的精神状态,在某些疾病中起关键作用,但并不承担任何意识性思维或作出判断(HadhazyA,2010)。情绪可能受肠道神经影响(Mayer E)。第二大脑不参与大脑的重大思维过程(宗教信仰、人生观、与诗情等),但由它传导来的胃内不适,能干扰人的心境,而电刺激迷走神经可能有效治疗抑郁(Gershon)。

第二大脑与某些疾病的发病有关。肠神经系统释放 30 多种神经递质,体内 95% 的 5-HT 见于肠道,它与肠激惹综合征、绝经后啮齿类骨质疏松症、自闭症的发病有关。因此也被认为是与所有"精神疾患"有关。

有关 ENS 或"第二大脑"的生物学意义正在研究中,目前为止,学者们的共识是:肠神经系统是具有调节控制胃肠道功能的独立整合系统;它在结构和功能上不同于交感和副交感神经系统,而与中枢神经系统相类似,但仍归于自主神经系统。

专栏 2-3

心(内)神经系统

心脏除交感、副交感的外来自主神经支配外,本身也存在许多神经元构成的网络,称为心内神经节丛或心脏微脑系统。神经元的递质除经典的 ACh 之外,还有 NE 和多种肽能递质以不同组合共存,在心脏功能调节中起重要作用。心内神经系统的功能:

1. 作为自主神经(副交感及交感)的节后纤维,参与正常心脏变时、变力调节。

2. 独立调节心脏功能,构成心脏内局部反射环路,可在不依赖中枢神经系统的情况下感受心脏局部信息,参与心率,心肌长度、张力,心肌传导及冠脉血流的调节。

3. 近年对房颤发病及射频消融机制的研究涉及心内神经节丛。

(一)自主神经对内脏活动的调节

中枢神经系统对内脏活动的调节是通过自主神经系统实现的。交感神经节前纤维源于胸、腰脊髓的侧角,在交感神经链换元,发出节后纤维到达靶器官。副交感神经的节前纤维源于Ⅲ、Ⅶ、Ⅸ、Ⅹ对脑神经的副交感核及骶髓。

自主神经系统的功能是通过调节心肌、平滑肌、腺体的活动来维持内环境的恒定(自稳态),并参与情感表达及应急(emergency)反应。主要的功能特点为:

1. **双重神经支配** 多数内脏器官接受交感、副交感双重支配,两者的作用往往相互拮抗,共同维持内脏器官的生理活动。

2. **紧张性作用** 它指在安静状态下,自主神经持续发放一定频率的冲动,使所支配的器官处于一定程度的活动状态。自主神经在紧张性作用基础上调节脏器功能,如交感神经缩血管紧张和迷走神经对窦房结的抑制性紧张。

3. **受效应器所处功能状态的影响** 自主神经的活动与效应器本身的功能状态有关。以肠道平滑肌为例,在静息状态时,在副交感神经刺激下呈兴奋性,在交感神经刺激下呈抑制性效应。但是,若肠肌紧张性升高,则双重神经兴奋协同下出现促进舒张,若肠肌紧张性降低,则双重神经协同兴奋下出现收缩。

效应器功能状态改变了平滑肌细胞受体性质,也可影响自主神经的效应。例如,刺激交感神经能抑制未怀孕子宫运动,但增强有孕动物子宫的运动,原因是未怀孕时的子宫平

滑肌 β 受体占优势,怀孕时 α 受体占优势。

4. 自主神经与内分泌结合的生理调节系统　交感神经刺激肾上腺髓质细胞释放肾上腺素与去甲肾上腺素,这是交感 - 肾上腺髓质系统,构成应激反应警戒与应急阶段的重要生理基础。刺激右侧迷走神经促进胰岛素的直接或间接释放,这是迷走 - 胰岛素系统。

交感 - 肾上腺髓质系统和迷走 - 胰岛素系统体现了神经、内分泌的结合,放大了自主神经系统"双重支配、相辅相成"的生理调节功能。在一般情况下,交感 - 肾上腺髓质系统在机体活动或兴奋时活跃,以动员能量供机体需要;迷走 - 胰岛素系统在安静与睡眠时活动增强,以恢复和储备能量。当面对应激情境时,两者活动增强,但前者的兴奋明显,掩盖了后者的效应。

5. 负责内脏感觉的传入　传入纤维在副交感神经中占优势,在交感神经中数量也不少。通过传入纤维,将内脏感觉传入中枢。

(二)各级中枢神经系统的内脏调节作用

1. 脊髓　脊髓的调节属于初级、由刺激引起、不受意志支配和适应性差的调节。完成基本的血管张力反射、发汗反射、排尿反射、排便反射、阴茎勃起反射等。

2. 低位脑干　延髓是维持生命活动的基本中枢,是最主要的心血管中枢所在部位,也是产生节律性呼吸活动的关键部位。此外,延髓还是唾液分泌、咳嗽和呕吐等内脏反射的主要中枢部位。

低位脑干的脑神经核团发出的副交感神经和交感神经传出纤维,支配头部的腺体、心脏、支气管、消化道等很多内脏器官,其中迷走神经背核和疑核发出的迷走神经是最重要的副交感神经。

3. 下丘脑　下丘脑是调节内脏活动的较高级中枢,将机体内脏活动和躯体活动、情绪反应等整合起来,调节机体的自主神经活动、内分泌,以及摄食、饮水和性行为等本能行为、情绪活动、体温和生物节律等重要生理过程。

4. 边缘系统　边缘系统是调节内脏活动的高级中枢,由边缘叶及皮质下的杏仁体、隔区、背侧丘脑的前核等结构组成,又称为内脏脑。除嗅觉功能外,边缘系统调控各种内脏活动、学习和记忆、情绪反应和本能行为。

刺激扣带回前部可引起呼吸抑制,增强刺激可使呼吸加快、心率减慢、胃肠运动抑制、瞳孔扩大或缩小。而刺激杏仁体可出现咀嚼、唾液及胃液分泌、胃蠕动增强、心率变慢、瞳孔扩大。这些反应的多样性及变异性,提示边缘系统可以促进或抑制下级中枢的功能,将内脏活动整合到动机、情绪、学习记忆等过程中。

5. 新皮层　新皮层是指哺乳动物大脑皮层中除古皮层和旧皮层之外的广大区域,人类的新皮层占皮层的 96%。在动物实验中,电刺激新皮层除能引起躯体运动外,也可引起内脏活动的改变。情绪、记忆、思维、想象等高级神经过程均伴有各种内脏活动变化,大脑的联合皮质通过边缘系统将内脏活动整合在复杂的行为反应中。

第二节　内分泌系统

内分泌系统是机体另外一个功能调节系统,激素在体内的信息传递也是决定行为的重要因素。内分泌系统由经典的内分泌腺和能产生激素的功能器官及组织共同构成。人类有十几个内分泌腺或器官分泌激素,主要是下丘脑、腺垂体、松果体、甲状腺、甲状旁腺、胸腺、肾上腺和性腺等(图 2-4)。这些内分泌腺和其他器官的内分泌细胞一起向体液中释放的激素可达百余种。近年来内分泌的概念有很大的扩展(专栏 2-4)。

专栏2-4

内分泌研究的进展

当代内分泌的概念已经得到扩展，主要变化表现在以下几个方面：

1. 新的激素概念　激素定义从经典的"激素无管腺分泌释放入血液循环的产物"，扩展到"激素是体内广泛存在的细胞间通讯的化学信使，其功能为调节机体代谢，协调机体器官、系统活动并维持内环境稳定，参与细胞生长、分化、发育和死亡的调控"，新的激素包括了所有细胞因子、生长因子、神经递质和神经肽，它的分泌方式除经血液分泌外，还有旁分泌、自分泌和神经分泌等。

2. 增加了内分泌器官　从经典的内分泌腺体扩展到肾脏、心血管、胃肠道和神经、脂肪、皮肤组织等。肾脏是第一个被发现有内分泌功能而非内分泌腺的器官，能够分泌肾素、促红细胞生成素、钙三醇和前列环素。

心脏能分泌心房钠尿肽、血管内皮能分泌内皮素，导致"心血管内分泌学"的出现；1998年因发现一氧化氮在心血管中信号传递功能，三位美国科学家获得诺贝尔奖。

1994年在脂肪组织中发现瘦素，脂肪组织成为体内最大的内分泌器官。皮肤中检测到促肾上腺皮质释放激素、促肾上腺皮质释放激素受体和促前阿片黑素细胞皮质激素的基因表达和糖皮质激素。

一、激素

激素（hormone）是指内分泌细胞合成与分泌，以体液为媒介，在细胞之间传递调节信息的高效生物活性物质。

（一）种类

激素一般按化学结构不同分为胺类、多肽／蛋白质类和脂类三种。其中多数胺类、多肽与蛋白质激素属于亲水性激素，大多通过与靶细胞膜受体结合而产生调节效应。类固醇激素和甲状腺激素等为亲脂性激素，可直接进入靶细胞内发挥作用。

（二）激素分泌的调节

1. 神经调节　神经调节是指在神经系统的直接参与下所实现的生理功能调节过程，是人体最主要的调节方式。如下丘脑是神经系统和内分泌系统活动相互联络的重要枢纽，下丘脑通过垂体门脉系统分泌促靶腺激素释放激素构成下丘脑 - 腺垂体 - 靶腺轴，调控生长激素（GH）、催乳素（PRL）以及甲状腺、性腺和肾上腺皮质的激素。肾

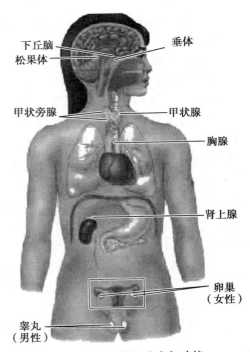

图2-4　自主神经分布与功能

上腺髓质受交感节前纤维支配，迷走神经可使胰岛素分泌，生理学上有"交感 - 肾上腺髓质系统"及"迷走 - 胰岛素系统"之称。婴儿吸吮母亲乳头反射性引起母体 PRL 和缩宫素分泌，发生射乳反射，就是神经调节激素分泌的例子。

2. 体液调节　体液调节是指体内某些特殊的化学物质通过体液途径而影响生理功能的一种调节方式。激素分泌的体液调节涉及体液中的代谢产物以及激素与激素之间的相互作用等方面，前者可见于血糖水平对胰岛素分泌的调节，血钠／钾对醛固酮分泌的调节，血

笔记

钙水平对降钙素分泌的调节;后者可发生在下丘脑-垂体-靶腺轴系的调控中,在轴系调控中以负反馈调节为主。

3. 负反馈调节 负反馈(negative feedback)是指受控部分发出的反馈信息调整控制部分的活动,最终使受控部分的活动朝着与它原先活动相反的方向改变。下丘脑-腺垂体-靶腺轴的靶腺激素,可经血液循环反馈抑制促激素的分泌,以维持血液中激素水平稳定。

负反馈调节有长、短、超短之分。长反馈调节是指靶腺(甲状腺、肾上腺皮质、性腺)的激素对垂体的促激素、下丘脑的释放激素抑制影响。短反馈调节是指腺垂体的促激素对下丘脑释放激素的抑制。超短反馈调节是指下丘脑释放激素对自身分泌细胞的抑制。

4. 生物节律性分泌 许多激素具有节律性分泌的特征,短者以分钟或小时为周期的脉冲式分泌,长者以月或数月为周期的分泌。如生长激素、褪黑素和皮质醇的分泌具有昼夜节律;女性生殖周期中相关激素表现为月周期性分泌;甲状腺激素的分泌存在季节性周期波动,在冬季分泌水平较高。

二、内分泌系统对机体的调控作用

内分泌系统与神经系统一起共同参与机体对内外环境变化的适应和应对,以保持心理生理稳态的维持。内分泌系统的主要生理功能如下:

1. 生殖与生长 胚胎时期性激素及促性腺激素促进胚胎发育与性别分化;青春期的性激素促进性器官及配子的成熟,为成年后的性活动及生殖功能提供基础。胚胎发育及儿童的成长依赖于生长素,它的主要作用是刺激肝、肾、心、肺、骨骼肌产生生长素介质,促进物质代谢与生长。胰岛素促进氨基酸进入细胞、使蛋白质合成增加,抑制蛋白质分解,与生长素协同促进生长。

甲状腺激素促进各种酶的生成,使肝、肾、肌肉的蛋白合成,促进组织,特别是脑和骨骼的生长、发育、成熟。脑神经发育从胎儿期开始,直到出生后3岁以内必须依赖甲状腺激素。在此期间人体缺乏甲状腺激素,会造成不同程度的脑发育损伤,表现为智力低下。

2. 新陈代谢 许多激素都参与机体新陈代谢的调节。胰岛素、胰高血糖素与肾上腺素及皮质醇共同维持血糖稳定,还与胃肠道激素共同参与摄食行为和消化功能的调节。血管升压素、醛固酮、皮质醇、心钠素对饮水、肾脏的尿生成过程发挥调节作用,还与雌激素、前列腺素一起调节体内的水盐代谢及酸碱平衡。甲状旁腺激素能增强肾小管吸收钙,促进小肠对钙的吸收,加强破骨细胞活动,动员骨钙入血。它与钙三醇、降钙素共同维持血钙平衡。甲状腺激素刺激氧的消耗与物质利用,调节体温。瘦素抑制食欲及脂肪合成,通过维持能量稳态,参与代谢调节。

3. 生物节律 松果体分泌的褪黑素调节体内许多内分泌器官的昼夜分泌节律,并影响睡眠、调节体温。

4. 应激反应 内分泌系统广泛参与应激反应,详细内容请见第四章。

第三节 免 疫 系 统

免疫(immunity)或免疫性是生物机体识别抗原(自身或非自身物质),对自身物质形成天然免疫耐受,对非自身物质产生清除作用的一种生理学反应,是机体防御病毒、细菌及其他异物入侵或恶性疾病的关键。

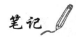

免疫分为天然免疫与获得性免疫。天然免疫（natural immunity）是指在暴露于病原体之前就已存在，并能立即用来保护宿主的免疫系统，由组织屏障及某些免疫细胞如中性粒细胞、自然杀伤细胞和单核吞噬细胞等和正常的免疫因子组成，又称非特异性免疫。

获得性免疫（acquired immunity）是指在生活经历中与抗原物质接触而获得的免疫反应系统，又称为特异性免疫。它具有呈特异性和多样性，有继发性免疫反应。多数正常的免疫反应在抗原消失后，可自我限制。免疫反应具有分辨"自我"与"非我"的能力，这使免疫系统可以识别并攻击许多抗原而不影响自身的抗原。获得性免疫又分为免疫 T 细胞或转移因子等为介导的细胞免疫与体液免疫。体液免疫通过血浆、血清、组织液等体液将免疫个体的特异性抗体转移给无免疫性的个体。

一、免疫系统的结构

免疫系统由免疫器官、免疫细胞和免疫分子（细胞因子）构成。

（一）免疫器官

根据功能不同可分为中枢免疫器官及外周免疫器官。中枢免疫器官是免疫细胞发生、分化和成熟的场所，包括骨髓、胸腺和胎儿的肝脏。外周免疫器官是成熟的 T 淋巴细胞和 B 淋巴细胞定居并与抗原发生特异性免疫应答、对抗的场所，包括淋巴结、脾脏及外周淋巴组织。外周淋巴组织包括胃肠道、呼吸道、泌尿生殖道的黏膜免疫系统，各处的淋巴滤泡和皮肤免疫系统。

（二）免疫细胞

指所有参与免疫反应或与免疫有关的细胞，包括免疫活性细胞（主要是 T、B 淋巴细胞及自然杀伤细胞）、辅佐细胞即抗原递呈细胞（单核巨噬细胞、树突状细胞）及其他细胞（各种粒细胞、肥大细胞及红细胞）。淋巴细胞在一级免疫器官中产生并成熟，在二级淋巴器官/组织中发挥作用。

免疫细胞中能迁移到组织中和经淋巴管返回血流进行再循环的有 T 细胞、B 细胞、自然杀伤细胞三类。T 淋巴细胞是胸腺成熟分化的高度异质化群体，根据其表面分子的分化簇可分为 CD4+ 细胞及 CD8+ 细胞。

自然杀伤细胞（natural killer，NK）属于淋巴细胞，来源于骨髓干细胞。NK 细胞的主要功能可直接杀伤靶细胞、发挥抗肿瘤、抗感染作用，并参与移植排斥反应、自身免疫和变态反应的发生。

肥大细胞是以未成熟的前体细胞离开骨髓，经血流迁移到结缔组织、黏膜中增殖、分化成熟为肥大细胞，它参与变态反应和炎症反应，并有免疫调节作用。

（三）细胞因子

细胞因子（cytokine）是一组由免疫系统细胞以及其他类型细胞分泌的、具有生物活性的蛋白质分子。它既是免疫反应的产物，又可以与相应的细胞因子结合起免疫调节作用，而且还有调节生长的分化功能。细胞因子包括淋巴因子、干扰素、白细胞介素、肿瘤坏死因子、趋化因子和集落刺激因子等。细胞因子是免疫系统细胞之间以及免疫细胞与其他类型细胞间联络的核心，能改变分泌细胞自身或其他细胞的行为或功能，通过与细胞特异的膜受体而起作用。

（四）抗体

抗体（antibody，Ab）是机体的免疫系统在抗原刺激下，由 B 淋巴细胞或记忆细胞增殖分化成的浆细胞所产生的，可与相应抗原发生特异性结合的 γ 及 β 免疫球蛋白。主要分布在血清中，也分布于组织液及外分泌液中。

笔记

二、免疫系统的功能

1. 免疫防御　正常时负责抗感染，功能异常时形成超敏反应（变态反应），过低则呈现抵抗力减低或免疫缺陷。

2. 稳态维持　正常时负责消除体内衰老的和破损细胞，维持内环境相对稳定。若这种功能异常增高，导致自身抗体或致敏的淋巴细胞攻击正常细胞和组织，引起自身免疫疾病。如系统性红斑狼疮、慢性淋巴性甲状腺炎就是对自身抗原发生免疫反应而引起自身组织损害的自身免疫疾病。

3. 免疫监视　免疫系统正常时负责识别、清除体内突变、畸形的细胞和受病毒感染的细胞。若功能异常，识别与清除能力低下，使肿瘤发生、病原微生物持续感染。

第四节　神经 - 内分泌 - 免疫系统间的相互影响

神经系统、内分泌系统和免疫系统以各自独特的方式在机体内稳态的维持方面发挥重要作用。30 多年来研究发现这 3 大系统之间存在着极其复杂的相互关系，从而开辟了研究神经、内分泌和免疫系统相互联系的新领域，提出了"神经 - 内分泌 - 免疫网络"的概念。

一、神经 - 内分泌系统对免疫系统的影响

神经、内分泌系统通过对免疫系统的调节作用，是构成神经 - 内分泌 - 免疫网络的重要组成部分，神经 - 内分泌系统对免疫系统的影响是通过激素和神经递质的作用所实现。

（一）免疫组织及器官的神经支配

中枢、外周的免疫器官和免疫细胞都受神经纤维的支配。神经纤维包括交感、副交感神经纤维和肽能（如 P 物质、脑啡肽、生长抑素、血管活性肠肽、神经肽 Y 等）神经纤维，通过突触或非典型突触方式（如旁分泌）发挥作用。

（二）免疫细胞上的受体分布

在免疫细胞膜上或胞内发现众多激素、神经肽和神经递质的特异性受体，这为神经内分泌系统对免疫功能的调控作用提供了物质基础。神经、内分泌细胞释放的各种神经递质、神经肽和激素可能是通过免疫细胞上的相应的受体而起作用的。

1. 经典神经递质受体　在 T、B 淋巴系统以及其他白细胞上有肾上腺素能受体、多巴胺受体、乙酰胆碱受体、5-HT 受体和组织胺受体等。

2. 类固醇激素受体　包括几种类固醇激素的胞内受体构成受体超家族，如糖皮质激素受体、雄激素受体、孕激素受体和盐皮质激素受体。

3. 神经肽及肽类激素受体　有促肾上腺皮质激素（adrenal cortical hormone，ACTH）、生长激素（growth hormone，GH）、催乳素（prolactin，PRL）、阿片肽、P 物质、促性腺激素释放激素（gonadotropin releasing hormone，GnRH）、促肾上腺皮质激素释放激素（corticotropin releasing hormone，CRH）、降钙素基因相关肽（calcitonin gene-related peptide，CGRP）、心房钠尿肽（atrial natriuretic peptide，ANP）、生长抑素（somatostatin，SS）等受体。还发现 $CD4^+T$ 细胞膜上有与腺苷酸环化酶相偶联的血管活性肠肽受体，外周血 B 细胞膜上有降钙素受体。

（三）激素和神经递质对免疫功能的影响

1. 糖皮质激素（glucocorticoid，GC）　它是免疫功能抑制剂，对几乎所有免疫细胞，包括淋巴细胞、巨噬细胞、中性粒细胞和肥大细胞等都有抑制作用，涉及：①抑制单核巨噬细

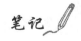

胞功能、减少因加工抗原引发的免疫应答；②抗炎作用，减少中性粒细胞等炎症细胞的积聚和渗出；③抑制 IL-2、IL-4 和 IFN-γ 等细胞因子的产生；④抑制 NK 细胞活性；⑤影响 B 细胞、T 细胞成熟等。现在认为糖皮质激素的作用是保护自身免受过量免疫反应损伤的一种反馈机制，并证明免疫应答过程中所产生的 IL-1 可刺激糖皮质激素的分泌。由应激引起的免疫抑制反应与这类激素的作用有密切关系。动物实验发现，老年大鼠由应激所引起的血浆中皮质酮含量升高明显高于年幼大鼠，这种过高反应可能是老年动物容易在应激条件下激发感染和肿瘤的一个原因。

2. **生长激素（growth hormone，GH）** 几乎对所有的免疫细胞（淋巴细胞、巨噬细胞、NK 细胞、中性粒细胞、胸腺细胞等）都具有促进分化和加强功能的作用。动物实验发现在整个发育周期中，血浆 GH 平均水平和胸腺呈同步升降。垂体功能低下动物由于 GH 分泌减少而导致胸腺萎缩。

3. **神经肽与肽类激素** 包括 CRH、ACTH、GnRH、黄体生成素（luteinizing hormone，LH）、绒毛膜促性腺激素（human chorionic gonadotropin，HCG）、促甲状腺激素释放激素（thyrotropin releasing hormone，TRH）、促甲状腺激素（thyroid stimulating hormone，TSH）、α- 黑素细胞刺激激素（α-melanocyte stimulating hormone，α-MSH）、血管升压素（vasopressin，VP）、缩宫素（oxytocin，OT）、血管活性肠肽（vasoactive intestinal peptide，VIP）、P 物质、阿片肽、褪黑素以及儿茶酚胺类等。它们是由下丘脑 - 垂体系统释放，或是突触前存在的"共存递质"，即同一神经元释放经典递质（如去甲肾上腺素或乙酰胆碱）的同时，还释放其他肽类（如神经肽 Y 等）。每一种都通过免疫细胞上特异的受体，实现特定的免疫调节功能，包括上调或下调抗体的产生、淋巴细胞毒性及淋巴细胞增殖作用、调制细胞因子的产生、高敏性及自身免疫的触发、影响淋巴器官及其功能（尤其是胸腺的调节）。而淋巴细胞有多种相应抗体，可接受其调节。

另外，人类 T 细胞上有阿片受体，吗啡样物质可影响免疫应答。因此，神经是通过释放递质及神经肽作用于淋巴细胞膜上的受体而调节免疫功能的。但神经对免疫的影响是多种多样的，机制也各不相同。

（四）条件反射对免疫功能的影响

条件反射（conditioned reflex）是指通过后天学习和训练而形成的反射。早在 1920 年就有实验证明条件反射对免疫应答具有调节作用，豚鼠腹腔内注射抗原并与条件刺激相结合，可造成腹腔渗出液中多形核细胞增加，当条件反射建立后，单独给予条件刺激，也可引起腹腔渗出液的多形核细胞增加。

Ader 在 1970 年进行的对照研究证实，以环磷酰胺（免疫抑制剂）为非条件性刺激，以饮糖精水的味觉刺激作为条件刺激，两者结合 3 天后，再单独给予条件刺激，可引起明显的免疫抑制（表现为 T 细胞依赖性抗体合成减少），说明已建立起能改变免疫应答的条件反射。后续的研究表明，建立条件反射，可以增强免疫效应如提高 NK 细胞活性，延长患自身免疫性疾病（红斑狼疮）小鼠的寿命等。实验研究还表明，建立条件反射也可影响体液免疫功能。如以口服糖水为条件刺激，以静脉注射环磷酰胺为非条件刺激，建立条件反射后，仅口服糖水即可引起抗体滴度明显下降。

（五）应激对免疫系统的影响

应激是一种整体的心理 - 神经 - 内分泌反应，通过神经 - 内分泌系统影响免疫机制。人体实验表明，应激引起免疫功能的抑制。临床研究证实应激性生活事件与癌症复发、自身免疫性疾病的发病相关。应激抑制免疫功能的机制包括：淋巴细胞有丝分裂原反应下降；淋巴细胞细胞毒性降低；干扰素产生减少；吞噬作用降低；NK 细胞活性减低；辅助性 T 细胞和抑制性 T 细胞百分数及比率降低；唾液免疫球蛋白 A 水平降低。

二、免疫系统对神经 - 内分泌系统的影响

细胞因子在神经、内分泌和免疫系统的双向关系中起重要作用,免疫系统对神经、内分泌系统的调节作用主要是指细胞因子对神经、内分泌的调节。

（一）细胞因子对神经、内分泌的调节

细胞因子的调节作用表现为:

1. 免疫应答影响神经系统功能活动及内分泌细胞激素的释放 如 IL-1 可通过促皮质素释放因子（corticotropin releasing factor, CRF）的介导,刺激 ACTH 和糖皮质激素的释放;IL-1 可抑制 GnRH 的分泌;IFN-α 能明显降低血浆中 T_3、T_4 水平。

2. 神经元、内分泌细胞有多种细胞因子受体的表达。

3. 细胞因子如白细胞介素可在神经 - 内分泌组织中生成。

4. 细胞因子通过相应受体发挥其对神经 - 内分泌系统的广泛影响 如脑室注射 IL-1β 或者 IFN-γ 可引起发热反应;比如 IFN-α 具有中枢镇痛作用;再比如 IL-1 可明显延长动物慢波睡眠时相,缩短快速眼球运动睡眠时相。

5. 活化的免疫细胞还可透过血 - 脑屏障,定居于脑内,分泌的免疫反应物质 主要是肽类,称为免疫活性肽。

6. 淋巴细胞所产生的神经肽的作用 经干扰素活化的淋巴细胞可以在血液循环中,像下丘脑 - 腺垂体系统一样,产生神经肽类物质,因此有人称其为"游动脑"。

（二）免疫系统对神经、内分泌系统调节的作用环节

1. 当抗体进入体内,经免疫系统识别,启动涉及细胞因子的合成和（或）释放的免疫反应。

2. 细胞因子影响中枢神经系统功能,激活下丘脑分泌促皮质素释放因子（CRF）启动 HPA 轴,引起 ACTH 和 GC 的释放,GC 影响免疫功能,但也负反馈抑制 CRF 及 ACTH 的进一步分泌。

3. 免疫细胞及中枢神经系统的激活引起肾上腺髓质、交感神经末梢以及淋巴器官和免疫细胞释放阿片肽。

4. 中枢神经系统被细胞因子激活后也刺激交感神经系统影响所支配的免疫系统,去甲肾上腺素与免疫细胞表达的相应受体起作用。

5. 细胞因子的分泌可以通过反馈增强或减弱环路活动,并清除抗体。

三、神经 - 内分泌 - 免疫环路

神经 - 内分泌系统与免疫系统之间的相互影响形成了神经 - 内分泌 - 免疫环路,衍生出"神经 - 内分泌 - 免疫网络"的概念与"神经免疫内分泌学"的新学科。

中枢神经系统通过自主神经的支配、神经内分泌这两条途径对免疫系统进行调控,免疫系统则通过分泌细胞因子作用于神经、内分泌系统。在这个环路调节中存在着一套共同的信号分子（神经肽、激素、细胞因子等）及其相应的受体,即共同的化学语言。这些信号分子可分别在神经、内分泌和免疫细胞内合成和释放,与这 3 大系统不同类型细胞上的特异性受体相结合,从而使这 3 大系统之间的网络联系和相互调节得以实现。神经 - 内分泌 - 免疫环路的主要内容见图 2-5。

四、心理、社会因素对神经 - 内分泌 - 免疫的影响

心理、社会因素对健康的影响主要通过神经 - 内分泌 - 免疫环路途径实现。

在动物实验中,束缚、回避学习、低温、游泳、电击等应激源可引起细胞、体液免疫功能降低,对麻疹、脊髓灰质炎、疱疹病毒抵抗力下降,对异体组织排斥力降低。

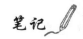

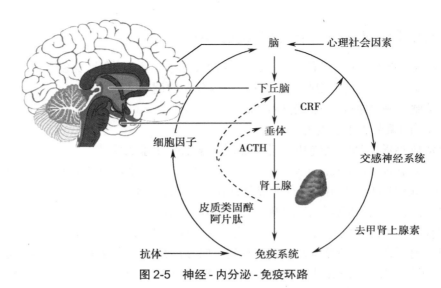

图 2-5　神经 - 内分泌 - 免疫环路

情感、社会因素也可降低免疫力,将不同窝的大鼠重新组合喂养、人为减少小动物生活空间、恒河猴幼崽离开母猴 2 周,均可使外周淋巴细胞转化反应降低。松鼠猴离母 1 周,对病毒形成抗体的能力下降。

针对人类的研究提示,考试、失业、丧亲、家庭失和等引起的急、慢性心理应激可降低外周淋巴细胞转化、NK 细胞活性、干扰素产生。健康老人的社会支持程度与血清胆固醇、尿素呈负相关。临床观察发现,积极向上的健康情绪可使肿瘤及艾滋病患者的存活期延长,见专栏 2-5。

正是因为社会因素能够影响脑的功能、生理过程与健康,Cacioppo 等(1994)提出"社会神经科学"的概念,来说明社会关系的变化(如社会孤立、对临终亲人的照顾与健康的关系)对个体生理反应及免疫反应的影响。另外,肠道菌群也参与了对宿主的神经 - 内分泌 - 免疫网络的调节,许多疾病的发生和肠道菌群失衡有关,见专栏 2-6。

专栏 2-5

心理社会因素与神经 - 内分泌及免疫反应性关系的研究

1. 心理应激与心血管反应性　心理应激引起的心率改变受遗传、饮食、行为等的影响,也受到社会心理因素的强烈影响。阿尔茨海默病患者的看护人员所感受的慢性应激对心理及免疫有负性影响,但是心血管反应及免疫功能存在个体差异,受人际关系、个体认知差异、人格特征、照顾时间影响。

心血管反应性指标(包括心率、收缩压和舒张压)三者有高度的内在一致性。但就对心理应激作业及时间而言,心率及心率反应性测量对时间及心理应激都是稳定的,收缩压及其反应性居次,但也稳定,而舒张压及其反应性相对不稳定。实验室心理应激源以演讲及心算的反应最大。

由于心脏是受双重自主神经支配,心率加快可能由于交感神经紧张激活,也可能是迷走神经紧张减弱,或者两者同时存在。研究表明,以演讲为心理应激源时,所引起的心率加快是迷走及交感共同参与的结果,说明心理应激引起的心脏反应性的自主神经控制应该是由更高级的脑系统来调节。

2. 心理应激对口腔免疫的生理及病理研究　McClelland(1980)研究发现:考试应激可引起唾液皮质醇升高及唾液分泌型免疫球蛋白降低并受个体差异的影响,艾森克人格测验表明神经质维度是差异影响因素,心理应激影响牙周炎的免疫机制。心理应激在牙周病发生、发展、预后中的作用,正日益受到重视。束缚与禁食应激使小鼠游离龈上皮角化层明显脱落,龈沟上皮完全分离,牙周结缔组织降解,成骨细胞和成牙本质细胞数减少(Ratciff,1956)。慢性心理应激可影响牙龈卟啉菌引起的局部免疫反应(Houri-Haddad 等,2003)。情感应激(孤独)组小鼠的炎症加剧(Shapira 等,2000)。应激还能抑制巨噬细胞吞噬功能和淋巴细胞对 PHA 刺激的反应,抑制 B 淋巴细胞对抗体生成的反应(Hagewald 等,2002)。

参加过战争的受试者其快速进展性牙周炎患者的 IL-6 水平显著高于未参加过战争的对照组(Aurer 等,1999)。慢性应激可通过免疫反应增加牙周炎发病率(Kiecolt-Glaser 等,2003)。Waschul 等(2003)精神压力与造成的龈沟液中的一种细胞因子增加,后者在牙周炎免疫破坏中起重要作用。应激状态下,牙周炎龈沟液中 IL-1β、IL-6、和 IL-8 较健康组明显升高,说明应激与这些细胞因子水平相关(Giannopoulou 等,2003)。还有些研究提示应激使 TNF-α 水平下降,促进牙龈卟啉菌引起的炎症反应,使一氧化氮升高,增加牙周破坏。

专栏 2-6

肠道菌群对宿主的神经、内分泌和免疫系统的影响

肠道菌群(gastrointestinal microbiota)是寄居于宿主肠道内并与宿主共生的多种微生物群落的总称。据统计人体肠道内定植着 400～1000 种细菌,总数达一百万亿。肠道细菌具有维持宿主肠道微生态平衡、影响营养物质的吸收等多种生理功能。另外,研究表明肠道菌群参与对宿主的神经－内分泌－免疫网络的调节,许多疾病的发生和肠道菌群失衡有关。

肠道菌群与脑发育

胎儿出生后,环境中的微生物在胎儿肠道内定植并在大脑的发育过程中起着非常重要的作用。肠道菌群参与多种维生素和脂肪酸的合成,并可调节脑源性神经营养因子(brain derived neurotrophic factor, BDNF)、突触素和突触后密度蛋白 95 等多种影响大脑发育及大脑可塑性的营养因子或蛋白质的合成。在无菌动物研究中发现,肠道菌群对神经系统正常发育尤为必要,缺少肠道菌群神经系统功能难以发育成熟。

肠道菌群与脑部疾病

分别将健康小鼠和阿尔兹海默病(Alzheimer's disease, AD)模型小鼠的肠道细菌转移到无菌小鼠中后,发现被转移 AD 小鼠肠道细菌的小鼠脑中出现更多的 β-淀粉样斑块。提示肠道菌群与 AD 的发病机制相关,其机制可能与肠道菌群失调产生的内毒素所诱发的炎症反应有关,也与海马和大脑皮质 BDNF 的降低有关。分别将健康人和帕金森病(Parkinson's disease, PD)患者的肠道微生物移植到无菌小鼠后,移植 PD 患者肠道菌群的小鼠开始出现疾病的症状,包括运动障碍、α-突触核蛋白聚集和炎症,而移植健康人肠道菌群的小鼠则并没有出现这些症状。提示肠道菌群在 PD 中起关键的作用,其机制可能和短链脂肪酸水平失衡有关。

肠道菌群对下丘脑-垂体-肾上腺轴的影响

下丘脑-垂体-肾上腺(HPA)轴参与机体的应激反应,研究表明肠道菌群可影响 HPA 轴的功能。Neufeld 等的实验结果显示无菌小鼠血浆皮质酮的水平提高。另一项研究发现无菌小鼠下丘脑中 CRH 的转录水平明显升高。而 Gareau 等的研究证实乳酸杆菌可降低母婴分离应激引起的新生大鼠血浆皮质酮的水平。

肠道菌群对机体免疫功能的影响

肠道菌群可影响免疫系统如肠相关淋巴组织的发育。无菌小鼠肠相关淋巴组织中孤立淋巴滤泡不能发育成熟,且其肠上皮内分泌 IgA 及 CD8αβ 的淋巴细胞数量减少。肠道菌群对免疫细胞的生长发育也有重要的影响。Atarashi 等的发现无菌小鼠结肠固有层调节性 T

笔记

细胞的数量明显减少，说明外周诱导性调节 T 细胞的发育依赖于肠道菌群的存在。

肠道菌群除了影响免疫系统的发育及结构外，还可改变免疫系统的功能，如炎症因子或抗炎因子的合成及分泌。朱京慈等发现添加了金双歧活菌制剂的早期肠内营养可显著降低重型颅脑损伤患者血清中 TNF-α、IL-6、C-反应蛋白水平，且对 IFN-γ、IL-4、IL-10 等炎症因子的水平也有影响。

（王琳辉）

思考题

1. 人的中枢神经系统由哪些部分构成？分别具有什么功能？
2. 自主神经系统对内脏功能活动的调节具有什么特点？
3. 简述内分泌系统对人体生理心理活动的调控作用。
4. 简述免疫系统的生理功能及其对神经 - 内分泌系统的影响。
5. 试述神经系统、内分泌系统与免疫系统之间的相互影响。

第三章　健康行为与行为转变

健康信念和态度，以及它们的变化，影响着人们的行为和行为转变，自我效能的改善能促进行为转变进程。健康心理学家依据行为理论、心理动力学理论和人本主义学说阐述行为转变模式，广泛用于指导个人和群体行为转变。本章先介绍健康行为和影响行为方式的信念、态度，然后介绍行为转变的认知理论和阶段理论。最后介绍个体行为转变的心理干预方法。

第一节　健康行为与健康信念

一、健康与健康信念

（一）健康行为和健康危险行为

健康行为（health behavior）是指有助于个体在生理、心理和社会上保持良好状态（健康）的行为，涵盖健康相关行为和健康保护行为。健康危险行为是指与疾病关联的行为，涵盖疾病行为、疾病角色行为、损害健康习惯。常见的危险行为可以归纳为如下四类：

（1）不良生活方式与习惯：饮食过度；高脂、高糖、低纤维素饮食；挑食。

（2）不良病感行为：它是指个体从感知到自身有病到疾病康复全过程所表现出来的一系列行为。不良病感包括疑病行为、恐惧、讳疾忌医、不及时就诊、不遵从医嘱、迷信、放弃治疗而自暴自弃等。

（3）日常损害健康行为：吸烟、酗酒、吸毒、不良性行为等。

（4）致病性行为模式：它是导致特异性疾病发生的行为模式，包括 A 型行为和 C 型行为。

加利福尼亚人类人口研究室的 Belloc 和 Breslow 经过十五年长期研究，总结出七种健康行为，分别是：从不吸烟、有规律的体力活动、晚上睡 7～8 小时、保持正常体重、适度饮酒或不喝酒、吃早餐、两餐之间很少吃零食。对 6928 人的随访表明，对于 45 岁男性健康行为者，拥有 6～7 项的男性比拥有 0～3 项者的预期寿命多 11 岁。

预防心脏病的健康行为有：促进健康的膳食习惯、戒烟生活方式、经常运动和建立支持性心理社会环境（《心脏健康的维多利亚宣言》，1992），即所谓"四大基石"。

（二）其他健康行为的分类

Kasl 和 Cobb（1966）将健康相关行为分为三类，第一类是健康行为，指能预防疾病的行为，良好的饮食习惯、避免吸烟、定期运动、维持合理体重是早期预防最有效途径。第二类是疾病行为（illness behaviour），指寻求治疗的行为。女性的遵医率高，年轻男性的求医行为低。第三类是疾病角色行为（sick behaviour），指按医嘱服药和休息等的康复行动。

Matarazzo（1984）将健康行为简化为两类。一类是损害健康行为,也称为行为病因,对健康有消极影响,诸如吸烟、高脂饮食、酗酒等;另一类是健康保护行为,也可称为行为免疫,对维护健康有积极影响,包括定期到医院查体、系安全带、接收健康信息、每晚充足睡眠等。维持合理体重是早期预防的最有效途径。

（三）行为与健康和疾病

健康行为是预防疾病的重要因素。我国吸烟人口 29 436 万,占全国人口的 24.53%,与发达国家的吸烟率相近（21%）,而高于发展中国家的平均水平（8%）。

疾病谱和死亡顺位的变化表示行为危险因素扮演了重要作用。1957 年我国城市前三位的死亡疾病为呼吸系统疾病、传染病和消化系统疾病。而近十年来,恶性肿瘤、脑血管病和心脏病位列前三。这与美国 1900 年和 2007 年的数据相似（图 3-1）。在工业化国家,三分之二以上的人口具有心脏病一项或一项以上的危险因素,诸如:大量人群吸烟、不良饮食习惯、缺乏适宜锻炼、因家庭社会崩溃而产生的压力。

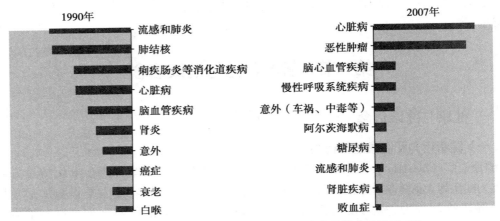

图 3-1　1990 年和 2007 年美国死亡率居前的十种的疾病排列对比

因此,保持健康行为、消除危险行为是维持健康和预防疾病的重要措施。

二、健康信念及其影响因素

（一）信念与健康信念

信念（belief）是指对人、对事、对物或某种思想观念是非真假的认识。生活信念是信念的一种,是对今生今世之中某种事物是非真假的认识。健康信念（health belief）是个体对自己采取的健康措施及其对健康影响的看法,属于生活信念。

态度（attitude）是个体基于过去经验对其周围的人、事、物持有的比较持久而一致的心理准备状态或人格倾向,包含认知、情感和行为意向三种成分。

（二）信念、态度与行为

信念规定态度的基本倾向,受信念影响的态度往往能维持较长时间而不改变基本的取向。态度影响行为,一般而言,个体态度与其行为一致,改变态度就可能改变行为。知行合一,"没有信念则一事无成"（撒姆尔·巴特勒）。

（三）健康或疾病信念形成的影响因素

健康或疾病信念受文化、社会地位、经济条件等因素影响,它造成不同个体对疾病直接原因、估计疾病严重程度、疾病适宜治疗、疾病意义上的认识差异。

1. 民间医学影响　为适应危险环境,人类祖先通过反复试验,并观察动物行为,学会用植物止痛或治疗疾病，并建立起体液学说、印度草医学等医学学说，但影响范围限制在某一特定地域、人群或时间范围内。

世俗健康和疾病信念包括身体机能活动的特殊观点，以及特殊症状具有特殊意义。在西方世界，身体被认为是一架复杂的机器，必须保持"运行"，疾病则被视为机器的损坏。印度草医学在印度和南亚广泛存在，它认为健康是生理、社会和超自然环境的一种均衡状态，而疾病是多种势力紊乱失衡造成的。

在西方社会，像胸痛这样的症状具有特殊的文化意义，是疾病的信号。在印度草医学中，胸痛却被认为是情绪烦乱的症状，而不是机体功能受到器质性损害的迹象。在南亚，"精液丢失"一般被认为是症状，而在西方则无伤大雅。

世俗健康或疾病信念的文化差异甚至能导致延误疾病的治疗。例如，与阑尾炎有关的腹痛可能不被认为是严重的，或将乳腺中的肿块归因为创伤，而不是癌变过程。"牙疼不算病，疼起来不要命"会影响及时就医。民间信念对疾病适宜治疗的认识与医生有别，当代北美人常常认为抗体能治疗感冒和流感，即便大夫也难以纠正这种信念。

明朝顾起元的"恼一恼，老一老；笑一笑，少一少"，解释了情绪与健康的关系。我国民间有"饭后百步走，活到九十九"、"行如风，坐如钟，站如松，睡如弓"的行为规范。

2. 文化环境和文化适应 文化环境是社会环境的重要方面，由存在于社会生活各个领域及至人们意识中的各种形态的文化因素构成，包含着一整套由一个国家、社区或特定人群持有的信念、道德价值观、传统、语言和法律（或行为准则）。

人类学家和流行病学家识别出许多文化、习惯与健康危险之间的联系。由于宗教原因而戒茶、咖啡、酒精和香烟的人，患消化道和呼吸道肿瘤的风险小于相同社会经济背景和居住情况的人。基督复临安息日会友都是严格的素食者，比相同社会经济背景的邻居患冠心病的风险小。宗教信仰和习惯影响着生活方式。习惯割礼的犹太男性比非犹太人生殖器癌症的患病率和死亡率低，减少了感染致癌病毒的概率。

族长式价值观主要存在于传统的农业社区，但也见于某些城市，这种价值观有害于妇女健康。在某些极端伊斯兰社区，女性与社会隔离，即便在公共场合露面，需要从头到脚用布蒙上。由于缺乏阳光照射，她们的皮肤不能合成维生素 D，造成其缺乏，容易患上佝偻病。

文化适应与健康有关。维持传统文化的美籍日本人冠心病现患率与日本本土近似，但已经习惯西式生活方式的美籍日本人的冠心病现患率高出 3 至 5 倍。日本文化社区的人际关系、群体凝聚力和社区稳定性的日本传统模式，比强调迁移、抱负和强烈的个人意识的西化模式，对预防冠心病更有意义。在另一项研究中，同居住在郊区的人比较，美国南部城市里的非洲裔美国人在城市生活时间越长，血压水平越高。生活和工作压力是其重要的原因，具有很强认同感和凝聚力的团体或少数民族能够帮助移民缓解压力。

亚洲文化是以社会为中心，相互依赖、相互义务、以人际关系为特色的互惠、家庭需要置于个人之上、维持人际关系协调是重要的价值取向，主导着传统成员的情绪、认知和行为，其中包含着顺从、尊敬、追求成就、遵照社会规范行事和最少索取的倾向。邦德（1985）将中国儿童社会化的培养方式归纳为依赖性、顺从一致性、谦虚品德、自我克制、自我满足感、接受羞耻与处罚、以父母为中心、以长者为父和中庸之道的培养九个方面。在社会取向方面，中国人传统的心理特点为集体取向、他人取向、关系取向、权威取向、服从、自我抑制与女性化。传统东方患者担心自己生病会给家庭带来负担，因此不愿说出症状的性质和历史，以及有问题的健康行为，因为害怕招致羞耻。另一方面，受家庭意识和合群观念影响，亲朋好友视抛弃成员为耻辱，因此，他们会向患者提供更多的支持。

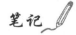

3. **教育、职业、收入、社会地位和城乡差异**　教育、职业和收入影响人对世界的认识、接受新观念和改变观念的程度。受到良好教育的白领职员更能有意识地接受锻炼有益的信念，他们更可能参加运动，而不是坐在电视机前观看比赛，他们往往拥有高尚的职业，有钱去买昂贵的运动装备。受上述知觉影响，在人们心目中形成了脑力工作优于运动的价值观，持此观念的工人家庭会鼓励其子女为摆脱目前生活状况、在未来过上美好生活而在学校努力学习。在美国的社会经济低阶层的人群中，只有病严重得不能去工作时，才去医院求治。

社会地位能显著影响疾病的传播。在非洲，出于经济需要的考虑造成个体选择威胁健康的行为方式。由于受教育有限，外出打工者与妻子和家庭长期分居，切断了传统家庭的纽带，男人寻找其他人做性伙伴。在家的妇女，由于社会和家庭地位低下，她们无权要求使用避孕套，出于对经济和社会生存的需要，她们即便明知道无保护性交的危险，也不得已而为之。

泰国的文化中对静脉注射毒品采取宽容态度，因此，性工作者中大量存在使用毒品现象，从而导致 HIV/AIDS 和其他经血液传染的病毒性疾病在 20 世纪 90 年代广泛流行，造成国家公共卫生危机。

市区和乡村居民对疾病产生原因认识不同。市区居民常用工作场所、环境污染之类的外部因素解释自己的头痛、普通感冒或心脏病等疾病，而乡村居民则常将他们的心脏病归因于遗传，而把感冒归因于细菌和病毒感染（玛比，1974）。

4. **习俗**　另一个造成严重健康损伤的习俗是女性生殖器损毁，在许多非洲和中东国家中，施加于年轻女性身上。在极端例子中，生殖器损毁造成生活胁迫。损毁剥夺了妇女性生活，分娩时对母亲和婴儿造成危险。尽管主要是在伊斯兰国家中出现，但这不是宗教典礼，也没有得到伊斯兰经文的允许。人类学家形容它有复杂的文化意义，女性生殖器损毁与贞洁仪式有关，损毁生殖器使贞洁永存，然而它严重损害了女性健康。在损毁生殖器文化环境中生活的多数女性和男性都支持延续这一习俗，从而使任何改变现状的努力化为泡影。国际和国内致力于终止或改变损毁女性生殖器的习俗，1995 年以后，在英国、法国、加拿大、瑞典、瑞士和一些非洲国家宣布该习俗违法。

文化因素也会改变女性身体，造成畸形。在中国古代，妇女缠足在相当长的时期内，被认为是正常行为，而不缠足才是异常的。在西方，19 世纪女性束腰时，采用硬质材料制作的胸衣束胸。现代女性穿高跟鞋和瘦鞋，也会造成年老以后的足部变形和疼痛。为了追求一个理想的外表，一些妇女经历了痛苦的外科手术，包括对耳、鼻、眼、唇进行整形，绷紧面部皮肤和隆胸等。

5. **工业化和媒体宣传**　现代工业社会已经形成了一种新的年轻人文化。它鼓吹对成人权威的反叛和蔑视，造成一些年轻人吸烟、吸食毒品，将他们自己置于危险之中，形成不健康习惯。这类行为经常受到烟草、啤酒与其他酒精饮料生产商和广告商的诱惑和鼓励。媒体影响越来越大，特别是电视、网络和手机，无孔不入，但是，媒体宣传的内容，反映出源于美国娱乐业的文化价值观和行为。许多这类信息，如鼓励使用改变情绪的毒品以及性乱交，都是潜在的对健康的威胁。

时装业和媒体的发展极大地改变了人类美学观念。现代文化的美的概念已经完全不同于过去的理想标准，不再是中国唐朝或二百年前西方绘画中所绘的丰满体态。女性模特追求"骨感"，一些女孩和妇女仿效，努力节食降低体重，提高了致命的神经性厌食症的患病率。男性在 20 世纪后叶，也开始追求通过服用能增强肌肉的类固醇激素来改善体形，或移植肌肉以增大胸部和加粗小腿肌肉。

第二节　动机与行为

动机（motivation）是指发动、指引和维持躯体和心理活动的内部过程，是人类大部分活动的基础。当代心理学家用认知解释动机，认为行动是受心理因素控制，而不是驱力所唤醒的能量、生物机制或刺激特征的作用。影响行为的认知因素包括期望、对成败的归因和对自身能力的估价，以及非现实乐观（专栏 3-1）。

专栏 3-1

非现实乐观

人们保持不健康行为是因为缺乏对患病危险和易患性的知觉（Weinstein，1983-1984）。Weinstein 向被调查者提出一系列健康问题，要求他们比较其他同龄和同性别人后，选择出自己患病的几率，结果表明：大多数人认为自己的行为不太可能患病。Weinstein 将这一现象称为非现实乐观，他认为有四种认知因素影响非现实乐观，即缺乏问题（如疾病）体验、通过自己行动可以预防问题的认知、如果问题还没有出现则将来也不会有的认知、以及问题不会常见的认知。

在解释个体对自己危险评估可能是错的、以及为什么人们存在非现实乐观时，Weinstein 指出个体的选择性关注是原因。个体忽略自己的高危行为（有时我没有安全性交，但这没有什么），选择性地关注减危行为（至少我不拒绝服药）。选择性是因自我中心而发生，个体倾向于忽视他人的减危行为（我的朋友总使用安全避孕，小题大做！）。当评估危险时，如果他们关注避孕套的使用次数，就会忽略他们不使用的次数，产生非现实性乐观。因此，如果提高对别人发生问题的危险性的感知，就会增加个体对自己减危行为的关注，产生真正的乐观。如果采取鼓励个体关注自己的健康行为，个体就会产生非现实乐观，称自己不会处在危险中，而那些感知到危险的个体则相反。

一、控制源和健康控制源理论

（一）控制源理论

Rotter 提出控制源（locus of control），并经过维纳完善。控制源理论认为：个体对未知事件的期望取决于本人过去经验和在过去经验中建立的控向轨迹，控向轨迹是个体对行为结果进行归因的一种倾向，分为内控源（型）和外控源（型）两类。控制源理论是个体在日常生活中对自己与周围世界关系的信念。

内控型者倾向于将行为结果归因于自身行为。他们把成功归因于自己的努力或能力，把失败归因于自己能力不足或疏忽，相信凡事操之于己，借助自己能力和努力可影响和改变环境，控制自己的生活和命运。在现实生活中，他们的工作成绩突出，不易受他人影响；能力强，抱负水平高，善于利用环境所提供的信息解决问题；勇于承担责任，不断奋进。

外控型者倾向于将行为结果归因于不受个体控制的外界因素。他们把成功归因于幸运，把失败归因于工作难度或欠缺运气，相信凡事不操之于己，生活好坏由运气、命运、他人等外部力量控制，个人在外力面前无能为力。外控型者不相信自己的能力和努力，不善于应付现实生活中的问题；面对问题更可能听天由命，宽容自己；被动而不负责任。

若将内外控型设想为一个连续体的两端，则每个人都可在连续体上找到相应位置。

笔记

（二）健康控制源理论

健康控制源（health locus of control，HLC）理论用于解释个体认为自己的健康受内外控制的程度（Wallston，1982）。健康外控源的特征是个体相信健康结果由外部力量控制（如医生）或由命运、运气、机会决定。健康内控源的特征是个人相信健康状况取决于其自己的人格特征或行为。一般认为内控源对健康和行为有积极作用，这类人更可能采取措施预防疾病，促进健康。

HLC 理论用于指导健康行为效果的研究，包括疾病知识、戒烟能力、减肥能力、患者顺从性、有效计划生育、预防接种、系汽车安全带和定期看牙医。

健康控制源受个体特殊经验和过去强化影响而形成，有过成功经历者易于形成内控信念，失败经历易形成外控信念（Rotter，1975）。影响个体控制轨迹的因素如下：

1. 早期健康习惯　儿童时期有健康习惯（刷牙、锻炼、充足睡眠、健康饮食）与健康控制乐观信念（自护和医生效能信念），与成年后良好的健康状况有关；而青少年时期对个人不幸境遇做出悲观解释的人，则与成年后身体健康欠佳有关（Lau，1982）。

2. 早期患病经历和疾病体验　童年有患病和意外体验的妇女更容易形成由外部控制健康的信念；疾病发作的高可预测性和可控制性会有助于形成内控信念；而低龄发病史或发病时间长的经历会增强外控信念的形成。经历过爱人生病体验的个体会增加不可控制信念，易产生自护和医生无用信念（Lau，1982）。

3. 家庭影响　父母（主要是母亲）的健康信念会通过强化培养子女的健康习惯，从而增加内控信念的形成。高收入家庭更注意培养孩子健康行为，有经济能力做定期体检。

4. 医生、媒体宣传影响　医生和媒体的正确健康教育能让患者认识到自己掌握着健康或预防及治疗疾病的能力，会增强个体内控信念，有利于形成积极的健康信念。

二、归因理论和应用

面对一种结果，往往有多种可能的候选因素存在，到底哪一因素是造成该结果的原因呢？海德（Heider F，1958）用归因理论进行了解释。归因（attribution）是人对他人或自己行为原因的推论。

归因理论认为所有行为结果都是由外部或内部因素所决定。外部因素是指导致行为产生的环境原因，诸如活动者周围的环境气氛、对活动者有影响的某个人、奖赏和惩罚、运气、工作性质等。内部因素是指导致行为产生的个人原因，涉及个人的性格、动机、情绪、心境、态度、能力和努力程度等。

归因理论从四个维度解释人们对自己或他人行为成败结果的归因：

（1）定位：根据原因的来源或部位划分为内部（个人因素）和外部（环境和刺激因素）的两类，见前文海德所述。

（2）稳定性：原因是偶然发生为不稳定的，若今后仍可能发生则为稳定的。

（3）可控制性：是指人们能否消除、削弱或增强原因。不可控性是个人不能控制的。

（4）普遍性：原因能影响个人生活的各个方面还是仅在特定情境下对个人行为产生影响。

身高、体重和能力等属于内部的和稳定的，情绪、注意力、努力虽是内部的但不稳定。任务难度、材料等是外部的和稳定的，机遇或运气、天气等因素是外部的和不稳定的。

若个体将行为原因归因为内在的、不稳定的、可控制和不普遍的，则今后可能继续做，可能会成功。

根据归因理论，患者在对自己的疾病作出归因时，遵循"利己主义"偏向。根据部位，患者身上存在将疾病的结果归因于外部因素（如环境污染）的内在倾向，而不愿承认是自己的内因（饮食不当或卫生习惯不良等）造成疾病，更不愿承认是自己的遗传素质之类的因素导致疾病的（费尔，1977）（专栏 3-2）。

专栏 3-2

白血病患儿的父母如何对孩子患病进行归因分析呢？

许多白血病患儿的父母亲不理解孩子为什么会患病，因难以接受事实，父母宁愿责备自己的遗传基因有缺陷，也不愿意承认和相信医生的解释（即孩子的因素所致），因为是内部归因，他们很容易发生终生负疚感。

医生在看病时，要向患者做出清楚的解释和说明，有助于建立良好的医患关系、纠正患者不正确的归因，能减轻患者不良情绪，增强康复信心和依从性。

医生通过帮助个体提高内部归因倾向能提高体检率。为了鼓励妇女接受乳房 X 线筛查，以便早期诊断乳腺肿瘤，研究人员制作了两盘内容相同的录像带，一盘是从妇女角度介绍她能从检查中获知什么（内部归因组），另一盘则从医生角度介绍医生从检查中能得到什么印象（外部归因组）。一年以后，根据接受筛查检查的人数比较，内部归因组（录像带中用"你"）接受检查的人数明显比外部归因组（录像带中用"医生"）多。

三、自我效能理论和应用

自我效能（self efficacy）是个体对自己成功执行某行为并导致预期结果的信念，属于自信范畴。它是美国心理学家班杜拉（Bandura A）的社会认知理论中的核心概念（图 3-2），常用自我效能感（perceived self-efficacy）表述。班杜拉认为，人的行为是由环境、个人的认知和其他内部因素、行为三者交互作用所决定，其中认知和信念对行为起着关键作用。作为一种信念，自我效能影响个体在组织、执行行动、选择目标的过程中的能力的判断和信念。

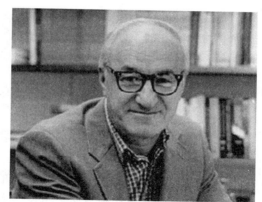

图 3-2　班杜拉（Bandura A）

1. **中介过程**　自我效能的作用机制是通过中介过程实现对个体行为及其人生的影响，中介过程包括选择过程、思维过程、动机过程和心身过程。

（1）选择过程：班杜拉指出"人同时是环境的产物和营造者"，自我效能感决定选择和造就什么样的环境。当面临不同的环境时，个体选择自认为能加以有效应对的环境，而回避自感无法控制的环境（趋利避害）。同时，环境会反过来影响人的行为和人格发展，"任何影响到选择行为的因素，都会对个体的发展产生深远的定向作用"（班杜拉）。个体在某一方面的自我效能感越强，预测到的成功可能性就越大，促使其更努力地尝试活动，新行为持续的时间也越长。反之，个体就会逃避那些自己认为不能胜任的活动，行为的坚持性也就越差。见专栏 3-3。

专栏 3-3

马斯洛的成就与自我效能的改善

马斯洛年轻时被认为是平庸之辈，对自己的未来很悲观。1934 年他来到哥伦比亚大学师从心理学家桑代克，并接受老师的智力测验。根据智商 195 个点的结果，桑代克说他完全属于精英之列。老师的评价给了马斯洛勇气，极大地培育了他的自我效能感，使他敢于

笔记

选择那些过去使他望而生畏的精英人物为自己的研究对象，从而提出"自我实现者"的人格特征。没有桑代克的评价，马斯洛可能就不会成为"人本主义心理学之父"。

（2）思维过程：思维支配个体行动，自我效能感影响思维过程，包括设定预期目标，以及想象实现目标过程中的活动细节。运动心理学家发现静坐或沉思有益于运动员的最佳发挥，滑雪运动员练习静坐不仅可以缓解运动前的压力状态，而且可以自我形成即将参加的比赛细节的意象，并在意象中"看"到自己的每个动作，通过创造出成功表现的视觉感，学习控制肌肉和身体，能提高成绩。如果运动员总想象失败场面，担心能力不足，并将心理资源主要地投注于活动中可能出现的失误，就会影响成绩。

（3）动机过程：自我效能影响个体在活动过程中的努力程度，以及面对困难和挫折时对活动的持久力和耐力。在消除健康危险因素和形成健康行为过程中，高自我效能促使人在活动中做出更多的努力并持之以恒，直到达到目标。而低自我效能者在活动遇到初步失败和挫折时，便开始怀疑自己能否成功，因而满足于中庸的成就，甚至半途而废、放弃自己的努力。

（4）心身反应：自我效能决定个体的应激状态以及焦虑和抑郁等情绪反应。相信自己能够有效控制应激源的人，不会在应对环境事件之前忧虑不决，担惊受怕。而怀疑自己能否处理、控制环境的潜在威胁的人则常常担心自己应对能力不足，感到环境中充满了危险，因而体验到强烈的应激反应，产生焦虑等负性情绪，并会采取消极的逃避行为或者防卫行为。

自我效能缺乏不仅引起个体焦虑反应，还可能因自尊受挫而引起抑郁状态。自尊体现于个体生命活动的不同领域，当个体在某一领域的活动达到一定水平、实现目标时，自尊才能保持，若个体对自己达到这些目标的能力产生怀疑，那么自尊就会受到损伤，进而导致自己情绪低落，郁郁寡欢。

2. **自我效能的来源**　自我效能主要来源于成功的经验、替代性经验、言语劝导和生理状态。

（1）成功的经验：成功经验是获得自我效能的最重要、最基本的途径。反复失败会削弱自我效能。

（2）替代性经验：指通过观察其他人的行为而产生的自我效能。在榜样成功的情况下，相似性的榜样则具有积极意义。单位有人通过自身努力成功戒烟，会形成示范效应，会使周围的人增强自我信念，认为自己也能戒烟。若榜样是通过特殊手段而戒烟，别人会觉得"可望而不可即"，这就不能形成有效激励。

（3）言语劝导：切合实际的劝导能培养人对自己能力的信念，鼓励他们努力达到成功，而消极言语或不切实际的赞扬则会降低自我效能。但有时消极言语比积极鼓励对个体的影响更大。因此，恰如其分的赞扬，能够转化为学生的自我奖励和自我效能，从而能持久地激励其学习。

（4）生理状态：压力、唤起、疲劳和焦虑等情绪状态能影响自我效能。在面临压力事件时，人们往往根据自己的心率、血压、呼吸等生理唤醒水平来判断自我效能。平静的反应使人镇定、自信，而焦虑不安的反应则使人对自己的能力产生怀疑。不同的身体反应状态会影响到活动的成就水平，从而又以行为的反应指标确证活动前的自信或怀疑，由此决定个体的自我效能。

3. **在健康或疾病中的应用**　自我效能感在制定健康生活目标的意向阶段、具体行为改变阶段、防止复发阶段中都是重要的调节因素。各种外部因素及自身的经历等内部因素都通过自我效能对行为起作用。改善自我效能可以提高健康生活水平。

（1）锻炼：自我效能感是人们从事并坚持体育锻炼的主要促进因素。自我效能感高的人能制定较高的锻炼目标，即使在他们遇到困难的时候，也能很好地坚持锻炼计划（McAuley，1993）。

（2）成瘾行为：自我效能是成瘾行为的关键变量，它通过影响个体认知过程、动机过程、情感过程和选择过程，来影响成瘾行为的最初发生、改变以及对这种改变的保持，因而能够对成瘾行为的预防、戒断和改变做出合理性的说明和解释。成瘾行为的形成和发展是一个具有阶段性的复杂过程，因此对成瘾行为的戒断和治疗也应具有一定的阶段性。DiClernente 等人针对个体改变成瘾行为的不同阶段归纳出五种类型的自我效能，建议治疗师在成瘾行为的临床治疗中根据不同的阶段、不同类型的自我效能来制订相应的方案。用自我效能理论来指导成瘾行为的治疗，促进个体不同类型的自我效能的发展，能够产生更好的治疗效果。

（3）治疗：Hurley 和 Padgett 经过研究，认为自我效能可成为预测糖尿病饮食疗法和药物疗法的增效指标，提出要从激发患者动机出发，提高自我管理困难患者的自我效能，进而提高治疗效果。安酸史子论证了糖尿病患者的自我效能与糖化血红蛋白值的相关关系，并得出了患者自我效能的强弱会对其血糖控制产生影响的结论，还根据自我效能的四个信息来源，提出了在糖尿病患者健康教育中如何提高自我效能的策略。

第三节　认　知　理　论

行为改变的认知理论侧重探讨影响行为转变的原因，涉及知识、自我效能、社会支持或资源，代表性理论有健康信念模型、理性行动／计划行为理论、预警采用加工模型。

一、健康信念模型

健康信念模型（health belief model，HBM）由社会心理学家 Hochbaum、Rosenstock 和 Kegels 在 1952 年提出，经过不断完善，成为第一个研究行为转变的系统理论。计划行为理论和保护动机理论都是修订自 HBM。HBM 建立在需要和动机、认知和价值期望理论上，强调感知、自我效能、期望、推理对个体健康行为的影响。HBM 无论是个体行为转变、心理咨询，甚至在公共卫生领域都有广泛应用（见专栏 3-4）。

专栏3-4

如何加强碘缺乏病健康教育，促使缺碘地区人们自觉食用碘盐？

碘缺乏病是由于自然环境碘缺乏造成机体碘营养不良所表现的一组有关联疾病的总称，包括地方性甲状腺肿、克汀病和亚克汀病、单纯性聋哑、胎儿流产、早产、死产和先天畸形等。碘缺乏严重阻碍病区儿童智力发展，是智力损伤的已知、最大和可预防的因素，碘缺乏，影响人口素质，它构成全球性严重的公共卫生问题。目前，全球 128 个国家和地区的数十亿人每天通过食用碘盐防治碘缺乏危害。碘盐是持续防治碘缺乏病最有效措施。

为了促使人们自觉食用碘盐，我国卫生主管部门在宣传中，利用各种方式不断提醒人们环境缺碘的持续性（知觉易感性）；缺碘造成甲状腺肿、以智力残疾为特点的克汀病（呆小病）和亚克汀病，反复强调缺碘造成病区儿童普遍的智力发展迟缓（知觉威胁）；强调碘盐是安全、便宜、简单和日常化的防治手段（行动）；通过科学补碘，保护儿童免除缺碘性智力低下，并带来病区人口素质的普遍提高（益处）。对政府来说，补碘的投入 - 效益达到 1:30（公共卫生益处）。国家卫生主管部门通过病情监测，公布人群碘营养结果，提醒个体自觉补碘（改善自我效能），并调整政府的防治策略（减少障碍）。我国政府颁布《食盐加碘消除碘缺乏危害管理条例》，通过食盐专营，保障缺碘地区的碘盐供应，定期的全国碘营养监测保障了

笔记

国人长期处于碘营养适宜状况,不会造成碘过量(减少障碍),国家还规定每年的 5 月 15 日为防治碘缺乏病宣传日,由政府卫生主管部门强化健康教育(行动线索)。

有效的健康教育是我国成功地持续控制碘缺乏危害的重要保障,但是,健康教育总会遇到新的挑战,也需要与时俱进,改进策略。

1. HBM 要点　HBM 强调对行为与行为结果的认知与觉察,认为个体如果具有与健康、疾病相关的信念,就会有意愿采纳健康行为和改变危险行为,个体对采纳行为并取得成功的信心(自我效能)则是实现行为转变的保障。HBM 由知觉易感性、知觉威胁、知觉健康行为益处、知觉行动阻碍、行动线索和自我效能六部分构成(图 3-3)。

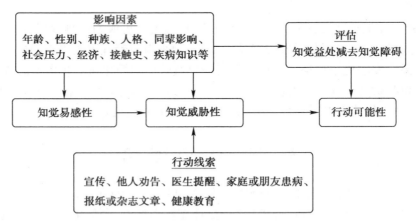

图 3-3　健康信念模式的结构(修改自 Glanz 等,2002,第 52 页)

2. HBM 影响行为转变的因素

(1)知觉易感性(perceived susceptibility):个体对行为会危害健康或致病可能性的认识。高知觉易感性是促使个体产生行为改变的直接原因。

知觉易感性存在个体差异。极端者否认行为致病的可能性,或者过于敏感而感到大难临头,多数人居于中间。健康促进工作的重点是要先确定危险人群和易患疾病的程度,然后根据个人特点进行健康教育,目的是提高人对危险行为致病性的认识和觉察。

(2)知觉威胁(perceived treat):个人对危险行为的严重性及所造成的疾病对身心和社会负面影响程度的认识。个人发现行为造成的健康问题越严重,甚至死亡,就越容易转变行为。健康促进项目要强调危险行为会产生特殊的危险性或严重后果,能促使个体认清危险行为的严重性而接受健康行为。

(3)知觉健康行为益处(perceived benefits):个体对将采取的健康行为好处的预期。健康教育人员要强调行为转变的好处和将产生的积极效果,以提高个体对行动益处的认知。

(4)知觉行动阻碍(perceived barriers):个体对将采取行动所付代价的认知。个体在做出实际行动前通常要思考得失,若代价太大或缺乏可见回报,行为转变过程过于复杂,甚至造成个体痛苦和疼痛,都会使个体放弃行动。健康教育人员要帮助个体识别并减少阻碍因素,改善自我效能,给予激励和支持,以帮助个体减少阻碍。

(5)行动线索(cues to action):是实现行为改变的行动策略。易感性和疾病威胁的信念能促使个体考虑采取行动,行为转变的利大于弊判断为采取行动打开了大门,但是,个体还要知道如何行动。宣传、他人劝告、经历、民间传说等都是重要的行动线索。

(6)自我效能:高自我效能者易于采纳建议,实施行为转变的可能性高。通过提供训练和提供指导可提高个体的自我效能。

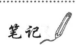

HBM 理论的优点是能激励个体采取行动,提出明确的接受成本的行动路径,增强采取行为的能力感。

鉴于目前生活方式疾病的行为危险因素往往与行为者某种需要相联系,作用时间长,行为者能感受到某种"收益"(如吸烟带来快感或社会交往便利),因而近年出现的保护动机理论(protection motivation theory),在健康信念模型基础上增加了两个抵御健康相关行为改善的因素,一个是内部回报,它是指实施健康危险行为所带来的主观愉快感受,如吸烟所致快感。另一个是外部回报,是指实施有害健康行为所带来的某种客观"好处",如吸烟所致人际交往的便利。制定行为转变的干预策略时,必须充分估计这两个基本因素。

二、理性行动/计划行为理论

Fishbein 的多属性态度理论认为行为态度决定行为意向,预期的行为结果及结果评估又决定行为态度。在多属性态度理论基础上,Ajzen 和 Fishbein 于 1967 年先提出了理性行为理论(theory of reasoned action, TRA)。然而,TRA 模式没有考虑到情绪对行为和态度的作用,甚至假设行为完全由个人的理性控制。为了弥补缺陷,在 TRA 中增加了影响意向的第三个因素(知觉行为控制),形成计划行为理论(theory of planned behavior, TPB)。

1. **TRA/TPB 的理论要点** TRA/TPB 假定个体通常是理性决策,行为意向是影响行为发生转变的最重要的预测因素,是行为改变的直接决定因素;行为态度、主体规范和知觉行为控制作用影响行为意向的形成;实际行为控制影响行为意向并向具体行动转化(图 3-4)。

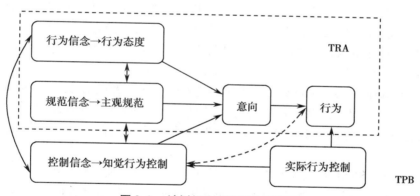

图 3-4 计划行为理论结构示意图

2. **理论框架**

(1)行为意向:它是 TRA/TPB 理论的核心,决定了个体是否采取行动,受行为信念、行为态度、主体规范、规范信念和顺从动机的综合影响。

(2)行为态度和行为信念:它是对行为结果好坏程度的判断,受到行为信念的影响。行为信念由行为结果发生的可能性和对行为结果的评价构成。如果个体感知到改变行为会产生益处,就会对采取行动产生积极态度;反之,就会产生消极态度。

(3)主观规范和规范信念:它是对来自他人行为规范所产生的压力的觉察,受顺从性影响。如果他人(亲朋好友等)认为改变行为有好的结果,个体因能满足他人期望而受到激励,产生积极的主观规范;如果他人认为改变行为会产生不良结果,受此压力,个体会产生消极的主观规范。丈夫认为妻子需要控制饮食以减轻体重(规范信念),妻子的主观信念会因觉察到丈夫的期待(压力)而受到影响。

规范信念指个体知觉重要他人(包括配偶、家人、最要好同伴等)对自己改变行为的认可和倾向程度,由标准信念和遵从动机两个成分组成。标准信念是指个体知觉重要他人对

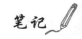

其行为改变的支持和期望程度,而遵从动机指个体对重要他人期望的遵从程度。

以健康饮食为例,若个体认为经常吃蔬菜、水果可以促进健康(主观信念),其父母亦期望他能吃更健康的食物(标准信念),他本人愿意听从父母的意见(遵从动机),那么他就容易形成健康饮食的意向,并体现在现实行为中(健康行为)。

(4)知觉行为控制和控制信念:它是对自己行动能力的感知,与完成行为能力的信心有关,属于内部控制信念,反映的是自我效能感信念。知觉行为控制受到控制信念和实际行为控制的影响。控制信念是指个体知觉可能促进和阻碍执行行为的因素。

(5)实际行为控制:它是个体拥有的执行特定行为所需要的技能、资源等先决条件(钱,时间,技能,与他人的合作等)。行为成功转变不仅依赖于意向,也取决于足够的行为控制水平。

TRA/TPB 不仅可以用于预测健康或不健康行为、以及行为结果,探索与行为有关的健康教育意义,实施和开展健康预防项目,还可用于预测和理解意图、行为和与行为有关的健康结果。TRA/TPB 可以成功地预测系汽车安全带、锻炼、吸烟、饮酒、使用安全套、定期体检、使用牙线和自我检查乳腺等健康行为的发生。

第四节　行为转变的阶段性理论

一、跨理论模式

Prochaska(1979)曾研究过 18 种心理治疗和行为变化的主要理论,包括来自弗洛伊德学派的意识唤起、斯金纳理论的突变管理和罗杰斯理论的协作关系等,从而提出了跨理论模式(transtheoretical mode,TTM)。因 TTM 综合了主要心理学理论的精华且又将这些理论有机整合为一体,因而采用了"跨理论"这一术语。

最初 Prochaska 和 Diclimente(1982)将 TTM 用于戒烟者在治疗中行为变化过程的研究,后来很快就推广用于酒精及物质的滥用、饮食失调及脂肪肝、高脂肪饮食、AIDS 的预防等健康促进中。目前也用于慢性非传染性疾病的人群,戒烟、培养食用水果蔬菜习惯等方面。

1. **理论内容**　TTM 模式认为个体的行为变化是一个连续的过程而非单一的事件,转变阶段是 TTM 的核心组织结构,指出了行为变化的时间序列,包括犹豫前期、犹豫期、准备期、行动期和维持期 5 个变化阶段。变化方向可以是前进、退化,或选择不同的变化阶段重新进入,循环往复。认知过程决定转变方向,决策平衡、自我效能或诱惑是中介因素。十种认知和行为活动能促进行为向下一个阶段的转变。

2. **转变阶段**　TTM 模式认为人的行为改变必须经过几个阶段,处于不同的行为改变阶段,人们有不同的心理需要,健康教育应针对其需要提供不同的干预帮助,以促使教育对象向成功采纳健康行为的下一阶段转变(图 3-5)。

(1)犹豫前期(precontemplation):个体在六个月内没有行动意向。可能是因为不知道危险行为的后果,或只了解少许,或者曾做过尝试但未成功。

(2)犹豫期(contemplation):个体有六个月内改变行为的意向。他们注意到了改变行为的积极效果,同时,也意识到需要付出代价,在付出代价和获取收益间犹豫不决,不能决断。个体的动机冲突使行动停滞,长期思考会拖延行动,甚至不准备改变习惯行为。

(3)准备期(preparation):个体有一个月内采取行动的意向。有些人在既往一年中采取行动或有意向采取措施,参加健康教育班、向他人咨询、参加体育锻炼、查看资料或自己探索途径。

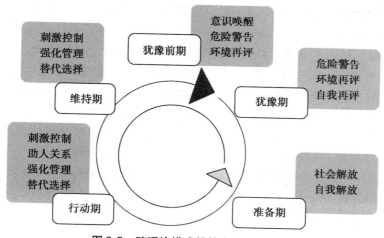

图 3-5　跨理论模式的转变阶段结构图

（4）行动期（action）：个体在既往六个月内已经采取了新的外显行动，改变了旧的生活方式。上述行动接近于行为改变，但不一定都符合科学家或专家认为的足以减少疾病危险的行为标准。本阶段是防止故态复萌的关键期。

（5）维持期（maintenance）：包括终止（termination）和复发（relapse）。个体在高危情境中，行为改变较行动阶段更加巩固，更坚定地坚持新的健康行为，并能抵御诱惑而不复发。个体主要任务是防止危险行为的复发。

退化可以发生在任何阶段，表现为个体的行为退回到上一个阶段。复发（relapse）是退化的一种形式，特指从行动阶段或维持阶段退回到早期阶段。大多数人都会出现复发，在促进吸烟和锻炼项目时，恢复到犹豫前阶段的比例只占 15%，大多数会退到犹豫阶段或准备阶段。复发的原因包括：受伤、工作需求、缺乏兴趣、没时间、家庭需求、气候不佳和压力等。预防复发要帮助个体对问题预先做准备、做好计划并有效处理高风险情境。

3. **中介因素**　在行为转变的各阶段中，决策平衡、自我效能或诱惑是中介因素。决策平衡反映了个体对行为改变的正面和反面效果的相对衡量。自我效能反映个体坚持健康行为、决不退缩或决不复发的坚定信念，诱惑与自我效能相反，是个体在困境中受到极度怂恿而陷入某种特殊行为中的情况。自我效能或诱惑始终影响决策和行为改变，影响退化和复发，决定行为改变的稳定性。以吸烟为例，在犹豫前期，对戒烟的负面考虑远远大于戒烟的好处，在犹豫阶段，两者平衡，在高级阶段，戒烟的好处多于坏处。

每个个体是否能从一个阶段过渡到另一个阶段取决于每个阶段的认知过程，认知过程和变化阶段的整合最终解释了个体行为的改变。为保证有效干预，健康教育者必须先判断个体所处的行为阶段，确定各阶段的需求，然后采取有针对性措施帮助他们进入下一阶段。影响转变过程的方法有十种（专栏 3-5），在第 1、2 阶段，应重点促使他们进行思考，识别危险行为的危害、权衡改变行为带来的利弊，从而产生改变行为的意向和动机；在第 3 阶段，应促使他们做出自我决定，找到替代危险行为的健康行为；在第 4、5 阶段，应改变环境来消除或减少危险行为的诱惑，通过自我强化和学会信任来支持行为改变。

专栏 3-5

影响转变过程的方法

TTM 模式中的改变方法对健康促进项目有着重要指导意义和应用价值，用于帮助个体从一个阶段推进到下一个阶段，并防止退化。其中，前五种属于经验改变方法，用于犹豫前

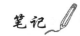

笔记

期、犹豫期和准备期增加行为意向和动机。后五种改变方法属于行为改变方法,主要用于准备期、行动期和维持期。

1. 意识唤醒　提高个体对疾病的危险行为、后果和积极干预的意识。反馈数据、健康教育、面对面的对质、解释、读书治疗和宣传运动能加速意识唤醒。

2. 危险警告　指出不良行为的危险,以唤起负性情绪反应,动摇原有信念。心理剧、角色扮演、悲剧故事、个人证据和媒体宣传是影响个体决策的有效方法。

3. 环境再评估　包括重新评估情绪和认知,评价个体习惯保持或消失对社会环境(他人)的影响。通情训练、播放纪录片、家庭干预都会促成环境再评估。

4. 社会解放　增加弱势群体的社会机会和选择权。通过倡议、授权过程、制订合适的政策来增加特殊群体的转变几率,特别是要加强在少数民族、同性恋者和贫困人群中的健康促进。也适用于设立无烟区、在学校餐厅设立蔬菜台、设立避孕套站点的健康教育。

5. 自我再评价　认识到健康行为属于人格(自我映像)的一部分。通过澄清价值观、树立健康角色模式和形象能促使个体做再评价,例如,让个体认识到自己的行为过于懒散、对自己吸烟感到失望。

6. 刺激控制　它是指消除危险行为的诱发原因,同时增加健康行为作为替代物。避免、再设计环境和自助团体能提供支持改变的因素,并减少复发的危险。例如,规划中的停车场设计成到办公室走二十分钟的路、将艺术品布置在楼梯间进行展示(环境的再设计)能鼓励个体更多地锻炼。

7. 助人(社会)关系　包括对健康行为改变的同情、信任、容纳、接受、以及支持,例如,让朋友知道自己戒烟的事。建立和善、治疗性的同盟、咨询者求助呼叫和联保制度是社会支持源。

8. 替代选择　需要学习一些健康行为以替代危险行为。放松能对抗紧张,郑重声明能对抗同辈压力,尼古丁替代物能取代香烟,减肥食品是安全的替代物,用手做事以替代吸烟。

9. 强化管理　对健康行为进行奖励(奖励自己不吸烟),惩罚危险行为。强化包括使用处罚,但是自我改变者更多地依赖于奖励,而不是处罚。因此强化的意义是要促使个体自然转变。临时合同、外部或内部强化、积极的自我声明和小组赞誉都是积极强化,增加了健康反应重复的次数。

10. 自我解放　包括自己能改变的信念和承诺,并反复承诺按信念行动。新年誓言、公开声明、多样而不是单一选择都能增加自我解放。动机研究表明有两个选择的个体或有三个选择的个体比只有一个选择的个体能做出更大的承诺,但多于四个的选择个体不会再有高的承诺。以戒烟为例,三个选择是完全停止吸烟、尼古丁减量或尼古丁替代物。

二、健康行动进程理论

德国心理学 Schwarzer 提出了健康行动进程理论(health action process approach, HAPA)。HAPA 认为健康行为的采用、始动和维持是一种过程,包括动机和行动(意志)两个阶段,意志阶段进而细分为计划、行动和维持,知觉自我效能与其他认知活动在所有阶段中都发挥着关键作用(图 3-6)。

1. **动机阶段(motivation phase)**　在本阶段,个体接受预防措施或采纳其他行为,产生改变危险行为的意向。自我效能、结果预期和危险感知是启动意向的三个主要通道。

(1)结果预期:因为人们常常先预期行为的结果,然后才探询自己能否采取真正的行动,因此,结果预期先于自我效能而发挥作用。

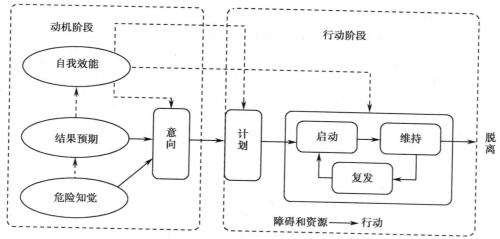

图 3-6 健康行动进程理论的结构图

（2）危险感知：可以帮助信息以威胁方式促使个体将应对资源和锻炼技能用于控制威胁，促使产生结果预期，后者刺激自我效能。危险感知受既往经历和个体经验影响，作用小，结果预期建立后，则危险感知对意向的直接作用就会被忽略。

（3）自我效能：影响 HAPA 的各个阶段。危险知觉只在计划阶段前发挥作用，并不延伸到以后其他阶段。结果预期要考虑行为改变的得失影响，在动员阶段发挥主导作用，个体做出决策后，结果预期的作用便被取代。但是，如果个体不相信自己具备胜任预期行动的能力（自我效能低），那么，个体就不会接受、启动和维持行动。

因此，自我效能和结果预期被视为意向的主要预测因素，知觉自我效能则发挥核心作用，但危险感知也发挥着重要作用。

2. 行动阶段（action phase） 人们在动机阶段是如何做出选择，而在行动阶段，则侧重于如何努力地尝试和如何长时间地坚持。意向是行动的前提，但不是采取行动的保证，两者之间的关系变化非常大，主要受认知、行为和情境调节，其中认知发挥激励和控制行动的核心作用。

行动联合体细分为计划、行动和维持。选择目标后，个体转向制订详细的计划，计划中包括可实现目标和如何行动。例如，如果某人打算减肥，就必须计划如何做，详细内容包括买什么食品、什么时候吃、吃的量和次数、在何处锻炼，甚至要涉及是否同时戒烟。

意志阶段几乎不受结果预期的影响，但是自我效能的影响不断增强，例如，个体知觉能力和经验决定了行动和计划的质和量。

一旦启动了行动，就必须接受认知控制，以维持行动。个体必须控制矛盾冲突，防止意向行动被中断和过早放弃。积极的认识活动能抑制注意力的分散。以每日身体锻炼为例，为了坚持下去，需要自我调节，防止其他动机（想吃、社会化活动或睡眠）的干扰，直到行动能在有限时间内取得成功。

自我效能决定了投入的努力程度和决心。自我怀疑者倾向于预见失败情节，担忧可能努力不足，以及尝试过早放弃努力。而自我效能乐观感的人，预见成功情节，让他们面对困难时，仍能不断坚持。当遇到意外困难时，他们能很快从中恢复过来。

情景和资源影响行动。当其他人都在抽烟时，戒烟者将受到诱惑，意志薄弱者甚至会复发。如果一对配偶都决定戒烟，他们就会相互支持，即使戒烟者意志不够坚强，也能保持戒烟状态。

三、预警采用进程理论

预警采用进程理论（precaution adoption process model，PAPM）由 Weinstein 在 1988 年

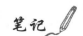

提出。PAPM 用于解释因为考虑改变习惯的可感知成本与效益而造成的行为变化过程，适用于个体已经拥有足够多的知识，或者已经拥有了充足的经验，足以形成某种信念的情境。PAPM 是比较新的健康行为改变理论之一，具有行为改变效率高、干预效果好的优点。

1. **PAPM 的主要内容**　如果告知人们不采用某一健康行为的话，将会产生何种的代价或不良后果；如果采用预防行为，又会有怎样的益处。PAPM 理论认为：健康行为改变的过程是可以被预知的（predicted），而个人在各个阶段中的行为与决策都可以套入既定的模式中，模式除了预估个人健康行为的转化与变迁过程外，同时也提供了评估效能与效率的功用（图 3-7）。

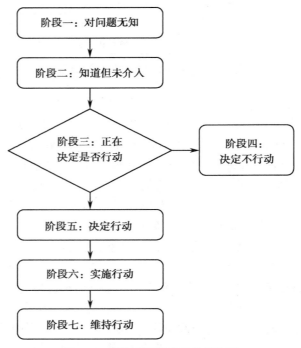

图 3-7　预警采取进程理论结构图

2. **PAPM 的行为改变七阶段**

阶段一：对问题无知。处于这个阶段的个体，通常不知道潜在的问题（即疾病），也对健康保护行为无知。媒体宣传能帮助人们获得信息，进入下一阶段。

阶段二：知道问题但未介入。已经听说过问题的困扰，开始形成看法，但并没有真正考虑过如何应对问题。媒体能影响个体，他人的经验也能发挥作用。

阶段三：正在决定是否行动。以考虑改变行为的成本和效益为特点，相当于 TTM 的意向阶段。如果改变的效益大于成本，个体进入阶段五，采取行动，反之，进入阶段四，不采取行动。影响决策的因素包括：可感知的易患性、可知觉的严重性、可知觉的自我效能、可知觉的障碍和社会规范的影响，这些因素还影响到阶段四和五。工作重点是区别从未考虑过采取个人行动和正在考虑但尚未实施的人，通过接触和沟通，促进对问题采取行动，而不是让他们接受特殊结论。

阶段四：决定不采取行动。这类人群不同于从未考虑采取行动的人。面对种种不利信息而主动决定不采取行动的人，会抵制说服工作，认为改变行为没有必要，或成本太高。

阶段五：决定采取行动。其他行为转变理论关注如何决策、影响决策因素，可用于使处于这个阶段的人进入阶段六。需要行为提示源（宣传）和援助。

阶段六：实施行动。这是行为转变的开始，在此阶段，详细的实施信息才能帮助个体应对问题,信息必须能影响他们选择如何做和决定做什么。需要行为提示源和援助。

阶段七:维持行动。与其他理论相同,行为改变已经发生,但必须使变化了的行为保持相当稳固的程度。

以 AIDS 为例,自从此病被发现以来,人们虽然知道它是百分之百的不治绝症,也知道他的传染途径主要来自于性接触、输血与吸毒等,然而直到 1987 年 AIDS 的机制被研究出来前,人们只能采取被动方式,如减少性行为的方式来预防。现在,人们可以采用 PAPM 通过提供 AIDS 信息,唤醒人们对自我健康与家庭幸福的重要认识,以此改变不良行为,逐步建立防治艾滋病的观念与信心,提供详细的预防措施,帮助个体采取行动,这比以往的健康促进宣传都更具成效。

（钱　明）

思考题

1. 影响健康行为的因素有哪些?
2. 自我效能理论和健康信念理论的主要内容是什么?
3. 采用健康信念理论,设计戒烟方案。

笔记

第四章　应　激

Without stress, there would be no life.

——塞里（Selye H）

随着科技的进步和生活节奏的加快，人们为了适应社会日益强烈的竞争，承受着越来越复杂、越来越强烈的生理和心理应激，而应激在许多疾病的发生发展中起着重要的作用。应激是健康心理学中的重要内容和生物性基础。本章将就应激的概念和种类、应激源、应激与健康和疾病的关系、应激的理论模型、应激反应进行阐述。

第一节　概　述

应激（stress）这个词，我们每天都能听到或看到，已成为生活中既不可避免、又不可缺少的一部分，人们对它既爱又恨。说它不可避免，是因为生活就如海洋，总有潮起浪涌，在人生的每个阶段，甚至在生命的每一天，都会遇到应激，只是性质与强度不同而已。说它不可缺少，是因为如同加拿大生理学家塞里所言"应激是生活的调味品"，而且正是适度的应激激发了人的动机和潜能，从而使个体能更好地迎接挑战，适应环境或者改造环境，并在这过程中获得个人成长和成熟。

一、什么是应激

应激是一个十分宽松地使用着的专用名词，有很多方法描述应激。事实上每一个人都在不同程度、不同时间体验过它。因此，大家都知道什么是应激状态，或有人称之为紧张状态。然而，当我们认真地琢磨它时，会发现很难对应激这一概念恰当地加以描述。经典的观点认为，应激是指机体受到各种内外环境因素刺激时所出现的一系列非特异性、全身性、适应性反应。

尽管迄今应激的定义已有300多个，它们在表达方式上有所不同，但基本概念往往包括以下几点：①应激是过强或有害刺激引起的机体非特异性反应；②反应有一定的模式，包括生理反应和心理行为反应；③应激是机体的防御反应，但在一定条件下可导致疾病，现称之为应激性疾病或应激相关疾病（stress-related diseases）。

本文将应激定义为：应激是个体实际上或认识上的内外环境需求与满足这些需求的资源不平衡时，倾向于通过各种各样的心理和生理反应表现出来的适应过程。

二、应激的种类

1. 根据应激源作用时间的长短，可将应激分为急性应激和慢性应激。急性应激指机体受到突然刺激，如突发的天灾人祸、噩耗突然传来、意外受伤等所致的应激。过强的急性应激源可诱发心源性猝死、急性心肌梗死以及精神障碍等。慢性应激指机体处于长期而持久的紧张状态，如长期处于高负荷的工作状态等。慢性应激可导致消瘦、诱发高血压、产生抑郁,并可导致生长发育和多种器官功能障碍。

2. 按应激的结果,应激分为良性应激(生理性应激或健康应激)和不良应激(病理性应激或劣性应激)。

良性应激(eustress)指机体适应了外界刺激,并维持了机体的生理平衡。也就是说,一定程度的应激反应具有防御和代偿作用,如适度的工作压力可以促进体内的物质代谢和调动器官的储备功能,增加人的活力,并可使人集中注意力,提高认知、判断和应对各种事件的能力。

不良应激(distress)指由于应激而导致机体出现一系列功能、代谢紊乱和结构损伤,甚至疾病。如应激反应过强、过久,使各器官系统长期高负荷运转,陷入过度消耗状态,抵抗力下降,并导致机体代谢紊乱和器官功能障碍,严重者可引起疾病甚至死亡。

虽然从研究的角度更多倾向于不良应激对机体的影响,旨在有效提高应对和适应能力、促进身心健康,但必须声明应激首先是进化过程中形成的一个保护机制。应激是生命为了生存和发展所必需的防御保护性机制,对抗各种强烈刺激的损伤性作用,它是机体适应、保护机制的重要组成部分。应激反应可提高机体的警觉状态,有利于机体的战斗或逃避,在变化的环境中维持机体的自稳态,增强适应能力。

良性应激的重要性还在于它与健康及其他积极的效应相联系。良性积极的应激反应来源于对应激刺激的正面评价,即寻求应激条件下的积极和令人愉快的心理状态和态度。

阐明产生良性积极应激反应的可能机制,也是良性应激研究中的一个重要方面,与目前致力于不良、劣性、消极应激反应的应激预防措施一样都是至关重要的。对良性应激的研究,要避免仅仅去描述应激源是积极的或消极的,而是应从应激产生的核心以及应激的认知过程来评价个体对于应激的反应,从而改变应激对个体的影响,尤其是有害的影响。

任何良性应激的产生都必须认识到个人努力的本性以及个人的责任感,应对也是如此,以减少不良应激反应的影响。由此提出的"享受应激"的概念,是针对良性应激和应对不良应激而言的。享受应激的过程来源于对工作的认可和积极参与,对有吸引力、富有挑战性工作的享受以及对自我完善的满足。享受应激,指每天怀着愉快、欣赏的心情,勇于面对困难和挑战。相信绝大多数的人都能通过自己的努力缓解应激带来的困惑,享受到应激带来的愉悦。

三、应激源

凡能引起应激反应的各种因素都可称为应激源(stressor)。应激源涉及广泛,种类众多。

1. 根据持续时间的长短应激源可分为两个主要类别　①急性(单一的、时间有限的暴露);②慢性(交替的、持续延长的暴露)。

2. 根据应激源性质应激源可分为五类　①机械性(如创伤);②物理性(如温度过高或过低、噪声、电磁辐射、紫外线、低压、电击等);③化学性(如多种化学污染、药物、环境污染等);④生物性(如微生物、寄生虫、毒素等);⑤心理性/社会性(如复杂的人际关系、强烈的职业竞争、快速的工作生活节奏、拥挤的生活环境、重大或突发的生活事件、社会动荡和变革、自然灾害等)。根据应激源性质,应激源也可分为三类:①外环境因素(包括物理性、化学性和生物性的刺激);②个体内环境因素(主要为内环境失衡,如血液成分的改变、器官功能紊乱以及性压抑等);③心理、社会因素。

3. 尽管应激源分类方法众多,但目前应激研究趋向的分类方法是将应激源分为躯体性、心理性、社会和文化性应激源3类。

(1)躯体性应激源:指外环境中存在的刺激(如极端的温度变化、污染等)和生理性质的刺激(如低氧、长时间运动、低血糖、损伤等)。

笔记

（2）心理性应激源：指来自人们大脑的紧张性信息，如心理冲突与挫折、不祥预感、不切实际的期望、与工作责任有关的压力和紧张等。心理性应激源与其他应激源显著不同之处是它直接来自人们的大脑，它也常常是外界刺激物作用的结果。直接由于社会因素所造成的心理应激，常被称为心理社会应激。心理社会应激可因强烈的社会影响，缺少社会影响或其他微妙的社会关系所造成。

（3）社会和文化性应激源：指各种自然灾害、社会动荡、战争、制度变革以及日常生活中发生的种种变故等。另外，技术应激源（technostressor）作为一种特殊的社会性应激源正日益受到人们的关注。如电脑和手机的普及、大量电子邮件和微信的涌入导致工作与生活界限不清，网聊使现实中的人际交往越来越少，玩手机导致家庭成员交流减少等。

生活事件（life events）就是生活中面临的各种问题，是引起应激尤其是心理应激并可能进而损伤躯体健康的主要应激源。生活事件按现象学分类，可以分为工作问题，恋爱、婚姻和家庭问题，人际关系问题，经济问题，个人健康问题，自我实现和自尊方面问题，喜庆事件等。

4. 按事件对个体的影响分类，可以分为　①正性生活事件（positive events）：指个人认为对自己的身心健康具有积极作用的事件，如晋升、立功、受奖等，并产生积极的体验；②负性生活事件（negative events）：指个人认为对自己产生消极作用的不愉快事件，如亲人死亡、患急重病等，这些事件都具有明显的厌恶性质或带给人痛苦悲哀心境。

负性生活事件与心身健康的相关性明显高于正性生活事件。负性生活事件对人具有威胁性，会造成较明显而持久的消极情绪体验，并导致机体出现不适或疾病。另外，正性事件和负性事件之间的区分只是相对而言，在一般人看来是喜庆的事情，而在某些当事人身上却产生消极的体验，成为负性事件，如范进中举属典型一例。

四、应激与健康

应激是把双刃剑，有适应或不适应两种截然不同的结果，对健康也具有积极或消极双重影响。适度的应激可提高机体的适应能力。

适度的应激是心理正常发展的必要条件，可以促进个体认知、情绪、意志的发展和成熟。如果个体早年被过度保护，则由于缺乏应激经历，会影响其在认知、情绪和意志等方面的发展。

适度的应激是促进个体成长的有效途径，有助于激发人的动机，挖掘人的潜能，提高人的学习和工作效率，锻炼人的意志，培养人的健全人格。成功的人都是在困难中受到锻炼，在失败中获得经验，在挫折中不断成熟，在讥笑中逐步成长，在摸索中得到提高，在斗争中迎来胜利。

五、应激与疾病

适度的应激对健康有着积极影响，但应激负荷过强或者持续时间过长，不论是躯体应激还是心理应激、良性应激还是不良应激，都会使适应机制失效、机体稳态破坏，从而导致机体功能障碍甚至疾病。

应激在许多疾病的发生、发展上都起着重要的作用，约75%～90%内科初诊疾病与应激有关，可被应激所诱发或恶化。应激不仅是某些疾病的病因，即直接导致疾病的发生，还是多种疾病发生发展的重要因素，如应激间接导致疾病的发生、加重已有的疾病或阻碍疾病的康复。

应激对机体功能影响最为明显的为心血管系统、消化系统、免疫系统和神经精神系统等。

笔记

（一）心血管系统功能异常与疾病

应激时，交感神经被激活，通过交感-肾上腺髓质（sympathetic-adrenal medulla，SAM）系统介导，交感神经末梢及肾上腺髓质释放大量儿茶酚胺，以及神经肽Y、加压素，再加上肾上腺皮质分泌大量糖皮质激素，循环与组织肾素-血管紧张素系统激活，使心率增快，心肌收缩力增强，心排血量增加，血压升高，以维持循环血量（图4-1）。SAM系统的强烈兴奋，应激负荷过强使心血管反应过于激烈，就会导致心肌纤维断裂，心肌细胞功能损伤或凋亡、坏死，并引起外周血管更强烈的收缩，甚至是冠状动脉痉挛，也可使心室纤颤的阈值降低，在冠状动脉和心肌已有损害的基础上，使心肌缺血，诱发心律失常、高血压、动脉粥样硬化、冠心病等多种严重的心血管疾病，严重者可诱发心室纤颤，发生心源性猝死。因此，愈来愈多的学者认为，心血管疾病是第一位的应激性疾病。

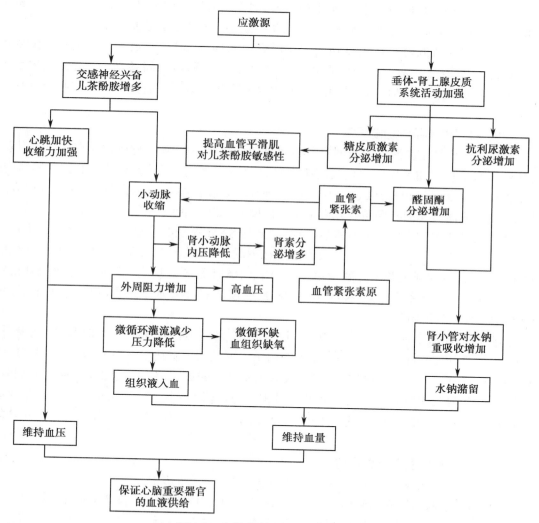

图4-1　应激对心血管系统的影响

（二）消化系统功能异常与疾病

应激引起的消化系统功能障碍，包括食管上段堵塞感或吞咽困难、通过嗳气减轻胃饱胀感、上腹不适或疼痛。应激引起的消化系统疾病，主要表现为胃十二指肠溃疡、炎性肠病。

应激可抑制胃排空，刺激结肠运动功能。慢性应激时，消化功能的典型变化为食欲降低，严重时甚至可诱发神经性厌食症，但部分人也会出现进食的增加并成为某些肥胖相关

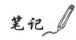

疾病的诱因。

应激引起的胃肠功能改变的病理生理性研究已取得明显进展。促肾上腺皮质激素释放激素与应激抑制胃排空及刺激结肠运动功能的中枢机制有关。

（三）免疫系统功能异常

20世纪中叶开始，大量的动物和人体试验表明，应激时外周血淋巴细胞的转化反应程度降低，产生抗体和干扰素等免疫因子水平下降，对许多病毒感染的抵抗力下降。应激时变化最明显的激素为GC和儿茶酚胺，两者对免疫系统主要都显示抑制效应，因此持续应激通常会造成免疫功能抑制，致对感染的抵抗力下降，特别易遭受呼吸道感染。

心理因素对免疫系统功能也有显著影响。研究显示，改变群养动物的雌/雄比或频繁更换笼中的雄鼠成员，使它们之间不能相互熟悉，结果都可导致免疫功能下降。临床研究也发现，母婴分离、丧偶等严重精神创伤后一段时间内有明显的免疫功能低下，其主要机制可能是下丘脑-垂体-肾上腺皮质轴（HPA）的持续兴奋，GC分泌过多所致。

尽管众多应激源对机体免疫功能的作用表现为抑制，但在一定条件下某些应激源也可使免疫功能增强。适度的应激可以上调机体的代谢和器官储备功能，增强机体免疫力，如在急性损伤性应激时，可出现外周血吞噬细胞数目增多，活性增强等非特异性免疫反应。

（四）神经精神系统功能异常

中枢神经系统是应激反应的调控中心，机体对大多数应激源的感受都含有认识的因素。与应激最密切相关的中枢部位包括前额皮层、杏仁核、海马、下丘脑和脑干的蓝斑等结构。这些部位在应激时可出现活跃的神经传导、神经递质和神经内分泌的变化，并出现相应的功能改变。应激引起的神经精神异常主要包括抑郁、焦虑、神经官能症和精神分裂症等。

蓝斑及其相关的去甲肾上腺素（NE）神经元是SAM系统的中枢位点。蓝斑-去甲肾上腺神经元上行主要与大脑边缘系统有密切的往返联系，成为应激时情绪、认知、行为变化的结构基础。其下行则主要至脊髓侧角，行使调节SAM系统的功能。应激时蓝斑及其投射区（下丘脑、海马、杏仁核）NE神经元激活和反应性增高，NE水平升高，机体出现紧张、焦虑、害怕或愤怒等情绪反应。

高强度的应激负荷往往导致HPA轴过度兴奋，相关神经细胞产生类似"功能耗竭"样退化，导致其功能紊乱或功能障碍，还可能由于下丘脑与大脑边缘系统如海马、扣带回、嗅脑等的密切联系，产生广泛的情绪反应，表现为不适当的焦虑、自卑、恐惧、抑郁、愤怒和狂躁，并进一步导致多种形式的心理障碍和精神疾患。值得注意的是，这种损伤更经常地导致亚临床心理障碍和紊乱，发生社会行为异常、犯罪冲动泛化，反应能力下降和认知功能障碍。

（五）内分泌和生殖系统异常

近年来，应激已成为内分泌、生殖系统疾病常见而重要的原因。

应激与糖尿病和甲亢的密切有关。应激时增多GC可通过干扰胰岛素受体的信号转导途径及细胞内的代谢，导致组织细胞对胰岛素的抵抗并造成糖代谢的紊乱。长期的精神创伤或强烈的精神刺激，如忧虑、悲哀、惊恐、紧张等也会诱发甲亢。HPA轴可在各个环节抑制性腺轴，下丘脑分泌的促性腺激素释放激素在应激特别是心理应激时降低，或者分泌的规律性被扰乱。此外，应激还可使性腺靶组织对性激素产生抵抗，其结果导致性功能减退、女性出现月经紊乱或闭经等。慢性心理应激可导致儿童生长发育迟缓，如失去父母或生活在父母粗暴、亲子关系紧张家庭中的儿童，可出现生长缓慢，青春期延迟，并常伴有行为异常，如抑郁、异食癖等。

（六）应激与癌症

虽然人们对应激与癌症之间存在联系的认识可以追溯到很久以前，但直到近几十年里才开始对此进行系统的研究。到目前为止，尽管缺乏证据证实应激是癌症的直接原因，即应激与癌症之间并非是真正的因果关系，但应激因素与癌症的发生确有显著联系。应激致癌的可能机制如下：

1. 癌症的发生、发展与心理因素有一定关系心理因素影响癌症的发展、预后、治疗和护理。

2. 个体存在癌症易感个性类型癌症与某些负性的情绪因素有关，癌症患者较多地表现出屈从和退缩的行为模式，被称为 C 型人格。

3. 应激与免疫功能广泛流行的把应激与癌症联系起来的假设是应激削弱了免疫功能。近年来，应激致炎并在肿瘤发生和发展中的作用日益引起重视。

4. 应激与 DNA 修复与凋亡应激对异常细胞的产生和生长具有不依赖于免疫细胞的直接作用。情感沮丧能够很大程度地削弱细胞内损坏的 DNA 的修复能力，如抑郁患者 DNA 修复能力很差。应激还能够影响细胞凋亡。

除此之外，应激致癌的其他可能假设还包括不良情绪对癌症的间接影响，即干扰了与癌症相关的健康生活方式，如吸烟、饮酒、蔬果摄入过少、缺乏锻炼。处于应激状态的人，为了降低由应激体验引起的威胁或情感，更可能沉溺于不健康的生活方式。

第二节　应　激　理　论

一、生物应激理论

（一）战斗与逃跑反应（fight or flight response）

20 世纪 20 年代，美国哈佛大学生理学家坎农（Cannon WB）发现，动物在威胁性的紧张环境或强烈的躯体刺激（如剧烈疼痛）时，交感神经兴奋，肾上腺有一种体液因子释放入血，同时血压升高。后来证实，这种因子即肾上腺素与 NE 的混合物。

个体在觉察到威胁时，中枢神经系统兴奋性升高，机体变得警觉、敏感，机体被迅速地唤醒，通过交感神经和内分泌系统的作用，心率加快、心肌收缩力增强、血压升高，呼吸加深加快，脑与骨骼肌血流量增多、皮肤和内脏血供减少，血糖升高、血中游离脂肪酸增多。由于这种反应经常在动物格斗的时候出现，以对抗威胁或者逃跑，因此坎农称之为"战斗与逃跑反应"，人们也称之为"应急反应"（emergency reaction），这形成了应激概念的雏形，包含内环境稳定、交感神经系统对内分泌的控制、内分泌对代谢的影响、情绪紊乱对各种生理过程的影响。

坎农是第一个使用"内环境稳定"或"内稳态"（homeostasis）来描述维持多数器官稳态的生理协调过程。他强调交感神经系统是体内平衡系统的基础，这一系统可以恢复由应激破坏的内环境稳定状态，并提高器官的生存能力。坎农同时指出，战斗与逃跑反应这种高唤醒状态也有消极的一面，可能对个体有害，持续时间过长会影响生理功能，威胁到个体的健康。

由于坎农未将"stress"这个词赋予医学含义，即使早在 1914 年提出"应急"（emergency）理论时，曾使用过"重大情绪应激"（great emotional stress）及"瞬时应激"（stress of moment）的概念，但无论如何，目前学术界仍然认为塞里是"应激理论之父"。

（二）一般适应综合征（general adaptation syndrome，GAS）

最早提出了"应激"概念的人是加拿大内分泌生理学家塞里。他将机体由不同种类的应激源(如细菌感染、毒素、X射线暴露、外科手术、肌肉紧张等刺激)引发的病理三联征(肾上腺肥大、胃溃疡形成和胸腺淋巴管萎缩)的这种状态称为"应激"。该定义强调非特异性反应(从总体反应中除去特异的组成部分),即接触任何应激源均会导致同样的病理三联征。机体在此状态下的种种征候表现称之为 GAS 或全身适应综合征,由此而引起的疾病叫适应性疾病(disease of adaptation)。塞里学说的特点是寻求不同疾病的共性,探索内在生理因素对外源致病因素的反应,除 SAM 系统在应激中的意义外,更以内分泌系统尤其是垂体 - 肾上腺皮质轴为重点调节机构。

GAS 实际上是一个理论概念,用以描述应激慢性时相发生的一系列神经和内分泌活动,表明身体在用最可能和最有效的方法对抗应激性刺激。GAS 分为 3 个时期(图 4-2):

1. **警戒期(alarm stage)**　警戒期是应激源造成机体防御机制的初始激活,是应激过程的开始。在这个阶段,机体密切注意环境变化,并激发适应性防御反应,目的在于使随后的机体生理变化适应和满足应激源提出的要求。此阶段基本特征是肾上腺髓质和皮质激素向血液内大量释放,但有不少学者认为警戒期就是"战斗或逃跑"的交感反应,随之发生的才是促肾上腺皮质激素(ACTH)- 肾上腺皮质反应。如果防御反应有效,警戒期就会消退,机体恢复到正常活动。

2. **抵抗期(resistance stage)**　如果第一阶段反应不能消除威胁,机体需要继续努力去适应应激源,与威胁处于对峙状态,进入抵抗期。抵抗期是应激反应的高原阶段。此时生理唤醒有所下降,但仍保持比正常高的水平,机体仍然积极适应环境变化,同时对应激源的完备抵抗力逐渐发展起来,通过主动应用机体的体内平衡资源去抵抗对机体造成的影响,竭力保持内环境稳定,维持机体的生理完整性。抵抗期皮质激素分泌是升高的,机体则在被抬高的功能水平上发挥功能。在强大的适应负荷之下,如应激源取胜,机体的组织系统无法承受,支持抵抗阶段的机制将变得衰弱下来,衰竭阶段便发生。

3. **衰竭期(exhaustion stage)**　当应激源过于强大,较高水平的皮质激素对循环、消化、免疫等系统产生显著效应仍无力战胜持续存在的应激源的作用时,机体的生理资源耗尽,会发生休克、消化溃疡和对感染抵抗力下降等。在衰竭阶段,机体的许多功能出现问题,脑垂体和肾上腺皮质失去分泌激素的能力,各种组织器官无法有效适应应激源,机体出现适应性疾病,这是 GAS 的最终结果。此时,应激展现为一系列特定的医学疾病,如心脏损伤、休克、免疫系统衰败、糖尿病、胃溃疡等应激性疾病。

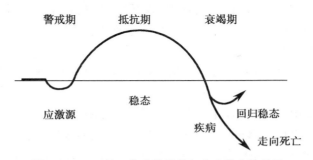

图 4-2　GAS 的三个阶段及其与疾病发生的关系

二、社会应激理论

不同于生物应激理论关注应激反应尤其是生理反应,社会应激理论关注的是引起应激的刺激,尤其是社会环境中的刺激,即所谓"事件"。

20 世纪 30、40 年代,很多心理学家们注意到应激生活事件与大量生理疾患存在紧密相关性。1957 年,Hawkins 等提出了近期经验图表(schedule of recent experiences,SRE),并被许多研究者加以使用。1967 年霍尔姆斯（Holmes T）和雷赫（Rahe R）进一步编制了《社会再适应评定量表》（social readjustment rating scale，SRRS），开创了对社会生活事件与健康关系的定量化研究。他们从众多正面和负面的、令人高兴和悲伤的生活事件中，筛选出大多数人在生活中会经历到的 43 种，按照应激程度由强到弱依次排列，并在事件影响人的生活和适应难易的基础上给它们各自赋予一个分值，即生活变化单元（life-change units，LCU）。

20 世纪 70 年代以后，对 SRRS 进行一些调整，引入主观成分，重视个体评估自己应对应激的经验、能力，同时提出"易感因素"（vulnerability factors），这些因素在特定程度上使得人们或多或少容易罹患应激性疾病。20 世纪 80 年代以后，相关研究从仅关注具体生活事件的损伤效应转到长期应激源对人身体慢性健康的损害，工作负荷、工作 - 家庭冲突、婚姻不和谐等长期应激源的效应成为重点研究对象。通过这些研究，研究者最终目的是想辨明促成疾病的社会环境因素。

社会应激理论着重于探讨社会环境中事件的数量和性质与健康的关系，在到处都是、随时都有的与工作、学习、人际关系和家庭生活相关"事件"的现代社会，探讨众多"现代化"疾病发生的原因对于维护和增进健康依然具有现实意义。

三、心理应激理论

心理应激理论重视"人和环境的特定关系"，强调机体对来自客观环境将造成潜在伤害的知觉和评价。当环境提出的要求被评价为超出了个体应对能力时，个体处于应激状态，同时经历着相伴随的负面的情绪反应。显然，心理应激理论的应激概念认为应激唤起不只是由刺激条件即应激源所决定，更由人们对应激刺激的解释和评价所决定，即应激是由对应激源意义的解释及对应对资源充分性的评估所共同决定的。

拉扎勒斯（Lazarus RS）是心理应激理论的代表人物之一，他于 1976 年提出的模型强调（见第五章第二节），当人或事以某种方式对身体健康构成危险时，它们才成为应激源。应激是以认知评价（cognitive appraisal）为核心的个体与环境的交互作用过程。在该过程中，个体把环境事件评价为有害的或有威胁，就会损耗个体的适应性资源，导致其心身紧张状态。

拉扎勒斯的应激理论模型涉及三种评价：①第一阶段评价决定应激源是否构成一种危险；②第二阶段评价决定个体是否有能力应对这种危险；③第三阶段评价就是认知评价，从前两个阶段评价中得出最终的信息。这一理论着眼于个体与环境的交互作用过程，强调认知评价在其中的重要中介作用。这一模型使我们能够理解，为什么面对相同的应激源如离婚，不同的人会产生完全不同的反应，有的人悲伤，有的人抑郁，有的人愤怒，有的人失落，有的人快乐，有的人平静。

我国学者姜乾金（2005）提出的应激系统论模型认为，应激的诸因素以人格为核心构成了一个系统，在这个系统中，应激源（生活事件）、认知评价、应对方式、社会支持、人格特点、应激反应等应激因素之间存在交互作用，这种作用有一定的规律性，并遵循动态平衡原则。

第三节　应　激　反　应

应激反应是一种相当泛化的反应，涉及从细胞分子到整体的多层面改变。越高级的生物，应激反应越复杂，高级复杂的生物体如人类，不仅应激反应中有神经内分泌系统的参与，而且心理因素也在其中发挥重要作用。

应激反应一般被分为生理反应和心理反应。生理反应包括神经内分泌反应、细胞体液反应、免疫反应、代谢改变等，而经典的应激反应主要涉及神经内分泌反应和细胞体液反应。心理反应主要包括情绪反应和行为反应。

一、应激的生理反应

（一）神经内分泌反应

众所周知，机体内环境稳定的维持有赖于神经、内分泌、免疫系统的协调。当机体受到强烈刺激时，应激反应的主要神经内分泌改变为蓝斑-去甲肾上腺素能神经元/交感-肾上腺髓质系统（LC-NE/SAM）和HPA轴的强烈兴奋，多数应激反应的生理变化与外部表现皆与这两个系统的兴奋有关。在此过程中，以儿茶酚胺大量释放、ACTH和GC分泌最为关键。

1. 蓝斑-去甲肾上腺素能神经元/交感-肾上腺髓质系统　本系统的中枢整合、调节部位主要位于脑干蓝斑及其相关的NE能神经元。蓝斑是中枢神经系统对应激最敏感的脑区，这些NE神经元有广泛的上、下纤维联系，并调控应激的情绪行为。本系统为在内外应激刺激时起监视作用的机构，负有HPA轴的控制开关功能。

应激时该系统的外周效应主要表现为血浆肾上腺素、NE浓度迅速升高。交感神经系统主要产生NE，肾上腺髓质主要分泌肾上腺素。

SAM系统的强烈兴奋主要参与调控机体对应激的急性反应，促使机体紧急动员，使机体处于一种唤起状态，介导一系列的代谢和心血管代偿机制以克服应激源对机体的威胁或对内环境的扰乱作用。但强烈的SAM系统的兴奋也可引起明显的能量消耗和组织分解，甚至导致血管痉挛、某些部位组织缺血，甚至致死性心律失常等。

2. 下丘脑-垂体-肾上腺皮质系统　应激反应中，HPA轴的激活反映在CRH、ACTH和GC水平的升高。

HPA轴兴奋的中枢介质为CRH和ACTH，特别是CRH，被认为是HPA轴的兴奋的引爆激素。外周介质则是GC，GC分泌增多被认为是应激最重要的一个反应。因此，HPA轴兴奋后，中枢及外周效应，甚至因反应过度所致的不利影响，均主要与CRH和GC的作用有关。

GC分泌增多是应激最重要的反应之一，应激时其分泌量迅速增加。如外科手术导致的应激可使每日皮质醇的分泌量增加数倍，术后如无并发症，皮质醇通常于24小时内恢复至正常水平。但若应激源不能短时间去除，则血浆皮质醇会浓度持续升高，如大面积烧伤患者，血浆皮质醇增多可维持2~3个月。

大量的动物实验和临床观察业已证明，应激反应中GC的大量分泌具有重要的生理意义，它可显著提高机体对伤害性刺激的耐受力，是保证机体在恶劣条件下生存的至关重要的因素。摘除肾上腺的动物只要条件适宜，仍可生存下去，但对应激刺激的耐受力显著减弱，几乎不能适应任何应激环境，极小的有害刺激即可能导致动物死亡。如果应激时及时补充足量的外源性GC，则可免于衰竭、死亡。但若仅去肾上腺髓质而保留肾上腺皮质，则动物可以长时间存活。（专栏4-1）

专栏4-1

GC在应激时大量分泌的意义

GC是机体内极为重要的一类调节分子，它对机体的发育、生长、代谢以及免疫功能等起着重要调节作用，是机体应激反应最重要的调节激素，也是临床上使用最为广泛而有效的抗炎和免疫抑制剂。GC在应激时大量分泌的积极意义：

（1）通过促进蛋白质分解和糖异生作用，使血糖维持在较高水平，有利于向组织细胞提供充足的能量物质。肾上腺皮质功能不全的动物，应激时很容易发生低血糖。

（2）通过"允许作用"，改善心血管等系统的功能。GC对儿茶酚胺的允许作用表现为去肾上腺后，循环系统对儿茶酚胺的反应性减弱甚至不反应，因此去肾上腺动物应激时容易发生低血压和循环衰竭。儿茶酚胺、胰高血糖素和生长素引起脂肪动员增加、糖原分解增加等代谢效应也需要有 GC 的存在。

（3）稳定溶酶体膜，减少溶酶外漏，防治或减轻组织损伤。

（4）通过抑制化学介质白三烯、前列腺素、5- 羟色胺等的合成和释放，减轻炎症反应，减少组织损伤。

但是，大量分泌的 GC 对机体也有消极的影响。如：① GC 引起蛋白质大量分解，导致机体出现负氮平衡；②对免疫功能有多环节的抑制作用，削弱机体的抵抗力，使机体遭受感染的潜在危险性增大；③可抑制组织的再生能力，使创伤的修复和愈合受阻；④通过抑制甲状腺轴和性腺轴，造成生长发育的迟缓、内分泌紊乱和性功能减退；⑤可产生一系列代谢改变，如血脂升高、血糖升高，并参与形成胰岛素抵抗等。

近年来的研究表明，GC 除经典基因组作用机制外，还存在快速的非基因组作用（专栏 4-2）。

专栏 4-2

GC 非基因组机制

与基因组作用相比，GC 非基因组作用具有以下特点：

（1）作用快（数秒到数分），恢复快（去除激素后，作用快速消失）。GC 去除后，基因组作用仍然会持续数小时，而非基因组作用可立刻逆转。

（2）可在不能完成 mRNA 转录和蛋白质合成的细胞株或没有甾体激素核受体的细胞株中观察到该作用。

（3）偶联大分子不能穿过胞膜进入胞内的甾体激素仍然具有该作用。

（4）效应不能被转录 / 蛋白合成抑制剂所阻断。

（5）效应不能被经典的基因组甾体激素受体拮抗剂所阻断。

GC 非基因组机制的生理意义主要在于应激调节作用，特别是在急性应激早期即可通过非基因组机制发挥提高应激耐受力的作用。

（二）细胞体液反应

应激导致机体内环境的失衡，最终将引起细胞内稳态紊乱。细胞在其处于内外环境不良状态的细胞反应，即所谓的细胞应激（cell stress）。

在炎症、感染、发热、创伤、手术等应激源作用于机体后，可于短时间（数小时至数日）内出现体温、血糖升高，外周血白细胞数增多等，并有血浆成分的迅速改变，这种变化称为急性期反应（acute phase reaction）。变化的血浆成分中大多数是蛋白质，称为急性期反应蛋白（acute phase protein，AP），最早发现的 AP 是 C- 反应蛋白。AP 属分泌型蛋白，主要由肝细胞合成。AP 的功能相当广泛，主要功能为抑制蛋白酶的作用、清除异物和坏死组织、清除自由基等。

总之，急性期反应是应激（主要是损伤性应激）非特异反应中的一种重要变化，是一种迅速启动的机体防御机制。

（三）免疫反应

免疫系统改变是应激时的重要变化之一。

中医很早就提出"七情"致病。现代医学也认为心理与精神状况对免疫性疾病的发生、发展与转归有明显的影响。应激因素使免疫系统发生功能改变是一些疾病发生的中介因素。

早在 20 世纪初，就有研究观察到应激可导致结核患者吞噬细胞活性下降。20 世纪 30 年代，塞里就发现应激大鼠的胸腺变小，并将此作为应激的特征性变化之一。过度紧张、疲劳后容易生病也是众所周知的现象。近年来随着神经科学、免疫学和分子生物学的迅猛发

笔记

展,揭示了神经、内分泌和免疫这三大系统之间存在复杂的相互作用,并提出了"神经 - 内分泌 - 免疫网络"的概念。

应激时神经系统通过自主神经对免疫器官、神经内分泌两条途径对免疫系统进行调控。中枢免疫器官、外周免疫器官和免疫细胞都受神经系统的支配,这些神经支配主要来源于 NE 能的交感神经链和大血管的交感神经丛。免疫细胞上存在着神经递质、神经肽和激素受体,而神经、内分泌系统的各种神经递质、神经肽和激素可通过免疫细胞上的这些相应受体起调控作用。

(四)代谢改变

应激时代谢的特点是分解增加、合成减少,代谢率升高。严重应激时,代谢率的升高可以十分显著,如正常成年人在安静条件下,每天能量的需要量为 2000 千卡左右,而一个大面积烧伤患者每天能量的需要量可高达 5000 千卡,相当于正常人从事重度体力劳动时的代谢率。这种高代谢率主要是儿茶酚胺、GC 和胰高血糖素等促进分解代谢的激素释放增多,以及胰岛素分泌相对不足和胰岛素抵抗引起(图 4-3)。

1. **糖代谢** 糖原的分解和糖异生明显加强表现为应激性高血糖,严重者出现应激性糖尿病。由于胰岛素抵抗,组织对葡萄糖的利用受到抑制,但脑组织不受影响。这些变化和应激的强度平行,在严重创伤、烧伤,这些变化可持续数周,被称为创伤性糖尿病。

2. **脂肪代谢** 应激时脂肪的动员和组织对脂肪酸的利用增加严重创伤后,机体消耗的能量75%~95%来自脂肪的氧化。因此,血中游离脂肪酸和酮体有不同程度的增加。

3. **蛋白质代谢** 应激时蛋白质代谢以分解代谢为主表现为血中氨基酸浓度增加,尿素氮排出量增加,出现负氮平衡。

上述这些变化的意义在于为机体应付"紧急情况"提供足够的能量。如果应激状态持续时间过长,机体能源物质大量消耗,则导致消瘦、体重下降。由于负氮平衡,蛋白质缺乏,患者发生贫血,创面愈合迟缓,抵抗力降低。因此,对严重的、持续时间长的应激反应患者,要注意补充营养物质和胰岛素。

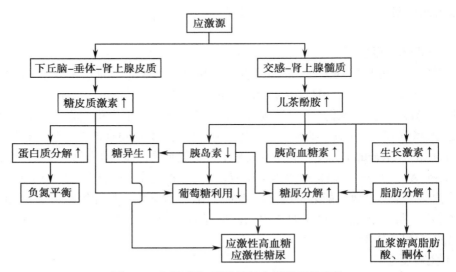

图 4-3 应激时糖、脂肪及蛋白质代谢的变化

二、应激的心理反应

应激的心理反应分为两类,一类能提高个体的活动水平,动员其全部"力量"更好地应付和适应应激源(如急中生智),另一类能降低个体的活动水平,使人意识狭窄和行为刻板,表现为对应激源的无能为力(如束手无策)。应激的心理反应主要包括情绪反应

（emotional response）、行为反应（behavioral response）和心理防御机制（psychological defense mechanism）。

（一）情绪反应

应激的情绪反应与健康和疾病关系最直接。情绪反应主要包括焦虑、恐惧、愤怒和抑郁等。个体在应激时产生什么样的情绪反应以及其强度如何，受很多因素的影响，差异很大。

不良情绪可导致躯体和心理的异常反应，通过大脑的思维、判断，发出信号给下丘脑、自主神经、外周神经系统及效应器，从而影响个体的生理平衡。长时间的不良情绪和强烈的精神创伤在一些疾病的发生发展过程中起重要作用。心理应激除了可导致焦虑、恐惧、抑郁等方面的问题外，还可导致内分泌、免疫功能和其他脏器的功能紊乱，出现失眠、持续疲劳、乏力、食欲缺乏、烦躁不安、精神难以集中、记忆力减退等亚健康状态。儿童出现生长发育障碍，成年人出现性功能下降、甲状腺功能亢进和女性发生月经失调和闭经等。长时间的精神紧张、悲伤或忧郁、恐惧等可导致心绞痛的发作、应激性溃疡、高血压病、癌症、精神分裂等，并可促进自身免疫性疾病、心血管病、肿瘤等的发生和发展。

（二）行为反应

当个体遭到挫折时，除情绪反应外，有时还会有行为反应，如攻击、冷漠、病态固执等，这是机体为缓冲应激对个体自身的影响摆脱心身紧张状态而采取的应对行为策略，以顺应环境的需要。不同的个体所表现的方式有所差异，如在激烈对抗的体育竞技项目中，常见到运动员的失控行为，又如战争中被长时间围困、处于恶劣生活条件下的士兵之间也可出现明显的敌意和攻击性倾向。

不良心理应激能降低个体的活动水平，使人意识狭窄和能力低下，妨碍个体正确地评价现实情境、选择应对策略和发挥正常应对能力。

同样一个应激源作用于个体后，是否发生心理应激和发生的强度可因人而异。其中的影响因素包括性格类型、经历和经验以及应激源是否可预期性和可控制等。通常性格内向的人遭遇到挫折时的内心体验会比性格开朗的人更为强烈，如果再加上沉默寡言，不善于表达和倾诉，因此会造成较强的心理应激，持续时间也会比较长。再如一般人首次参加考试或在公众前讲演时都会比较紧张，但是经历的次数多了，就不会紧张了。对失败的感觉也是如此。此外是否有来自亲人、朋友的理解和帮助，以及社会支持系统是否健全，也是能否导致心理应激以及发生强度的重要因素。

（三）心理防御机制

心理防御机制（见第六章第一节）可以暂时解除当事者的痛苦和不安，但也只是通过"自我欺骗"来回避矛盾，摆脱困境，而现实中存在的矛盾冲突并没有得到真正的解决，有时反而使问题复杂化，这也是心理自卫机制的消极一面。

一个人遭受挫折后，所表现的情绪反应、行为反应和心理自卫机制，往往以综合或交错的形式出现，都具有缓解个人心理应激水平与内心痛苦的作用。

（蒋春雷）

思考题

1. 如何理解健康心理学关于应激的概念？
2. 试述应激导致疾病的生物学基础。
3. 试述拉扎勒斯的应激的交互作用模型及其对于健康心理学的意义。
4. 试述应激的神经内分泌反应中 LC-NE/SAM 和 HPA 轴之间的有机联系。

笔记

第五章　应激中介机制

同样是地震中失去了双腿，为什么有的人抑郁得自杀了，而有的人却异常乐观开朗，从此走上一条新的人生道路、大放异彩？根据心理应激理论，在应激源与应激反应之间存在着众多中介因素。的确，在相同应激源面前，不同的中介机制可能导致截然不同的应激结局。因此，深入探讨应激中介机制对于增强应激应对、降低应激反应强度至关重要。下面我们将从人口学因素、认知评价、社会支持和人格因素四个方面对应激的中介调节作用展开讨论。

第一节　人口学因素

年龄、性别、种族、受教育程度、经济状况、婚姻状况、家庭结构和职业等人口学因素都可能对应激过程产生影响。

一、年龄因素

（一）不同年龄的应对方式

由于生活经验的不同积累，不同年龄个体在应激面前的应对方式表现不同。幼年及青少年时期由于生活阅历不足，对应激的应对往往显得不够理智及成熟，常常表现得冲动、幼稚、应对无力。随着年龄的增长及生活经验的积累，个体的应对方式趋于成熟、稳定，发展到老年期，个体往往能以相对温和的方式应对应激，比较策略的解决问题（Al-Bahrani, et al., 2013）。

（二）不同年龄的应激结局

应激对各年龄段个体均存在潜在的威胁，尤以对未成年人造成的危害更为深远。对于成年人来说，急性应激或慢性压力可能导致躯体功能障碍或心身疾病；而对于未成年人来说，压力不但带来即时的情绪反应，而且还可能留下心理"伤疤"，并通过改变大脑功能或结构从而对以后的生活产生深远的影响（Carballedo，等，2012）。

二、性别因素

（一）不同性别的应激类型

Simith 等人（1998）研究发现，当能力受到挑战时，男性比女性表现出更强的应激反应，而当友谊或爱情受到挑战时，女性则比男性显示出更强的反应。换句话说，男性对成败问题更敏感，而女性更看重人际关系。

（二）不同性别的应激结局

由于存在不同的应激类型，加上性别社会角色的影响，男性和女性有不同的应激结局。男性更倾向于不把自己因能力不足而带来的负面情绪表达出来，他们更愿意通过酗酒、暴力等方式宣泄自己的负性情绪；而女性更倾向于把人际所带来的苦恼倾诉出来，她们更愿意向他人求助（O'Brien，等，2005）。因此，应激更多导致男性药物依赖或暴力倾向，同时使更多女性向健康部门求助、报告更多健康问题。

第二节 认 知 评 价

在拉扎勒斯看来，认知评价是应激产生中起关键作用的中介因素。我们每天都会遇到大量的刺激物，但是并非所有的刺激物都会使我们产生应激反应，只有那些经过我们的认知评价，成为应激源的刺激，才会引起应激反应。正如塞里对经常处于工作应激困扰中的经理们所说的："问题不在于发生了什么，而在于你如何对待它。"前面曾经提到，那些消极的、不可控制的、模棱两可的、涉及生活核心部分的、过分强烈的应激源，往往会造成更强的应激反应，应激源是否具有这些性质，其实都是个体认知评价的结果。

一、认知评价过程

根据 Lazarus 和 Folkman 的观点，应激过程中的认知评价可以分为初级评价（primary appraisal）、次级评价（secondary appraisal）和重新评价（reappraisal）（图 5-1）。

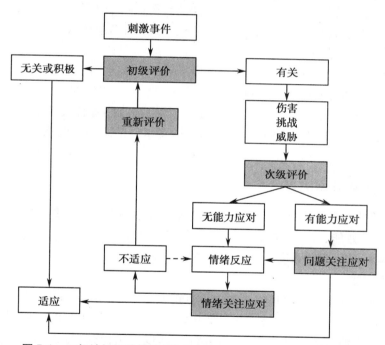

图 5-1 三级认知评价模型（修改自 Lazarus R 和 Folkman S，1984）

（一）初级评价

初级评价是个体在遇到某一事件时立即通过认知活动判断其是否与自己有利害关系，是怎样的利害关系的过程。其核心的问题是："这个事件对我意味着什么？"事件的意义经过初级评价，有三种可能的结果，即：无关的、积极的或消极的。这三种评价对于个体有三种不同的意义，即：无关的事件不会引起应激反应；积极的事件可能不引起应激反应，也可能引起良性应激；消极的事件在大多数情况下会引起应激反应。如 2001 年美国"9·11"飞机撞击世贸大厦事件，听到新闻时听众的反应可能是无关的、积极的或消极的，大部分美国民众的反应可能是消极的，因为这涉及他们国家的财产损失及人员伤亡，而大部分中国民众的反应可能是无关的，因为这并不会影响他们的生活。

"消极的"的评价分为三类。第一类评价称为"伤害（harm）"，是指对某事件实际或预期的损失的评价，如失业导致了收入受损、自尊受损，失业预期会导致家庭经济困难；第二类评价称为"威胁（threaten）"，是指对问题情境所要求的应对超过自己的能力或资源的评价，其感情基调是消极的，如认为失业已成定局，再也无法就业；第三类评价称为"挑战（challenge）"，是指把问题情境评价为需要且带有冒险性，但是可能被克服并从中获益，其感情基调是兴奋和期待的，如把失业看成是创业的机会。尽管这三种评价都会引起应激反应，但是反应的程度和性质是有差异的。刺激如果被评价为"伤害"或"威胁"，就容易产生焦虑、抑郁、愤怒、恐惧等消极的情绪反应，会对健康产生不利影响，其中，尤以"威胁"型评价为甚；刺激如果被评价为"挑战"，个体"更可能具有较高的斗志，因为被挑战意味着对难得的机遇有种积极的感觉，以愉快的情绪伴随挑战，在挑战中有更好的功能性适应。最终，很可能是因为挑战型的应激反应不同于威胁型的，因此不太可能出现适应性疾病"（Lazarus R & Folkman S，1884）。

（二）次级评价

次级评价是对自己的应对能力和资源条件的评价过程，主要对个体是否可以克服应激性事件所带来的"伤害"、"威胁"或"挑战"做出评估。所以次级评价又被称为应对评价。其核心的问题是："对这个问题我能做什么？"以及"这些应对策略的有效性如何？"

应激反应决定于初级评价和次级评价之间的权衡。当个体认为"伤害"和"威胁"很大，但自己的应对能力很低时，就会产生很大的应激反应；而当个体认为自己的应对能力很强时，产生的应激反应就会比较小。

（三）重新评价

重新评价是个体对应激源的连续的适应过程，直到通过应对努力控制了应激，或者应激源自动停止或消失。随着应对努力的进程，个体会接收到各种反馈信息，据此实施再次评定，核查初级评价和次级评价的正确性，可能改变事件的意义或调整应对策略，这就是重新评价。

二、认知评价影响因素

有一些重要的心理社会因素会影响个体对事件的认知评价，主要包括过去经验、自尊、心理控制源、自我效能、认知风格、归因风格等，这些因素直接影响了人对应激性事件的控制感，从而影响应激反应的强度。

（一）过去经验

过去经验对个体面临压力时的认知评价有重要影响。在压力面前，个体的认知评价常常基于过去经验：过去成功的经验往往降低焦虑；而过去失败的经验往往增加焦虑。同时，过去经验常常以定势方式影响当下应激的解决，即以往用什么方式解决问题，现在依然倾向于用相同或类似的方式解决问题。应该看到，过去成功的经验有利于现在问题的解决，而过去失败的经验不一定能增加问题成功解决的概率。在拥有失败经验的前提下，如果过多依赖定势可能会阻碍问题的解决；而如能以过去经验为参考，加以客观分析、理智思考，科学地进行评判，谨慎地调整方案，过去经验则可帮助个体成功解决现在的问题。

如经历过感冒的个体在又一次感冒时并不会特别惊慌，因为他知道这并不是什么严重的情况，吃了感冒药就会缓解症状，甚至不吃药7～10天也会自愈，这是过去成功经验的积极影响。但感染过"SARS"病毒的个体在痊愈后面临新的疫情时，如禽流感，心里可能会异常紧张，因为感染"SARS"病毒之后的特殊治疗经历及隔离过程让个体产生了强烈的应激反应，这种心理正所谓"一朝被蛇咬、十年怕井绳"。但个体如能很好调整自己的情绪，并小心谨慎地做好防范，反而会因为过去的经历而更好地应对现在的处境。

笔记

（二）自尊

自尊是个体对自我的概括性评价，以及由此而获得的价值感。自尊被称为"意识的免疫系统"。

根据 Brown JD（2007）的观点，自尊包括 2 个基本成分：归属感（被无条件喜欢和尊重的感觉，不需要任何特定的品质和原因）和掌控感（自己有能力控制并影响环境）。自尊对思维、情绪和行为都有强烈的影响，因此，个体的自尊会影响其对事件的认知评价，不仅影响初级评价，而且影响次级评价。低自尊的人总是认为自己是易受外界伤害的，因而缺乏安全感，所以更倾向于对事件做出"消极性"、"伤害性"、"威胁性"评价（初级评价）；加之低自尊的人对自己的能力没有信心，所以会觉得自己没有能力应对伤害性、威胁性的事件（次级评价），因此，会产生强烈的应激反应。

（三）心理控制源

心理控制源的一极是内控源（型），另一极则是外控源（型）（第三章）。

内控型的人相信自己应该对事件结果负责，自己是自己命运的主宰，个人的努力是事件发展的决定因素。外控型的人认为事件的结局是由外部因素主宰的，如运气、社会背景、其他人。比如，根据 Rotter J 的内在 - 外在心理控制源量表，内控型的人会认为"当我订计划时，我几乎可以肯定我可以实行它们"；而外控型的人则认为"事先订出计划并非总是上策，因为很多事情到头来只不过是运气好坏的产物"。

外控型的人常常对事件缺乏控制感，所以在对事件进行认知评价时，更倾向于对事件做出"伤害性"和"威胁性"的评价（初级评价）；会觉得自己无法预测、调节和控制伤害性、威胁性的事件，自己在威胁面前是无能为力的（次级评价），因此，会有强烈的应激体验和生理反应。外控型的人有较为不良的健康习惯，有更多的疾病，而且与那些内控型的人相比，采取行动治疗疾病的可能性较小（Kamen 等，1989）。塞里格曼（Seligman M）研究发现，假如个体面对应激源，多次的、反复的努力都不能奏效，心理控制源就会转向外部控制，产生所谓的习得性无助，此时即使有成功的可能个体也不再作控制的努力。

（四）自我效能

自我效能是班杜拉（Bandura A）于 1986 年提出的概念（第三章）。

Lazarus 和 Folkman（1987）提出，自我效能是应激中强有力的调节因素，因为，自我效能影响着人对事件的认知评价，尤其是次级评价。自我效能低的人，一般不容易把事件评价为"挑战性"的，而在面对伤害性、威胁性的事件时，更是认为自己无法控制、不能成功应对（次级评价），所以会产生严重的应激反应，而高自我效能在应激产生的过程中能起到积极作用，可以减轻应激反应。有研究发现，自我效能的高低会对个体在应激过程中的交感神经反应和主观应激强度产生影响，低自我效能的人在应激过程中的交感神经反应更强，主观应激强度更高（Bandura A 等，1988）。

（五）认知风格

认知风格是一个人在对外界事物进行感知、记忆和思维活动时所经常表现出来的、习惯化的认知方式。

著名的认知心理治疗专家贝克（Beck AT）在对抑郁症患者的治疗中发现，多数患者存在着歪曲的认知方式，贝克称之为认知歪曲。认知歪曲严重影响个体对所遇到的事件的认知评价，正是这些认知歪曲导致他们总是把事件都解释成消极的、伤害的、威胁的，而且是自己无能为力的、不可控制的，从而对他人、对自己、对未来都产生悲观主义的看法，导致情绪的抑郁，从而导致抑郁症的发生。而持久的抑郁又可能通过下丘脑 - 垂体 - 肾上腺皮质轴影响免疫功能，导致免疫抑制，进而导致疾病。

笔记

（六）归因风格

根据 Abramson（1989）的观点，人们在对事件进行归因时，主要是从自我、事件的原因和结果这三个方面进行解释，即存在着三个归因维度：内部的／外部的，稳定的／不稳定的，总括的／具体的。

如果个体归因风格是消极的，即对事件的发生倾向于作消极的解释和归因：将事件归为内部的（是我的原因而不是环境的原因）；对自我来说是稳定的（不是暂时，而是永远的）；结果涵盖一切，是总括的（会影响生活的各个方面，而不是一方面）。这种消极的归因，常常会导致无望，即认为个人没有能力改变这个消极事件和这个事件蕴藏的意义。Abramson 认为，消极的归因是抑郁的易感性因素，具有消极归因风格的个体，遇到应激性生活事件，更可能因为觉得失去控制感而产生无望和抑郁。而无望感与由于各种原因所造成的死亡的增多有联系（Everson 等，1996）。

第三节　社　会　支　持

亚里士多德说过，"人是社会的动物"。马斯洛（Maslow AH）指出，人有归属与爱的需要。个体与他人之间的社会交往和人际关系不仅可以满足个体的诸如归属与爱、尊重等心理需要，而且是应激作用过程中个体可利用的外部资源。

社会支持（social support）又称社会网络，是指个体来自社会各方面包括家庭、亲属、朋友、同事、伙伴、团体等所给予的精神上和物质上的帮助和支援，反映了一个人与社会联系的密切程度和质量，具有减轻应激的作用。

一、社会支持的种类

关于社会支持的种类，依据分类标准不同，有各种不同的分类方法。

（一）按社会支持的来源分

Blumenthal 将社会支持分为家庭支持、朋友支持和其他人支持三类：

1. **家庭支持**　指的是来自家庭成员包括关系比较密切的亲戚的支持，包括情感上和经济上的支持等。

2. **朋友支持**　来自同学、朋友、同伴的支持、鼓励和陪伴等。

3. **其他人支持**　来自邻居、社区、学校、甚至陌生人群等的帮助、关心等。

（二）按社会支持的性质分

肖水源把社会支持分为主观支持、客观支持和利用度三类：

1. **主观支持**　指的是主观上体验到的、心理上的支持，主要指个体在社会中被尊重、被认可、被支持和被理解的情感体验和满意程度。

2. **客观支持**　指的是客观的、实际存在的或可见的支持，包括物质上的直接援助和社会网络、团体关系的存在和参与。

3. **利用度**　指的是个体对社会支持的利用程度。有的人会把有限的可得资源利用得淋漓尽致，表现为社会支持利用度高；而有些人虽然可以获得支持，但却会拒绝别人的帮助，表现为社会支持利用度低。

（三）按社会支持的类型分

根据拉扎勒斯等众多研究者的研究，社会支持可以区分为以下五种基本类型：

1. **实物支持**　用钱物对个体的直接援助。如，为贫困儿童捐款，让他能接受心脏手术。

2. **情感支持**　是指对个体表示同情和关心。如，亲友对癌症患者的安慰。

3. **尊重支持**　是指对个体表现出重视、鼓励，或者对个体的想法、感情表示理解，以及

笔记

将个体与他人作积极的比较，如，将个体与那些能力或健康状况更差的人比。这类支持常有利于个体提高自尊，增加自我效能感和控制感。

4. 信息支持 包括对个体提出意见、指导、建议或对个体做得怎样进行反馈。如，癌症幸存者的现身说法，面临动机冲突时同伴的意见。

5. 小组支持 是指有共同兴趣爱好、有共同问题或有同样疾病的人组成一个小组，小组成员之间通过情感交流相互支持。如，人际交往训练小组、糖尿病患者俱乐部、抗癌集体心理干预小组等。

二、社会支持与健康的关系

有时候社会支持对健康会有消极影响。家人的关心和照顾可能强化慢性疾病患者的患者角色行为，易导致患者长时间卧床、活动太少等。家人的安慰和支持也可能强化肥胖患者的过度饮食行为，比如家人经常说"能吃是福气，吃吧，多吃点"、"想吃就吃吧，胃口好才身体好"，并不利于肥胖患者控制体重。然而，健康心理学更关注社会支持对健康的积极影响。

（一）社会支持对健康的保护作用

大多数情况下，拥有社会支持对人们的健康是有益的。社会支持可以降低死亡的危险，减少患病的概率，增强疾病患者的康复能力，减少个体在应激过程中的消极情绪反应，降低个体在应激过程中的生理反应强度。社会支持对健康具有保护作用是因为社会支持对心血管、内分泌和免疫系统均具有积极的作用。

（二）社会支持对健康的保护机制

关于社会支持保护健康的机制，目前存在两种理论假说，即"缓冲作用"假说和"直接作用"假说，这两个模型都已得到了众多研究结果的证实。

1. "缓冲作用"假说 该假说认为社会支持本身对躯体健康和心理健康没有直接影响，社会支持对健康的保护作用主要体现在个体在日常生活中遇到应激源产生高水平的应激时，此时，社会支持具有"干预应激"的作用，起到了缓冲作用，降低了应激反应，从而保护了健康（Cohen S 等，1985）。

社会支持的缓冲作用，可能主要是通过影响个体的认知评价进行的。当面临强烈的应激源时，比如失业，社会支持水平高的个体，因为觉得有人会帮助自己，如给自己介绍工作、借钱给自己等，所以在初级评价时就会降低应激源的伤害性和威胁性，甚至把它评价为"挑战性"的刺激；在次级评价时，因为觉得自己有丰富的外部资源，所以对自己的应对能力充满自信，相信自己一定可以找到有效的应对策略；在负性的应激反应出现后，社会支持还可以帮助个体对问题情境进行重新评价，如"看到光明的一面"，从而抑制不适应的反应，减弱应激引起的神经内分泌反应。

当然，并不是所有类型的社会支持都能对应激产生缓冲作用。根据 Cohen 等（1985）提出的社会支持的匹配假说，社会支持的有效与否取决于个体需要的社会支持与其从社会网络中所获得的支持之间是否相匹配。比如，有一位患者，必须接受手术，不然会有生命危险，然而他无法承担手术的费用，这时候他最需要的是实物支持，他有两个好朋友，但是他们都缺钱，虽然很同情他，却不能借钱给他，这时好朋友们的安慰和关心虽然可以给予情感支持，但是不能帮助他从实质上减轻应激反应，这样的社会支持基本是无效的。

2. "直接作用"假说 该假说认为无论个体是否面临应激，社会支持对躯体健康和心理健康均具有积极意义，因此社会支持是直接对健康起到保护作用的。

社会支持能直接发挥作用，其原因可能有以下几个方面：第一，高水平的社会支持提高了个体的归属感与自尊；第二，高水平的社会支持有助于个体保持良好的情绪；第三，高水

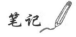

笔记

平的社会支持有助于个体建立健康的生活方式。根据这一理论假说,改善个体的社会支持水平将有利于促进健康。

第四节 人　格

人格是个体独特的思维、情感和行为模式,具有跨时间和跨情境的一致性。人格特征也是个体应激过程中重要的中介因素,因为人格特征不仅会影响个体对应激性事件的认知评价和处理方式,而且会影响个体可利用的外部资源的质和量。已有的研究表明,有些人格特征不仅使个体更易遇到应激性事件,更易产生应激,而且会加重应激反应,导致不适应的后果,对健康具有消极影响;而有些人格特征却有助于减轻应激反应,取得适应性的结果,对健康具有积极意义。

一、应激耐受人格

研究表明有些人格特征有助于减轻应激反应,取得适应性的结果,对健康具有积极意义。主要包括坚毅型人格、乐观主义人格、幸存者人格以及 B 型行为模式。

(一)坚毅型人格(hardiness)

1. 人格特点　考巴萨(Kobasa)及其同事在 1979 年运用《社会再适应评定量表》对美国 AT&T 公司的行政人员进行调查,结果发现,那些 3 年内虽处于高应激状态(LCU 得分高)但身体却很健康的人有某些共同的人格特征,考巴萨总结后称之为"坚毅性"。考巴萨(1982)研究发现,坚毅型人格具有如下 3 个主要特征:

(1)责任感(commitment):是指一种积极的奉献精神,把自己奉献给工作、家庭,把精力积极投入到所面对的任何事件中去,并追求自我潜能的发挥。

(2)控制感(control):是指个体觉得自己能做自己生活的主宰,自己能影响周围的环境。

(3)挑战欲(challenge):是指敢于接受改变和敢于面对成长机遇所带来的各种问题的勇气。

后来,考巴萨又对律师、家庭主妇以及其他群体进行了相似的研究,结果表明不同性别、不同种族、不同地区的人都存在着能抵御应激的坚毅型人格。而且,其他许多研究也证明坚毅型人格与良好的生理和心理健康之间存在着一定的相关性(Nowack,1989;Florian等,1995)。

2. 与健康的关系　具有坚毅型人格的个体拥有更好的健康水平和抵御应激的能力。因为他们具有较高的控制感和挑战欲,把应激性事件视作有助于自己潜能发挥的"挑战",而非"威胁"或"伤害";他们更能坚持自己健康的生活方式,或改变自己的不健康生活方式(戒烟、戒酒、控制饮食、坚持运动等);坚毅型人格的个体在遇到应激性事件时,会采用更有效、更积极的应对策略,着眼于解决问题和寻求社会支持。

3. 如何培养坚毅型人格　培养坚毅型人格最重要的是养成坚毅型人格的 3 个特征:责任感、控制感和挑战欲。考巴萨认为并且证实,尽管人格似乎是内在的,然而坚毅型人格的责任感、控制感和挑战欲这三种特征是可以通过学习掌握的(Kobasa,等,2002)。所以,在个体成长过程中,尤其是遇到困难挫折时,老师及家长鼓励孩子坚持下去、激发其挑战欲望是非常重要的。从某种意义上说,挫折教育对于坚毅型人格的培养十分必要。

(二)乐观主义人格(optimism personality)

1. 人格特点　乐观主义者生活态度积极,对事情的结果满怀积极的期待,总是看到事物美好的一面,坚信黑暗中总有一线光明(图 5-2)。悲观主义者生活态度消极,对事情的结果充满消极的期待,总是看到事物阴暗的一面,认为好事不会落到我头上。

笔记

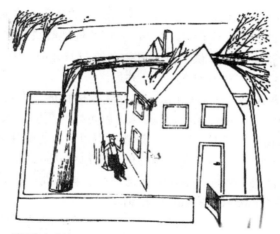

图 5-2　飓风过后的乐观主义者（转引自中国家庭网，2009-11-28）

如果飞机发生故障，你会有怎样的反应？一位老妇人乘坐飞机遇到此类危险，她却毫不惊慌，非常坦然。待故障排除后，邻座问老妇人为何不紧张？老妇人笑答："如果飞机失事，我就去天堂看望我的大女儿，如果飞机安全着陆，我就去旧金山看望我的小女儿。无论见到谁，都是很快乐的事。我有什么可紧张的？"这位老妇人就具有乐观主义人格。

Scheier 和 Carver 于 1985 年编制了一个乐观性情量表，名为"生活方向测验（life orientation test，LOT）"，包含这样的一些条目，比如："在事件不确定时，我总是会想到最好的一面"，"如果我的一些事情可能出错，那么随它去"，"对于我来说，放松是一件容易的事情"，等等。他们运用这个量表对乐观主义与健康和疾病之间的关系进行研究。结果发现，乐观的人能更有效地应对应激，并因此而降低他们患病的风险。在后来的研究中，他们发现乐观主义者具有更好的生理和心理健康，即便经历冠状动脉搭桥手术，也比悲观主义者恢复得更快，生活质量更高。

2. 与健康的关系　乐观主义为什么能对健康产生积极影响呢？首先，乐观主义者采用更加积极的态度对应激事件进行认知评价，在初级评价时往往倾向于作"良性"或"无关"或"挑战"的评价；在次级评价时往往倾向于看到事物有利的一面，认为自己所拥有的资源足以应对应激事件。其次，乐观主义者更多采用积极的应对，如：着重于问题解决的应对，更多地去寻求社会支持，更有效地利用自己所拥有的资源来处理应激性事件。因此，面对同样的应激事件，乐观主义者往往拥有更平和的心情和更好的健康状态。

3. 如何培养乐观主义人格　凡事都有两面，所谓"祸兮福所倚、福兮祸所伏"。应激事件面前最重要的是能够看到压力事件所带来的潜在的好处。如感冒了，头痛、流涕、肌肉酸痛，浑身不舒服、难受。那么感冒有没有好处呢？虽然生病很难受，但感冒依然对人体有好处，如激发人体免疫系统、提高人体免疫能力等。如果能成功地在逆境中看到事物好的一面，那么也就拥有了乐观的性格特点。

（三）幸存者人格（survivor）

1. 人格特点　经常有某些人虽然面临威胁到生命的重大的应激性事件（塌方、车祸、火灾、地震、登山遇险等），但仍能幸存下来，美国心理学家希伯特（Siebert，A）最早对这样的幸存者的人格特征进行研究，并于 1996 年出版了《幸存者人格》一书。

根据希伯特的研究，幸存者人格的主要特征是：强烈的生存愿望、对危险情境的接受、乐观和创造性地解决问题。希伯特认为，幸存者人格最主要的特征除强烈的生存愿望之外，就是心理的灵活性，也即能创造性地解决问题，这要靠右脑的直觉、接受和信仰的能力与左脑的判断和组织技能的完美整合才能完成。

2. **与健康的关系**　幸存者人格与健康的关系突出的表现为在灾难面前拥有更高的生存概率。的确，灾难面前能够稳住自己的情绪，并创造性地解决问题，无疑为个体摆脱重大灾难困境、最大限度地保全自己提供了更多机会。如《127 小时》中主人翁就是通过自己为自己截肢创造性地解决了被滚石压住的困境，并最终获救。

3. **如何培养幸存者人格**　希伯特指出，幸存者人格特征并不是与生俱来的，而是通过后天的学习和实践获得的。因此，如果加以训练，就可以有更多的人拥有幸存者人格，从而从火灾、地震等众多威胁生命的重大应激性事件中得以幸存。其中最重要的是在生存压力面前能够接受现实、并理智的思考，并且能够创造性地解决问题。所以高压下创造性思维的训练是非常关键的，能够有效地提高压力面前的心理灵活性，从而提高生存机会。

（四）B 型行为模式（type B behaviour pattern）

1. **人格特点**　B 型行为模式可以归纳为三个主要成分：抱负适度、安宁松弛和合作顺从。

（1）抱负适度：B 型行为模式的人在自己领域内可能不是最突出的，他们比较关注自己的身心状态甚于外部事物带来的得失，因此，可能对名与利比较淡然。不争强好胜，在面对多个事务时，会先认真地加以权衡，然后做出抉择，必要时，会明智地放弃。

（2）安宁松弛：他们不会加班加点、双手颤动，经常放松地坐着谈话，把生活看成是一种享受而不是战斗。他们喜欢生活按部就班、不喜欢过于紧张的情境，总是以比较松弛、放松的方式来处理问题和完成任务。

（3）合作顺从：在团队中善于与人合作，没有强烈的支配欲、占有欲和控制欲。对他人的建议持开放态度，乐于跟随自己信任的人。在遇到挫折时，也能很好地进行自我调节，不会产生过激的情绪反应。

2. **与健康的关系**　B 型行为模式在压力或负性事件下能保持平静，极少体验到强烈而持久的负性情绪，大部分时间能保持温和而稳定的情绪状态，较少有情绪的大起大落，拥有相对良好的健康状态。B 型行为模式者在工作中较少处于高度紧张的状态，因此由于压力而引起的心理疾病较少，闲暇时更容易得到放松，因健康影响工作的情况较少。需要指出的是也有报道指出 B 型行为模式的个人容易患溃疡病、糖尿病等，因此对于行为模式与健康的关系应辩证理解，避免绝对化。

3. **如何培养 B 型行为模式**　首先，合理制定目标高度，既可以激发斗志，又不至于让人压力过大。这对于保持相对放松的心态尤为重要。其次，凡事能拥有宁静放松的心态，以不急不缓的心态解决问题、对问题解决的最终状态不抱有过分期望，更多获得心灵上的平静。最后，在现代社会竞争比较激烈的环境中，注重培养良好的合作意识、与人相处能适当考虑他人的意愿，有助于减轻焦虑、得到更多的社会支持。

二、应激易感人格

研究表明有些人格特征不仅使个体更易遇到应激性事件，更易产生应激，而且会加重应激反应，导致不适应的后果，对健康具有消极影响。主要包括 A 型行为模式、C 型人格和D 型人格。值得注意的是 A 型行为模式、B 型行为模式、C 型人格和 D 型人格分别由不同的科学家提出来，代表着人格的不同维度而非同一维度的不同水平，所以需要区别对待。

（一）A 型行为模式（type A behaviour pattern）

1. **人格特点**　A 型行为模式可以归纳为三个主要成分：无端敌意、时间紧迫感和竞争性。

（1）无端敌意：常常处于攻击状态，很喜欢同别人挑战，表现出有闯劲、好斗、敏捷。

（2）时间紧迫感：多有时间紧迫感和匆忙感。生活节奏快，从不闲逛，说话快、走路速度较快,驾车时喜欢高速行驶和超车。有同时做几件事的习惯,习惯做艰苦紧张的工作,即便休息时也难以松弛下来。与别人相比,他们的工作时间总是更长,加班的时间更多、休息的时间更短。

(3)竞争性:好胜心强,热衷于竞争,渴望在竞争中获胜;喜欢参与有时间限制的复杂活动,并希望做得比他人好。

A 型行为模式可谓有利有弊。利的一面:A 型人效率高、成就感强,能有效利用时间和发挥自己的才能。不利的一面:A 型人过于紧张、急躁,自我施压过度,常常处于一种高度紧张的状态,长期处于高度应激状态,身体消化系统、内分泌系统、免疫系统都会受到伤害。

2. 与健康的关系 A 型行为模式更偏向于外向不稳定型。具有 A 型行为模式的人大都是出类拔萃的人才,对己要求较高,也会不知不觉对他人要求高,对陌生事物具有强烈的好奇心,尤其喜欢迎接新挑战。但由于性情急躁,遇有挫折爱愤怒发火,再加上对自己期望值很高,长期处于高压状态不易放松,易导致神经内分泌系统功能紊乱、血压上升等。心理学研究表明:"经常想到有许多事情要做,但却没有时间去做",这种左右为难的复杂心态,会使个体焦虑、紧张、不能放松,心脏病、高血压、溃疡病便会随之发生。

3. 如何优化 A 型行为模式

(1)合理制定目标:A 型行为模式者往往对工作上的成就有着执着的追求,内心好与他人做比较,不管什么事情,都爱制定一个宏伟目标。如果没有按计划实现原本的愿望,就会失望、焦虑、不安,产生失望、自责、悲观等不良情绪。因此,制定计划目标切忌要求过高,更要注意不要和他人相攀比。

(2)放慢节奏:有意识地使自己的工作、生活节奏慢下来,计划任务时在时间安排上宽裕一些,留有更多的时间弹性,以免在预期的时间节点任务没有完成导致负性情绪产生。

(3)正念训练:提高对生活的感受能力,专注地感受所做的每一件生活琐事,包括吃饭、睡觉、走路等,可有效降低紧张感。

(二)C 型人格(type C personality)

1. 人格特点 C 型人格的人格特点突出表现为情绪压抑、过分顺从。

(1)情绪压抑:好生闷气,通常不直接表达负性情绪。待人过于友善,极力避免发生任何人际冲突。表面上是个"好好先生",可内心却牢骚满腹;表面上处处牺牲自己为别人着想,但却并非心甘情愿。

(2)过分顺从:对权威过于顺从,对他人过分耐心,过分自我克制,回避矛盾,姑息迁就,忍耐、谦让、宽容、依顺,为取悦他人或怕得罪人而放弃自己的需要等。

C 型人格的心理特征是不善于宣泄和表达负性情绪,一般具有严重的焦虑、抑郁情绪。他们常常竭力压抑自己本应该发泄的强烈负性情绪,以惊人的忍耐去迎合他人或怕得罪他人而委屈自己求全。

2. 与健康的关系 善于韬光养晦的 C 型行为人群,突出表现为"委曲求全",处事以退让、息事宁人为主。他们往往倾向于压抑烦恼、绝望或悲痛;害怕冲突,逃避矛盾,处处以姑息的方法来达到虚假的"和谐";这种表面逆来顺受,内心却怨气冲天的人,如果时间长了不能很好调节,不仅影响内分泌系统功能,而且会损害机体的免疫功能,导致细胞变异成癌细胞并生长繁殖。因此 C 型人格也称为"癌症易感人格"。

研究表明,90% 以上的肿瘤患者患上肿瘤与精神、情绪因素有密切关系。为什么说肿瘤的发病与精神因素相关呢?这是因为人体的精神心理因素与人体免疫系统功能密切相关。人体免疫系统受神经系统和内分泌系统同时调控。紧张、抑郁等消极情绪作用于中枢神经系统,会引起自主神经系统和内分泌系统的功能失调,从而使机体的免疫系统受到抑制,降低清除癌变细胞的能力,导致原癌基因向癌基因转化。同时由于机体内稳态被打破,使机体正常细胞失去原有的状态和功能,发生异常变异,于是便产生了癌细胞。

3. 如何优化 C 型人格

(1) 合理宣泄:每个人都有负性情绪,压抑负性情绪的结果是这些压力只能通过身体功能的改变而达到平衡,极有可能致病。所以以恰当方式及时宣泄负性情绪对于心理健康至关重要。尤其当你感到强烈的不平和愤怒时,把它表达出来。绝不能一味地压抑、克制,甚至折磨自己、为难自己。

(2) 学会说"不":需要意识到每个人都有自己的思路,所以同一个事情大家会有截然不同的看法,但并不一定只有唯一正确的方式。当别人的意图与自己大相径庭时,要学会恰当地表达自己的想法,甚至是对自己的领导也不能一味顺从。事实上只要有礼貌的、恰当地表达自己的意图,不但不会激怒他人,反而会增进人际了解,促进人际和谐。

(三) D 型人格(type D personality)

1. 人格特点　荷兰学者德罗勒特(Denollet,2000)在研究中发现有的患者康复速度慢,容易再发作,而且死亡率高。经过反复观察、总结,他提出了 D 型人格概念,又称为忧伤型人格,包括消极情感(negative affectivity,NA)和社交抑制(social inhibition,SI)两个维度。

(1) 消极情感:指个体情绪状态长期以消极情感为主,不易体验到正性情感。他们比一般人更易激惹,容易为小事而烦恼、紧张,产生持久的负性情绪体验。同时,他们比较忧虑,对生活常常持有更加消极、悲观的态度。

(2) 社交抑制:D 型人格中的社交抑制是指个体在社会交往中压抑自己对情感的体会和表达。他们认为世界充满了危险,所以尽量逃避生活中可能出现的各种危险,包括来自他人的拒绝和交往中出现的尴尬等。所以他们在与他人交往过程中言谈举止往往显得不自信,通常与他人保持心理距离。因为与他人接触时会感觉紧张、不自在,因此他们会有意识地保持自我压抑的状态、不敢放松。

D 型人格的人会往往会体验到更多的烦恼、担忧、焦虑、紧张等。比如经常担心可能发生的一些意外;遇到了不顺心的事情就一整天想着这件事不能放下;思想上对生活中的不良刺激如一些不愉快的事情非常关注,并由此体验到更多的压力;在与他人交往中,总是倾向于压抑自己情感表达,以避免他人的不认可或拒绝;表现得性格孤僻、不合群,与他人相处时总感到紧张、缺乏安全感。

2. 与健康的关系　D 型人格的提出是对以往与疾病相关的 A 型、B 型、C 型人格概念的扩展,是对已有人格和心血管疾病关系研究证据的整合。研究发现慢性的消极情感与胸痛感以及冠心病患者的身体症状有关。与此同时研究表明,具有高社交抑制特点的人,心率变化缩小、心脏不良反应增多、心脏复原能力减弱,长期下去就会形成动脉粥样硬化,引发冠心病甚至死亡。总之,与 D 型人格密切相关的疾病包括:冠心病、心源性猝死、癌症、偏头痛、抑郁等。

3. 如何优化 D 型人格　改变 D 型人格,就是让他对生活抱有希望,多从积极面看问题,有问题多和朋友、家人分享,寻求帮助和支持。

(1) 宣泄负性情绪:一旦有了负性情绪,最好的做法是及时宣泄以避免负性情绪的积累,如哭泣,可以找一部悲伤的电影或听一首悲伤的歌,沉浸其中以体会情感的共鸣,允许自己随着剧情或歌曲的高潮而放声痛哭,哭过之后也许问题并没有解决,但至少情绪得到了宣泄。

(2) 培养正性情绪:与此同时,正性情绪的培养对 D 型人格者的健康也是非常重要的。如大笑,俗话说"笑一笑,十年少"。可以与好友一起郊游、娱乐,兴致高昂时放声大笑,极端正性情绪的激发可能使所有的烦恼和压抑消逝。

(3) 真诚交往:每个人都有自己喜欢的人也都有自己不喜欢的人,不用惧怕与他人交往

笔记

过程中被拒绝、被冷落,只要真诚地付出,总会有人以同样的真诚回报。

　　总之,应激中介机制包括人口学因素、认知评价、社会支持及人格等。其中不同年龄、不同性别个体对应激有不同的应对方式及应激结局。认知评价过程包括初级评价、次级评价和重新评价,整个过程受过去经验、自尊、心理控制源、自我效能、认知风格、归因风格等影响。社会支持对应激具有保护作用,按类型分社会支持包括实物支持、情感支持、尊重支持、信息支持、小组支持等。人格对应激具有重要的缓冲作用,有的人格对应激具有保护作用,称为应激耐受人格,包括坚毅型人格、乐观主义人格、幸存者人格、B 型行为模式;有的人格对应激敏感,称为应激易感人格,包括 A 型行为模式、C 型人格、D 型人格。

(戴　琴)

思考题

　　1. 认知评价的过程有哪几个?

　　2. 应激耐受人格有哪些?

　　3. 应激易感人格有哪些?

第六章　应对与应激管理

人本主义心理学家罗杰斯（Rogers CR）曾经指出："好的人生，是一个过程，而不是一个状态；它是一个方向，而不是终点"。人生是不断产生应激的过程，个体在这个过程中努力适应环境、追求幸福，但是应激的结果究竟如何，究竟能不能适应，则主要取决于个体是如何应对的。此外，个体可以尝试通过应激管理使应激无害化，从而保持适应并健康成长。当然，应激管理的目的，不是彻底消除应激，而是把应激反应控制在一个最佳状态上，使人生朝着积极、健康、幸福的方向发展。因为，要彻底消除应激不仅没有必要也做不到，而且应激对心身健康和生活幸福还有积极意义，如同塞里也曾说过，"完全脱离应激就等于死亡"。

第一节　应　　对

应激是个体对环境的适应过程，但是应激的结果如何，会不会对健康造成损害，个体的应对起着决定性的作用。

一、什么是应对

（一）应对的概念

Lazarus 和 Folkman 最早提出了"应对（coping，亦称应付）"这一概念，并认为"应对是个体处理使自身资源负担沉重或不堪重负的各种需求的过程"，又进一步指出，"应对由各种努力组成，即个体通过行动和内心思索去处理环境中和心理内部的各种需求，以及各种需求之间的冲突"。

我国心理学界整合各种应激理论，把应对定义为：应对是个体对应激性事件以及因应激性事件而出现的自身不平衡状态所采取的认知和行为措施。

对这个概念可以从以下八个方面来理解（图 6-1）：

（1）应对是针对应激性事件采取的任何认知和行为的措施，所以从遇到或预期可能遇到应激性事件开始，个体就已经在作应对的努力了。比如，当个体一旦觉察到恋人将要提出分手，他（她）就已经开始努力采取各种措施试图挽回了。

（2）应对的涵义很广，从应对与应激过程的关系看，应对活动涉及应激作用过程的各个环节，包括应激源、认知评价、社会支持、应激反应等。比如，失恋时回避应激源，尽量不与前男（女）友碰面；考试失败时，从认识上降低考试的重要性，即改变认知评价；手术前寻求社会支持；比赛前通过冥想或放松减少焦虑等应激反应。

（3）应对的努力有两个方向，要么改变环境，要么改变自身。比如，当一个公司经理面对下属不合作的困境，可做的应对努力是：要么通过人事任免和调动改变人际环境，要么通过改善自身的沟通技巧、组织策略等提高领导能力。

（4）应对可以是有意识的，比如有目的地采用各种应对策略；也可以是无意识的，比如自发地运用心理防御机制。

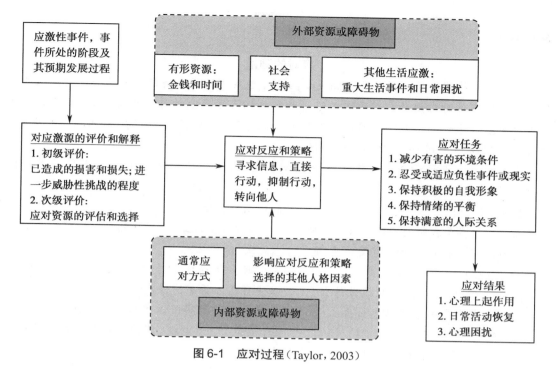

图6-1　应对过程（Taylor, 2003）

（5）应对是一个动态、连续的过程。环境在不断发生变化，所以应对不是一个单一的行动，个体需要面对环境中的各种改变，通过多次的评价和再评价，不断采取各种策略，取得与环境的重新平衡。比如，患者在疾病的诊断和治疗过程中，会遇到层出不穷的各种问题需要解决，对疾病的应对就是一个动态、连续的过程。

（6）应对方式可能是健康的，比如放松、锻炼、寻求社会支持等；也可能是不健康的，比如吸烟、喝酒、暴食、退缩、攻击等。

（7）应对的目标是使心身重新达到平衡，也即重新适应环境，并尽量减少痛苦和烦恼。

（8）既然应对是认知和行为的措施，所以有效的应对策略是可以学会的，因此，可以通过应对技巧指导帮助个体学会在应激状态下运用有效的应对策略。

（二）应对是过程还是特质

Lazarus 和 Folkman 强调应对是一个动态的过程，并不是个体所采取的某个动作，而是一直都在连续发生的一整套反应。而且，由于应激源不同，个体的应对方式也会不同，每一种应激源都有其独特的、合适的应对方式，也即个体的应对方式缺少跨情境的一致性。

也有研究者如 Scheier 和 Carver 等则强调应对风格（coping style），即不同的人在应激时各自有自己偏爱的应对策略，应对风格是与个体的人格特质相联系的，所以应对风格又被称为特质应对。Scheier 和 Carver 还编制了《应对量表》来评估特质应对（专栏6-1），国内应激研究专家姜乾金及其同事也编制了《特质应对量表》对特质应对进行定量化评价。其实，应对既具有依个体而不同的个人风格，又具有依应激源而不同的具体过程，这两者是辩证统一的。比如，对于一个青年男性来说，"失业"和"失恋"这两个事件，他的应对方式既会有相同之处，这与他一贯的应对风格有关，如向朋友倾诉、喝酒、唱歌、写诗等；也会有不同之处，这与他面对的应激源不同有关，如"失业"之后他可能会通过进修提高自己的专业水平或者多方寻找就业的机会，而"失恋"之后他可能会千方百计挽回女友的感情或者开始相亲以借助一段新的恋情来忘掉前一段恋情。

笔记

专栏 6-1

应对的测量

以下是一个简短的应对量表（Carver, 1997），量表中的每个条目中有两个问题用来测量遭遇应激性事件时常用的应对方式。通过让个体回答量表上的每个条目，来评定个体是如何应对应激性事件的。每个条目的评分从 0 分（我从没这样做过）、1 分（我有时这样做）、2 分（我经常这样做）到 3 分（我总是这样做）。

想一想当你正面对一件应激性事件（如，家庭纠纷、与室友相处困难、学业问题等）时，你会采用何种应对方式。

1. 积极应对

我集中力量为我所处的环境做一些事。

我直接采取行动以使形势变得更好。

2. 作计划

我尽力想出办法，明确应该做什么。

我努力思考下一步应该怎么办。

3. 积极重新组织

我尽量从不同角度去看待它，使事件看上去更积极些。

我一直努力发现事件中美好的方面。

4. 接受

对已经发生的事情，我一直抱着接受现实的态度。

我一直在学着去忍受它。

5. 幽默

我会拿这件事来开玩笑。

我会在这样的情境中苦中作乐。

6. 宗教

我一直努力地从我的宗教信仰中寻找心灵的安慰。

我不断祈祷、开导自己。

7. 情感支持的运用

我总是从他人那里获得情感支持。

我总是从他人身上得到安慰和理解。

8. 利用有帮助的支援

我总是尽量从他人那里获得该做什么的建议与帮助。

我总是从他人那里得到帮助和建议。

9. 分散注意力

我会将注意力转向工作或参加其他活动，以使自己不再想这件事。

我做一些事情以便自己不去想那么多，例如，看电影、看电视、阅读、做白日梦、睡觉、逛街购物。

10. 否认

我不断对自己讲"这不是真的"。

我拒绝相信已经发生了这样的事情。

11. 发泄

对不开心的事，我总会讲出来，以释放不快乐的情感。

我不断表达我的负性情感。

12. 物质滥用

我总会借助酒精或其他药物使自己觉得好受一点。

我总会借助酒精或其他药物帮助自己渡过难关。

13. 行为上的放弃

我总会放弃，不会努力去处理事件。

我从不做任何尝试以处理事件。

14. 自责

我不断批评自己。

因为已发生的事情我不断自我谴责。

（三）应对的目的与结果

Lazarus 认为，应对的目的主要有以下五个方面：①减少有害的环境条件；②忍受或适应负性的事件或现实；③保持积极的自我形象；④保持情绪的平衡；⑤保持令人满意的人际关系。

例如，一位被迫离婚的女性，她对离婚事件的应对常常主要从上述五个方面努力。换房子居住以免触景生情；接受离婚的现实，打起精神独自生活；维护自尊，努力工作，发展爱好，活出自我；调节情绪，以免过度抑郁、沮丧，生活还将继续；保持原有的社交网络，以

笔记

获得情感支持,避免孤独。

Taylor 认为,对应激性事件的应对可能有三种结果,即:①重新获得情绪的稳定状态;②恢复被应激源干扰的正常活动;③心理挫败感。

(四)成功应对的标准

当面临应激性事件时,怎样的应对才是成功的呢?因为应对是十分复杂的,所以应对是否成功的判断也极其复杂。根据 Taylor 的观点,成功的应对要达到以下三项标准:

(1)如果个体的应对能有效降低心理痛苦,比如焦虑和抑郁都减轻了,则应该认为这样的应对是成功的。这是最常见的衡量应对成功与否的标准。

(2)如果个体的应对能够降低生理唤醒程度及与生理唤醒程度有关的指标,如心率、血压和皮肤电等,则被认为是比较成功的;如果血液中或者尿中儿茶酚胺和皮质激素的水平下降,则这样的应对就更加成功了。

(3)如果个体的应对能使其日常活动恢复到应激前正常的状态,就可以判断该个体的应对是成功的。当然,如果个体把应激性事件视为挑战,经过努力使自己的状况发生了比应激前还要好的转变,则其应对就更加成功了。

二、应对的分类

因为应对的涵义很广,应对活动涉及应激作用过程的各个环节,包括应激源、认知评价、社会支持、应激反应等,所以应对方式(策略)是多维度的,根据维度的不同可分为不同的种类,而且这些应对分类之间是相互交叉的。

1. 问题关注应对与情绪关注应对 根据 Lazarus 和 Folkman 的观点,应对依目的的不同可以分为问题关注应对(problem-focused coping)与情绪关注应对(emotion-focused coping)。

问题关注应对以改变造成应激的事件为目的,着眼于面对问题、解决问题,针对伤害性的、威胁性的或挑战性的应激性情境,努力尝试做一些富有建设性的事情。而情绪关注应对则以控制应激性事件引起的情绪反应为目的,努力对体验到的情绪进行调节。

在遇到应激性事件时,人们通常既采用问题关注应对,又采用情绪关注应对,这表明对大部分应激性事件而言,这两类应对方式都是有效的。当然,对事件性质及应对资源的认知评价决定了个体选择采用哪类应对方式。当个体相信自己具备的资源足以应对应激性情境的需求时,比如对自己考上公职很有信心,就会倾向于采用问题关注应对,如报名上辅导班、向以前的成功者取经、制订复习时间表等。当个体认为自己无法改变应激性情境的时候,比如亲人去世,就会倾向于采用情绪关注应对,如找人倾诉、从宗教中寻求安慰、整理房间分散注意力等。当个体认为自己可利用的资源不足以满足应激性情境的需求时,比如英语四级考试总是不能通过,也会倾向于采用情绪关注应对,如借酒消愁、寻找英语其实不那么重要的证据等。

问题关注应对和情绪关注应对的发展受很多因素影响。首先是性别因素。虽然之前的研究发现男性比女性更多报告运用问题关注应对,但是,后来的研究显示,当男性和女性的职业、受教育程度相同时,性别差异就不再存在(Greenglass 和 Noguchi,1996)。其次是年龄因素。随着年龄的增长,经验的丰富,能力的提高,个体越来越多地采用问题关注应对。再次是社会文化因素。有研究发现,经济收入高、受教育程度高的人比经济收入低、受教育程度低的人更多采用问题关注应对(Billings 和 Moos,1981)。最后是个人经历因素。有研究者对 9427 名青少年的调查研究发现,之前经历的创伤的种类和持续时间与他们遇到应激性事件经常采用的应对方式具有相关性,之前经历的创伤严重、持续时间久,会更多采用情绪关注应对,而不是问题关注应对(Vaughn-Coaxum 等,2017)。

笔记

　　Lazarus 和 Folkman 根据对问题关注应对与情绪关注应对的分类,还区分出了 8 种应对策略(专栏 6-2)。

　　2. 认知应对与行为应对　Allen 按照应对活动的性质把应对分为认知应对(cognitive coping)和行为应对(behavior coping)。

专栏 6-2

常用应对策略

　　拉扎勒斯和 Folkman 根据应对的目的把应对分为问题关注应对与情绪关注应对,并区分出了以下 8 种应对策略(以刚被医生诊断得了肝癌的 40 岁的王先生为例)。

　　1. 面对应对(问题关注)　坚定而自信地采取行动,通过积极主动的努力来改变应激情境。例如,王先生参加保险的保险公司不愿支付他的手术费用,他可能去据理力争。

　　2. 有计划地解决问题(问题关注)　分析情境找到解决问题的办法,直接采取行动解决问题。例如,王先生查找和研究许多肿瘤专家的资料后,决定住进他最信任的肿瘤专家张教授所在医院,选择张教授作为他的主治医生。

　　3. 寻求社会支持(问题关注或情绪关注)　努力获得信息或情感支持。例如,王先生可能会向朋友、护士和不同专家了解有关肝癌的信息(问题关注功能),向妻子诉说他的担忧以得到安慰和鼓励(情绪关注功能)。

　　4. 自我控制(情绪关注)　努力调节自己与问题有关的情感。王先生虽然因为觉得命运对自己不公平而有愤怒和怨恨,但他隐藏自己的感情以避免伤害妻子和医护人员。

　　5. 保持距离(情绪关注)　做出努力让自己远离应激性情境,通过调整认知把自己和情境分开或用积极的观点看待。王先生可能尽力不去想他正面临的危及生命的健康问题或尽量轻视它们。

　　6. 承担责任(情绪关注)　接受自己在困境中的角色和承担自己在问题中的责任。如,王先生可能会告诫自己保持心境的平和,要注意饮食和睡眠,要配合治疗。

　　7. 积极重新评价(情绪关注)　努力寻找应激性情境对于个人成长的积极意义。例如,王先生认为,老天让自己生癌症就是要让我明白活着是多么美好、亲情是多么温暖、健康的生活方式是多么重要,我以前忙于工作忽略了蓝天白云、碧水青山,忽略了妻子孩子,以前应酬时喝过多的酒真是慢性自杀。

　　8. 逃跑/回避(情绪关注)　通过幻想、暴饮暴食、酗酒、吸烟、吸毒、服用药物等方法来逃脱或回避困境。例如,王先生可能沉溺于发生奇迹的幻想中,如一夜醒来,肿瘤不见了;也可能会通过睡觉或酗酒来逃避残酷的现实。

　　认知应对主要包括问题解决、自我对话和重新评价。

　　问题解决包括对应激的情境进行分析、对可采取的行动的有效性进行评估并选择一个有效的行动计划。比如,在参加应聘面试以前,"问题解决"应对就会着眼于如何减少面试焦虑、如何做充分的准备以取得好成绩、如何进行穿着打扮以提高印象分等来决定行动计划,其中既有问题关注应对,也有情绪关注应对。

　　自我对话是指能影响个体应对应激性事件及其相关情绪的那些陈述或想法,有积极和消极之分。积极的自我对话可以指导个体的行动、敦促个体实施应对策略并提供正确的反馈。比如,同样以参加应聘面试为例,面试开始前,你面对着面试官,可能会作如下的自我对话:"我很紧张,需要做几下深呼吸","这个面试官看上去很和蔼可亲,他不会为难我的","我已经做了充分的准备,没有问题",等等。而消极的自我对话会使个体产生负性情绪,导致应激持续存在或者加重应激,应尽量避免,如"这个面试官看着好严肃,他会很严厉吧,这

笔记

很可怕","我还没准备好，怎么办"。

重新评价是指为了减少应激性事件的影响而对事件的意义和重要性重新认识、重新考量。比如，面试结束时，面试官直接告诉你，你不合适这个职位，也即面试失败了。开始你想的是："这真是太糟糕了！"，"面试官凭什么故意刁难我！""总是找不到工作，我该怎么办呢？"在经历了焦虑和愤怒后，你会想："没什么大不了的！其实我也没那么喜欢这个职位"，这样重新评价后，也许你就释然了。

在重新评价的过程中，人们常常会采取以下的方式：

（1）赋予或发现事件新的意义：即给事件加上一个自己希望的意义或者挖掘出一个新的意义。如，弗兰克尔（Frankl V）在其著作《寻找生命的意义》中，把他在奥斯维辛集中营幸存下来的原因归结为：他能从苦难中发现意义，他称之为"悲惨的乐观"，用以描述个体在最坏的情境下能够找到生命的价值和意义。癌症患者刚知道自己身患癌症时，毫无疑问会把它评价为"伤害"和"威胁"，产生强烈的恐惧、焦虑、抑郁等负性情绪反应，而后有些人会寻找患癌的意义，如患癌让我的家庭关系更密切、让我对生命的意义感更强烈等，这样有助于减少负性情绪反应，保持良好的心态。

（2）改变事件的意义：是指根据收集到的新信息，消极的事件变成了积极的，或者"伤害"和"威胁"变成了"挑战"。如，被调职的人原以为自己被排挤才被从总公司调往分公司，认为这是"伤害"，后来了解到担任分公司的一把手，更能施展自己的管理才能，于是认为这对于自己是个"挑战"。

（3）降低事件的重要性：是指认为原先以为具有重要意义的消极性事件没有那么重要了。如，英语统考没有及格，开始很受打击，后来觉得没什么大不了的，它没那么重要，于是应激反应降低。或者，运用"时间投影"，即：想象在消极性事件发生后一个星期、一个月、半年、一年、两年、五年等等，自己在每个时期对事件是如何感受的。这样就会领悟到生活总是要继续的，人的感受会随着时间发生改变，消极性事件对自己的影响其实没有那么大。

行为应对主要包括四种行为反应，即：寻求信息、直接行动、抑制行动和转向他人。比如一个人被诊断得了糖尿病，他的行为应对可能就是：向医生咨询或上网搜索了解有关糖尿病治疗和血糖控制的知识（寻求信息）；买了血糖仪每日监测血糖（直接行动）；戒甜食（抑制行动）；寻求社会支持，向朋友诉说自己的烦恼（转向他人）。

3. 面对应对与回避应对　Roth 和 Cohen 按照个体对应激性事件的态度把应对分为面对应对（approach coping）和回避应对（avoidant coping）。

面对应对方式是指面对问题，收集信息和直接采取行动；而回避应对方式是指淡化事件的重要性或远离应激情境。这两种应对方式各有利弊，哪种应对方式更合适，取决于个体所处的情境和应激性事件的持续时间。如果个体需关注情境的信息，则面对应对方式更有效；如果个体需处理自己的负性情绪，则回避应对方式更有效。如果应激性事件持续时间短，则回避应对方式更有效；如果应激性事件持续时间长，那么，采用面对应对方式的个体可能会更好地认识问题、调整情绪，因而能更有效地处理应激。

然而，如果有些人遇到应激性事件一贯采用面对应对，就具有面对的应对风格，而有些人遇到应激性事件一贯采用回避应对，就具有回避的应对风格。对于慢性疾病患者而言，具有回避应对风格的人比具有面对应对风格的人有更多的症状，提示长期的回避可能是不利于应激适应和健康的（Holahan 和 Moos，1986），比如，有研究者对 2 型糖尿病患者的研究显示，积极面对的应对风格有利于血糖的控制，而回避的应对风格不利于血糖的控制，对健康有不良影响（Huang 等，2016）。此外，在患者接受手术或特殊医学检查前是否应告诉他们有关手术或检查的详细信息，取决于其应对风格是面对还是回避，回避应对风格的人接收的信息越少越好，而面对应对风格的人接收的信息越多越好（Miller，1983）。

笔记

4. 战斗应对与预防应对　Matheny 等按照应激性事件是否已经发生而把个体的应对分成战斗应对（combative coping）和预防应对（preventive coping）。

战斗应对方式是指当应激源已经存在时个体试图以某种方式征服或击败应激源；而预防应对方式是指试图通过认知重建从而改变需要或通过增加应激承受力来预防应激源的出现。因此，战斗应对方式更侧重行为，相对在短时间内就可以学会；而预防应对方式更侧重认知，需要长时间的培养和学习。

三、心理防御机制

心理防御机制（psychological defense mechanism）是个体在面临应激性事件时为减轻焦虑、恢复心理平衡而表现出的一种自发的适应性应对，弗洛伊德（Freud S）认为防御机制主要是在潜意识中运作的。当防御机制不常应用时，其对减轻应激有适应性价值；但如果防御机制被频繁地应用，个体形成了回避现实的人格，将不利于其应对应激、适应环境。

常见的防御机制有：

1. 压抑（repression）　压抑是把意识所不能接受的、使人感到痛苦的冲动、欲望、思想或经验，驱逐到潜意识中，从而表现为不能觉察或回忆。生命中前 5 年发生的创伤性应激事件可能被压抑在潜意识中。而那些被压抑在潜意识中的冲动、欲望和创伤性应激体验并没有真正消失，只不过是潜伏着而已，如果有机会仍会活动起来，影响人的行为，如出现失言、笔误乃至影响心身健康。压抑是一种重要的防御机制，常常是焦虑的来源，是其他防御机制的基础。例如，经历严重创伤（如遭遇强暴、车祸、火灾等）的人可能会不记得创伤的经历。

2. 否认（denial）　否认就是否认那些已经发生的令人痛苦的应激性事件或否认其严重性，以避免心理上的不安与痛苦，这是一种无意识的防御机制。例如，做母亲的听到自己心爱的女儿死于交通事故，她承受不了这样的应激刺激，就否认这桩事真的发生了，认为女儿还活着，等一会儿就会回来。又如，癌症患者在获知自己患癌的信息后常常会认为是医生搞错了，"这不是真的"，这也是否认。

3. 倒退（regression）　个体面对负性应激性事件时，心理活动退回到前面的发展阶段，运用以前是符合年龄特征的但现在却是不成熟的、幼稚的行为来应对，以获得别人的同情和照顾，避免面对现实问题或内心的痛苦，这就是所谓倒退。比如，有些女性在失恋时，会表现出幼稚的小女孩的行为，就像小时候丢失了心爱的玩具一般，痛哭流涕、吵闹等。

4. 合理化（rationalization）　又称作"文饰作用"，是指在面临诸如失败、损失或无法实现某个愿望等负性应激性事件时，个体找出借口来解释，使之变得合理，以减轻焦虑、减少失望。就如同《伊索寓言》中的那只狐狸，吃不到葡萄反说葡萄酸。这是一种人们经常使用的自我防御机制。例如，被炒鱿鱼的人经常这样为自己解释："这份工作又苦又累，我本来就不想做。"

5. 投射（projection）　投射是指在潜意识中把自己所不喜欢的或无法接受的欲望、态度、感情、思想等转移到别人身上，以避免焦虑，获得心理的平衡。尤其当个体遇到强烈的应激性事件，把它评价为是严重的伤害或威胁，从而产生强烈的愤怒和攻击欲望时，投射更可能发生。比如，有些具有被害妄想的人总疑心他人要害自己，实际上是自己内心对他人的憎恨（攻击驱力）的一种投射。

6. 反向形成（reaction formation）　个体为了回避无法接受的冲动或欲望而以与冲动或欲望相反的行为表达出来，这样就不必处理因此而产生的焦虑，这种潜意识的防御机制就是反向形成。所谓"此地无银三百两"，说的正是反向形成。例如，一个妇人恨她的丈夫，她可能表现出过分的爱与奉献；一个内心极度自卑的人，可能会过分炫耀自己的优点，一个

笔记

内心为财富过分焦虑的人，可能会在朋友圈大晒豪车、奢侈品。

7. **幻想（fantasy）**　指个体因无法实现某个愿望而通过幻想来满足，以摆脱挫折引起的应激状态的心理防御机制。比如，一个在爱情上屡屡受挫的女子幻想自己遇到了白马王子。

8. **置换（displacement）**　个体遇到负性应激性事件时，不能把焦虑、愤怒等负性情绪发泄到引起应激的目标上，因为这样不安全，于是只能把自己的情绪转而发泄到可能很安全的其他目标上，此即为置换。比如，一个人被上司责骂，但不能冲上司发泄，于是回家冲儿子发火。

9. **抵消（undoing）**　是指用某种象征性的活动来抵消不能被意识接受的欲望、冲动、观念或行为，以减少负罪感和焦虑。如，有些人在干了坏事以后，就热衷于慈善事业，这就是在用抵消的心理防御机制。

10. **补偿（compensation）**　个体在生理上或心理上有某种缺陷，可能是实际存在的，也可能是想象的，因此而采用种种方法来弥补这种缺陷，以减轻心理的焦虑或不适，这就是补偿机制。比如，某位有腿部残疾的学生格外用功，取得全年级第一的好成绩。补偿若使用得当，不失为一种能有效应对应激的、良好的心理防御机制。但若过分补偿，就可能影响心理健康，比如自卑的人如果过分补偿，就可能产生偏执行为。

11. **升华（sublimation）**　把经历应激时的痛苦转变成能被社会接受的行为或转换成某种高尚的追求，如体育运动、文学艺术等，以保持内心的安静与平衡，此即为升华。比如，歌德在失恋后写出了名著《少年维特之烦恼》，这就是升华的例子。升华是应对应激的比较健康的、比较有效的心理防御机制之一。

12. **幽默（humor）**　指通过幽默的语言或行为来应付应激性事件的心理防御机制，比如，据说苏格拉底有一次正与学生讨论问题，他妻子对他破口大骂，之后还把一盆水浇在他身上，苏格拉底却笑道："我就知道雷电过后必有暴雨"，这就是智者的幽默。幽默是一种健康向上的、成熟的心理防御机制，它在降低了痛苦的同时增加了愉悦，在应对应激性事件时可以有意识地加以运用。

四、应对与健康的关系

应对是应激过程中重要的中介变量，个体如何应对将直接影响应激的结果，进而影响心身健康。因此，应对对健康和疾病的影响取决于个体所采用的应对方式或策略。

首先，积极的应对策略可能有助于降低应激反应。比如，Heiden（1991）的研究显示，个体如果能采用注意分散的应对策略，如想象自己正沐浴着明媚的阳光在树林里漫步、回忆所有教过课的高中老师的姓名等，就能降低对实验室应激源的应激反应。Cohen（1999）的研究也发现，让儿童在接受注射时看电影，这样的注意分散策略能够减轻儿童在注射疫苗时的心理困扰和疼痛感受。

其次，应对方式或策略对身体健康有重要影响。比如，有研究发现采取屈服的应对方式与恶性肿瘤的发生、发展密切相关。Azpiroz 等（2008）曾经利用社会应激模型（感受到攻击性小鼠的存在以及被攻击性小鼠攻击），使小鼠产生心理应激，并接种黑色素瘤细胞，研究社会应激下小鼠的肿瘤生长是否受其应对策略的影响。结果发现，采取屈服应对方式的小鼠与采取斗争应对方式的小鼠相比，有更多的黑色素瘤肺转移灶。这在一定程度上印证了为什么 C 型人格与癌症的发生有关，因为 C 型人格的人总是克己忍让，遇事屈服。而且癌症患者若采用屈服应对方式，将不利于其康复和生存。对癌症患者的追踪研究发现，采取"斗争精神"应对方式的患者与采取"屈服"应对方式的相比，平均多存活 5 年（Pettingale 等，1985）。再比如，有研究显示采取面对应对策略还是回避应对策略可能与心血管疾病的发生和死亡密切相关。日本对 57 017 名被试的一项长达 8 年的前瞻性研究发现，面对应对

笔记

策略,如预先对应激源进行准备和处理,与脑卒中发生率和心血管疾病死亡率的降低有显著的相关性(Svensson 等,2016)。

第三,应对方式或策略对心理健康和生活质量有重要影响。比如,Moulin 等(2017)研究发现,在 7 个能预测高水平心理幸福感的因素中,最能有效预测的因素是应对,即遇到应激情境,有解决困难问题、应对应激的能力。Rodríguez-Pérez 等(2017)对长期照顾失去生活自理能力的年长亲人的人群进行研究,发现他们的生活质量和他们所采用的应对策略密切相关,消极的回避应对使得生活质量更差,而积极面对的情绪关注应对和利用社会支持的应对有利于改善生活质量。

第二节 应 激 管 理

应激与健康的关系非常密切,它会直接或间接地导致疾病,或阻碍疾病的康复甚至使已有的疾病恶化,因此,学习并运用应激管理(stress management)技术就显得非常必要。已有的研究表明,应激管理对于减少应激发生、改善心身状态、降低应激反应水平、保持良好的情绪、预防疾病发生、减轻疾病症状、促进疾病康复等均具有积极意义。

一、应激的系统管理模型

因为应激涉及应激源、认知评价、应对方式、社会支持、个性特点、心身反应等多个因素,因此,应激的系统管理模型认为应激管理是一个系统工程,应该针对应激系统中的各种应激有关因素展开,从两个方面入手,一方面尽量减少应激发生的可能性,另一方面努力消除或降低应激反应以及应激的负面影响,从而达到管理的目的。应激管理技术涉及应激作用系统中的多个环节,是多种应对技巧的综合,例如:控制或回避应激源,增加控制感,认知重构,自我指导,应激接种训练,问题解决训练,应对指导,利用更多社会支持,日志写作,时间管理,金钱管理,学会幽默艺术,松弛训练,音乐疗法,系统脱敏疗法,生物反馈技术,建立良好的饮食习惯,发展业余爱好,参加体育锻炼等。目前得到广泛应用的认知行为应激管理技术实质上是认知应对策略与行为应对策略的结合。

已有很多研究证实了应激管理技术的应用,无论对于健康人群还是患病人群,都具有减轻应激、维护心身健康的积极作用。

Gaab(2005)曾运用结合了认知重构、问题解决训练、自我指导和渐进性肌肉放松训练等多种措施的认知行为应激管理技术,帮助大学生应对考试应激,调整身体和心理状态,取得了良好的效果。Arble 等(2017)研究显示,警察通过接受有关如何应对创伤性事件的应对指导,在以后遇到创伤性事件,会更多运用积极的认知重构、幽默等应对策略,较少借助于酒精,焦虑也减少了。

Steptoe(1994)的研究发现,运用以放松训练为主的应激管理程序有助于改善冠心病患者的情绪、增加幸福感、提高生活质量。Cruess(2000)运用结合认知重构、应对技巧训练、自信训练、愤怒管理、社会支持利用技能和放松训练的认知行为应激管理,对早期阶段乳腺癌患者进行干预,结果显示,认知行为应激管理干预能降低患者血浆可的松水平,同时能促进其积极成长,减少消极情绪。

Allen(1983)提出,应激管理技术训练须遵循三个步骤,即:①对应激系统中各因素的评估和概括,包括访谈、观察、心理测验,回忆和角色扮演,学会分析问题和明确问题;②应对技巧的学习和演练,包括:指导、示范和演练,提供积极的反馈,强调解决问题的灵活性和应对技巧的多元性;③应对技巧的应用和泛化,包括:运用应对技巧于现实生活环境的应激源,不断实践并给予反馈,鼓励建立自我效能感,只要有需要就尝试新的应对技巧,等等。

此外，应激管理技术的训练和应用还可以借助于网络，已经有各种应激管理 App 尝试发挥作用。

二、常用的应激管理技术

1. 认知重构（cognitive restructuring） 是 Meichenbaum 于 1975 年提出的一种应激管理技术，是用更富建设性、更现实的能减轻人们的伤害或威胁性评价的想法或信念代替那些激起应激的想法或信念的过程。因为应激常常是由于不合适的认知评价引起或加重的，个体如果具有贝克所指出的两极化思维、武断性推论、选择性概括、夸大和缩小、过度引申等认知歪曲，或者具有艾利斯（Ellis A）所指出的灾难化、绝对化等不合理信念，都容易因夸大事件的伤害和威胁的程度、贬低自身的能力而认为自身资源不足以应对问题情境，从而增加应激发生的可能性和强度，所以如果能帮助人们改变不合适的认知评价，将有助于应激的管理。

认知重构的过程一般可以分为如下 4 个步骤：

（1）认识：首先，确认和了解应激源，把你心中的挫折和忧虑都写下来（比如男朋友跟我提出分手）；其次，确定那些情境和事件为什么是应激源，尤其是要确定与它们相联系的情绪是什么（我很沮丧、愤怒、抑郁），信念是什么（我很爱他，对他那么好，他怎么可以说分手呢？这不公平；他跟我分手了，没有他我活不下去；我真是太糟糕了！没有人会真正爱上我）；再次，进行认知评价，如果认知评价的结果是消极的，阻碍你解决问题，就进入下一步（我没法解决，没法减少沮丧、愤怒、抑郁）。

（2）重新评价：换一个不同的视角来看问题，把问题看成中性的或积极的，能确切地把握哪些因素是你能控制的，哪些因素你应该接受它是不可控制的（爱情没有所谓"公平"，"我很爱他"是我可以控制的，"他不再爱我"是我无法控制的）。

（3）替换：用新的思维框架代替原有的不合适的思维框架（就算他跟我分手了，也不是什么世界末日，生活还是会继续，明天又会是新的一天；不是我不够好，而是我们不合适）。

（4）评价：检验新的思维框架有没有发挥作用，自己的情绪有没有改善。如果答案是肯定的，则继续采用；如果答案是否定的，则回到第 2 步，重新寻找合适的思维框架。

Seaward（2006）提出，进行认知重构时采取某些策略是有益的。①先做放松，当精神放松，个体对当前的问题会有更新、更广的视角；②对自己的思维和情绪负责任，而不是责备他人；③调整期望值；④给自己积极的肯定；⑤关注当前积极的方面。

此外，还有些思维方法有助于认知重构：①这对我无关紧要；②事情原本都应如此；③人人都会犯错误；④矛盾是由两个人引起的；⑤想法决定感受。

2. 应激接种训练（stress inoculation training） 是 Meichenbaum 于 1985 年提出的一种应激管理技术，脱胎于认知行为治疗，其基本原理是：如果人先面对强度较小的应激情境，经过指导和训练获得了应对这种应激情境的技巧，那么他就具备了对这种应激情境的抵抗力，然后就可以面对强烈的应激情境并运用这些技巧来应对。应激接种训练包括教育、演练和实施三个阶段，这三个阶段有一定程度的相互重叠。

（1）教育阶段：是使个体对应激情境重新理解并概念化的过程。首先，个体了解应激的本质是个体对环境的适应过程，在这个过程中认知评价有重要作用，并了解一般的应激反应有哪些；其次，分析自己想要应对的应激情境和自己以往的应激反应，其中哪些是可以改变的？哪些是不可改变的？与此相匹配的，是用问题关注应对合适？还是用情绪关注应对合适？分别有哪些应对策略可以采用？再次，把要应对的应激情境进行分解，建立具体的短期应对目标、中期应对目标和长期应对目标。

（2）演练阶段：是个体学习各种应对技巧并在安全的环境中实践和练习的过程。首先，

笔记

针对个体各自的具体应激情境以及应激反应,如慢性疼痛、手术焦虑、公众演说焦虑、牙科恐惧、工作应激、比赛焦虑、育儿焦虑等,教授各种有效的应对技巧。这些技巧中有些是具有普遍适用性的,如预防崩溃、合理归因、问题解决、放松训练、认知重构、自我指导、停止思考、人际沟通技巧等;有些是针对特殊的应激情境的,如解决工作中的问题、学习演讲的技巧、掌握育儿技巧等。然后,运用榜样示范、角色扮演、情境模拟、逐级暴露等使个体对上述应对技巧进行实践和练习。

(3)实施阶段:是个体把学到的应对技巧用于真实的应激情境并进一步用于广泛的现实生活环境的过程。

3. **问题解决训练(problem solution training)**　许多应激来自于个体面对一个问题却不知该如何解决或采用了错误的解决方法。例如:面对人际冲突,有的人束手无策;有的人用拳头解决。由 D'Zurilla 于 1989 年提出的问题解决训练正是着眼于此的应激管理技术,它是帮助个体学习鉴别、发现和创造有效的和适应性的策略来处理日常生活中问题的方法。

问题解决训练包括 5 个步骤,即:描述问题并确立目标、想出许多解决方法、选择其中最合适的解决方法并细化、实施这个解决方法、检验此方法的有效性。

以解决与同事的人际冲突为例,问题情境是与某同事一起合作完成一个项目,但是这个同事总是不配合、不合作,两人矛盾很深。运用问题解决训练:第一步,问题是在与同事合作中遇到了麻烦,同事不合作,有冲突;确立目标是解决人际矛盾,使同事可以合作完成项目。第二步,想出可选择的解决方法,并分析利弊,比如,找其他人来调解(利是不会使矛盾恶化,有缓冲的余地,弊是通过别人传达的信息有可能走样);直接与该同事沟通(利是有可能找到症结,消除误会,弊是没有回旋的余地,有可能谈崩);暂时冷处理(利是有可能避免矛盾激化,弊是有可能使矛盾越积越深);等等。第三步,选出一个利最大、弊最小的解决方法,然后把它细化。比如,如果选择的是"直接与该同事沟通",那么可以细化为学会倾听、学会用恰当的方式表达自己的意见、学会理解别人的情绪、情感。第四步,实施这个解决方法,去和该同事直接沟通,很好地倾听、恰当地表达、积极地理解。第五步,评价此方法的有效性,如果与同事的矛盾得以解决,同事愿意合作了,那么问题就解决了,这个方法是有效的,否则就要考虑是方法本身不合适还是方法运用有问题。

通过问题解决训练,个体不仅可以应对目前的问题情境,而且可以储备多种解决问题的方法以应对将来的应激情境。

4. **日志写作(journal writing)**　Pennebaker 在 1986 年首次提出运用"写作"范式来对创伤引起的应激反应进行干预,从而减少焦虑、抑郁等负性情绪。后来有很多研究发现,写作是行之有效的应激应对策略,它不仅有利于情绪的宣泄和表达,有利于心理的平静,还有利于理清思路和找到有效的解决问题的方法,甚至还对减少身体症状、增进免疫功能有积极作用(Pennebaker 等,1988;Francis 和 Pennebaker,1992;Greenberg 和 Stone,1992;Petrie 等,1998)。

当写作成为应激管理的日常,就有了日志写作。日志写作可操作性比较好,只需要:一个只用于日志写作的本子,一支笔,一个相对安静的环境,然后,把经历、思想和情绪写在本子上。每次至少花 15～20 分钟完成一篇日志,每周至少写 3 篇。日志的内容既可以写遇到的应激性事件以及反应、感受和应对,也可以写积极经历和感受;写作不仅仅局限于用语言来表达思想和感受,还可以用绘画,也许绘画可以表达语言无法表达清楚的情绪和想法。

作为应激管理技术的日志写作,应注意以下几点:①最好找一个属于自己的私密的地方,不会被打扰,而且更放得开,使思想更自由、更有深度,使情绪感受更加准确;②写日志前最好先做一下放松,集中注意力于自己的思想和情绪感受;③日志的内容可以写积极经历,但是应多关注那些引起最强烈沮丧、焦虑或悲痛的事件和问题,并仔细体会自己的情绪;④想到什么写(画)什么,让思想自由流动,不要审查自己写(画)的内容、技巧和优美程

笔记

度，自己能看明白就行；⑤日志是写给自己一个人看的，所以虽然博客、微博、微信朋友圈都可以记录经历、发表感想、表达情绪，但是那些不属于日志写作。

5. 时间管理（time management）　是指安排个人责任的先后次序、日程表然后执行而使自己满意的策略。现代社会的工作节奏越来越快，任务越来越繁重，我们总是觉得时间不够用，永远受着"截止期"的压迫，有许多应激来自于时间上的紧张。于是时间管理技巧也成为应激管理的一部分。

发展时间管理技巧可从以下几个方面着手：

（1）给责任排定先后次序：①用 ABC 等级标定责任的重要性；②根据 Pareto 的 80/20 定律，我们应该着重做好一件或两件值得花时间做的任务；③根据重要性 - 紧迫性的原则来排，把任务分别放入 4 个盒子，1 号盒子装重要又紧迫的任务，2 号盒子装重要但不紧迫的任务，3 号盒子装不重要但紧迫的任务，4 号盒子装不重要又不紧迫的任务。

（2）排定日程表：首先把时间划分成一个个任务区域；然后把每个时间区域细分，通常15～30 分钟为一个小单位；把任务分类安排。

（3）执行：包括给每个任务设置一个截止期；把大任务分解成几个小任务，给每个小任务设置一个截止期；一段时间只做一件事；完成一个任务就给自己奖励。

此外，还应学会分派任务给下属、每天安排属于个人的时间、在工作与休息娱乐之间找到平衡点。

6. 幽默艺术（humor art）　幽默是发现和欣赏给个体带来快乐的滑稽或可笑的想法、事件或情境的心理体验，幽默也是创造快乐和欣赏快乐的心理品质，还是感知和享受快乐的能力。幽默虽然是心理防御机制的一种，但是我们可以有意识地用作应对策略，此即为幽默艺术。

不管是我们不得不躺在病床上，还是不小心把汽车钥匙锁进了后备箱，都可以运用幽默艺术来应对。幽默艺术可以化解焦虑和愤怒，减少由生活事件、日常困扰引起的应激体验，甚至有助于治疗疾病、拯救生命。如，根据 Cousins N 在其著作《疾病剖析》中的介绍，他利用幽默治愈了自己的强直性脊柱炎；弗兰克尔在其著作《寻找生命的意义》中指出，幽默能够拯救生活在死亡阴影中囚犯的生命。此外，对于内部控制源的女性，幽默艺术有助于其愤怒情绪的宣泄，降低应激反应（Prerost，1987）。

幽默艺术作为一种应对技巧是可以学习和训练的。根据 Seaward（2006）的建议，可以从以下方法着手：①学着不要把生活搞得过于严肃；②每天都发现幽默的事情；③努力提高自己的想象力和创造力；④每天与朋友分享幽默笑话；⑤学着夸张地讲故事或描述某种情景；⑥建一个幽默图书馆，收集笑话、喜剧等，也可以做幽默笔记；⑦一旦有负性情绪就访问你的幽默网络，即与幽默的人接触或看幽默书籍、喜剧电影等（图 6-2）；⑧提高自尊。

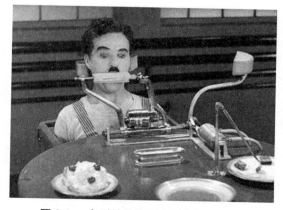

图 6-2　卓别林的喜剧电影《摩登时代》

笔记

7. 松弛训练（relaxation training）　是一种通过一定程式的训练学会精神上及躯体上放松的应激管理技术。已有的研究表明，放松具有良好的抗应激效果，是减少应激引起的生理和心理反应、治疗因应激而引起的各种疾病、维护和促进健康的好方法。渐进性肌肉松弛训练、自生训练、松弛反应、冥想、瑜伽、太极拳、按摩等都是行之有效的放松方法。

（沈晓红）

思考题

1. 如何理解应对的概念？
2. 我们在应激过程中是如何运用认知应对的？
3. 如何运用认知重构对"失恋"进行应激管理？
4. 如何运用应激接种训练对"公众演说焦虑"进行应激管理？
5. 如何运用问题解决训练对"人际冲突"进行应激管理？

笔记

第七章　中国传统文化中的健康心理学元素

"人类心理机能一旦自发展中产生,其性质是文化的。人类心理发展受到文化的引导和个人的建构。"(瓦西纳,《文化和人类发展》)

五千年中国文明史,蕴含着丰富的心理学思想,所形成的中国健康心理学思想具有明显的整体观等特点,主张形神统一和天人合一。深入挖掘中国古代文化中的健康心理学思想,使古老的健康心理学思想发扬光大,从而使其更有效地、系统地指导人们养生,更好地促进国民的身心健康。

第一节　中国文化、健康与养生观

一、中国文化与健康心理学

凡是超越本能、人类有意识地作用于自然界和社会的一切活动及其结果都属于文化(culture)。中国文化受到哲学、宗教、传统伦理道德、教育、文学艺术等因素的影响。

1. 中国文化对健康的影响　中国古代哲学思想遗产极为丰富,孕育着中医学的成长,不断丰富着健康、疾病和养生观念,涉及健康心理学的相关内容。

春秋初期管仲所著《管子·内业》等篇中,解释了生理和心理现象的关系和认识与情绪关系,他提到:"思索生知,慢易生忧,暴傲生怨,忧郁生疾,疾困乃死。"《左传》记载晋侯求医于秦(公元前541年),秦伯使医和看病,和提出:"天有六气"(阴、阳、风、雨、晦、明),"阴淫寒疾,阳淫热疾,风淫末疾,雨淫腹疾,晦淫惑疾,明淫心疾"。

学习理论是行为转变学说的基础,孔子强调兴趣和动机在学习中的作用,他强调:"知之者不如好之者,好之者不如乐之者。"用"志"强调学习动机的作用,朱熹解释为:"心之所之谓之志。"

知行观是中国古代哲学的重要议题,对行为转变有着指导意义。"知指知识、知觉、思维、认识;行指行为、行动、践履、实践。"(章启辉)。"非知之艰,行之惟艰"(《尚书·说命中》)。荀子主张知和行的统一,汉代董仲舒强调"凡人欲行为皆以其知先规而后行之",程颐重知轻行,提出"行难知亦难"。南宋朱熹的"知行常相须"较程颐更合理地强调了知行的相互作用。王阳明的"知行合一"观点背后,也倾向于知先行后。王夫之继承荀子和王充的思想,提出"知非先,行非后,行有余力而求知","行先知后"、"行可兼知,而知不可兼行"。知行论告诉人们,个体的行为转变是复杂的工作,行为转变的困难在于有的人面对的是知难,有的人是行难,知行相互作用。

处理医患关系方面,《史记·扁鹊仓公列传》记载战国时期医学家扁鹊所总结的"六不治"。张仲景的《伤寒杂病论》、孙思邈提及的"大医精诚"均是规范行业的体现。诸如"普同一等,皆如诸亲之想"的医患理念,"不失人情"的医患交往充分体现了医德。

《乐记》讲的"凡音之起,由人心生也"描述了音乐的产生与人心理间的关系。郭沫若说:"中国旧时的所谓乐(岳),它的内容包含得很广。音乐、诗歌、舞蹈,本是三位一体不用说,……凡是使人快乐,使人感官可以得到享受的东西,都可以称这谓乐。但以音乐为代表,是毫无问题的。"

疾病体验的产生与文化之间存在密切关系。只有在中医文化中成长的人才会有"气虚、血虚、阴虚阳亢"等的独特疾病体验。文化在一定程度上界定了疾病的范围,影响疾病体验的产生。

2. 迷信、忌讳、巫术及其批判 上古时代是一个充满着原始氛围的社会,部族图腾,自然崇拜和祖先(灵魂)崇拜等,使先民形成了根深蒂固的迷信思想和鬼魂观念,以及报应、缘与命定信念(专栏7-1)。它在一定程度上与我国民俗文化、人生哲理互相糅合在一起,迎合了人的这种复杂的心理需要。

专栏7-1

报应、缘与命定信念

在我国民间文化中,相信"缘份"是一个很普遍的现象。人们认为一些事件的发生,是超越人的感知和控制能力之外的原因造成的,这就是"缘"或者"缘份"。"缘份"不仅可以说明希望的结果,也可以解释不希望的结果,如"孽缘"。它降低了个人的能控性,降低了个人的责任,使人以顺应的态度来面对一切。这样"缘"就具有了心理调节的作用。

1. 报应信念 报应是认为人的行为一定会有神秘的结果。做好事有好的、神秘的影响,反之,则会有坏的、神秘的影响。这就是所谓的"善有善报,恶有恶报"。报应含有传统的善恶报应,也有佛教的因果报应。善恶报应并不来自什么神灵,而是来自人的善、恶行为。在心理、生理上起了变化,出现两种不同的报应结果。报应信念对于化解个人不能控制的事件结果是有效的。假如一个人受到别人伤害,按照一般的反应,他应当反抗,这样他自然会产生应激性的心理反应,导致紧张的心理状态。如果反抗没有效果的话,会因挫折而导致更大的心理冲突。但是如果他认为有报应,过错方将来必然受到报应,他就会感到释然,接受所遇到的困境,心理冲突也就得到了解决。研究表明,常存善念、不谋私利的人,心无负担,情绪愉悦,常免于疾患,起到祛病延年的效果。这便是善恶报应的因果作用,可见,注重道德修养,不仅是为人之道,更是养生保健之道。古代医家所说"仁者寿"的至理名言,很值得我们深思。

2. 命定信念 相信命定与人的自然崇拜有关,即使强调人世担责的儒家。当人们遇到不能化解的问题时,常常说这是"命"。

(1)迷信:迷信阻碍了人们对客观世界的认识和改造,在医学领域里,它阻碍着对疾病的正确认识和治疗。《灵枢·贼风》真实地记载了这种治疗疾病的误区:"其毋所遇邪气,又毋怵惕之所治志,猝然而病者,其何故也?唯有因鬼神之事乎?"这是针对迷信之气甚浓的一种反问。《史记》载战国名医扁鹊(秦越人),把"信巫不信医"作为六不治之一。《内经》也庄严声明:"拘于鬼神者,不可与言至德"(《素问·五脏别论》)。说明许多医家已清醒地看到,患者迷信鬼神,不仅会影响治疗,也会因其"疑神疑鬼"而增加一些疾病本不应有的症状,使病情更为复杂,从而也对健康造成了严重的危害。

(2)忌讳:忌讳是一种迷信。明代医家张介宾曰:"讳者,忌也,人情有好恶之偏,词色有嫌疑之避,犯之者取憎,取憎则不相合,故入家当问讳"。讳,指所忌讳、隐讳的事或物。《内经》中也有关于忌讳的论述:"入国随俗,入家问讳,上堂问礼,临患者问所便。"忌讳是人类社会最普遍的文化现象之一。对任何人都一样,不论他本人是否愿意,是否都意识到,但忌讳总是伴其一生。可以说，在人生的旅途中，忌讳不仅无时不有，而且无所不在，特别是在系苦乐、生死、婚嫁等重大事项上，更是壁垒森严。

国人的主要忌讳是"死""性"和"心病"，皆与健康疾病有关，表现以下几方面：

首先，节日期间、结婚、有长者在场时讳"死"，包括相近的读音或类似的字。如选择数字时，回避"4"；送礼不能送钟表，"钟"音同"终"。在医院，医生面临如何与患者谈论死亡话题的问题。

其次，国人多持有"万恶淫为首"的观念。"正人君子"在日常生活中避谈性，父母常常回避子女对自己如何出生的问题。在医院，医生很少询问患者性生活史，患者也羞于求询生殖器方面的疾病。

最后，患"心病"受周围人歧视，大家也以有"心病"家属为耻，几乎没有人公开承认去精神病医院看病。人们将精神科医生称为"心理医生"，也反映了大众对"心病"的忌讳。

忌讳影响健康，但恰当的对性、死亡等忌讳同样有积极的一面，辩证地看待忌讳符合健康需要。探望患者时，要多用乐观的话鼓励患者，但仍需注意分寸，切忌说过头话，不要将患者的现状与健康的状况做对比，否则会使患者的心理和情绪都受到影响，这样只会加重别人的病情。因此，既不完全排斥和消灭忌讳，也不一味地接受和崇拜忌讳。

（3）巫术：巫术是民间文化的另一个方面。所谓巫术，是一种人类初期的蒙昧意识，是以想象与幻想建立起来的关于世界的神秘观念。这种观念有两个最基本的特征，以人自身的特性推及万事万物，以为万事万物皆有灵，混淆现实的世界与想象的世界之间的区别。在台湾地区，民间还常见灵魂附身的现象，如托梦、显灵、惊到、中邪、冲犯、煞著、缠身、通灵等。这是典型的迷信思想。巫术只能导致劳动人民伤财受害，对人们生产和生活造成了很大的困难和不良的后果。

总之，迷信对人的身心健康造成了严重的危害，阻碍着人们的健康和对疾病的认识与防治，从而也阻碍了整个医学事业的进步。冰冻三尺，非一日能解，医学事业要想取得长足的发展，必须破除迷信。

二、历代养生理论

养生又称摄生，出自《管子》一书，它包含有养身和养心（性）两个方面。历代养生家形成了不同的养生观。

（一）形神统一

又称"形与神俱"，或"形神相俱"，即形体与精神的统一。形神关系实际上就是身与心、生理与心理的关系。

人体的一切组织器官是物质形态，称为形。中医学将各种心理活动统称为"神"，认为神的活动是人体脏腑活动的表现之一。神是人体生命活动现象的总称，是机能作用。形与神是生命运动中矛盾着的两个方面。形神关系，实际上就是身与心、生理与心理的关系。从起源来看，是形具而神生，但从作用上说，神又是形体脏腑的主宰。形是神依附的实体，神是形机能的表现。神充则气强，神衰则身衰，神亡则死。从生理上看，神是形体的功能表现，形是神的寄舍之宅。在病理上，形衰则神无所主，神乱则形有所伤。形神的统一是健康的象征，形神的失调是患病的依据。

古代养生理论基础可归结为"形与神俱，形神兼养"，意即人是一个有机联系的小系统，形体（身）与精神（心）相互依赖，因此，既要保养形体，以促进心理健康；也要保养精神，以促

 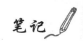

进身体健康。形神统一思想是我国古代养生学的理论基础，至今仍是现代养生学应遵循的原则。

荀子首先提出了"形具而神生"的一元论观点，他说："天职既立，天功既成。形具而神生。好、恶、喜、怒、哀、乐藏焉，夫是谓之天情。"形体完备，才有健全的心理活动。荀子还提出了"精合感应"的论点，认为人的心理仍是外物作用所引起的人对它的反应。"心者，形之君也，而神明之主也。"的观点直接影响到《黄帝内经》（简称《内经》）。

《内经》认为人体胚胎的发生，全赖父精母血的结合。父精为阳，母血为用，阴为基，阳为用，阴阳交感，生发滋荣，胚胎乃成。胚胎既生，在母体中发育，逐渐生成脏腑，营卫血气通达和调；同时魂魄也渐次具备，心神生成并展开活动，具备了基本的生命能力，可以脱离母体而逐渐生存。"血气已和，营卫已通，五脏已成，神气舍心，魂魄毕具，乃成为人。"（《灵枢·天年》）也就是说人体形神统一才能更好地养生。

（二）顺应自然

"人法自然，法天顺情"，归纳为"顺应自然"，含义是人要通过顺应自然规律来养形调神，促进养生，达到长寿目的。中医整体观念认为，人事、社会、自然是一个系统，人禀天地之气生，属于自然界的一部分。顺时养生是重要的心理养生方法之一，"故智者之养生也，必顺四时而适寒暑……如是，则僻邪不至、长生久视"（《灵枢·本神》）。"视"是活的意思，指长生久视，是延长生命，不易衰老。

为何能延长生命呢？是因为僻邪不至，它是说病邪不能侵袭。而病邪不能侵袭的关键又在于顺四时而适寒暑，这是中医养生学的一条极其重要的原则，也可以说是长寿之法。为什么这样说呢？"人以天地之气生，四时之法成。"（《素问·宝命全形论》），"天食人以五气，地食人以五味。"（《素问·六节脏象论》），就是说人体要依靠天地之气提供的物质条件而获得生存，同时还要适应四时阴阳的变化规律，才能发育成长。"人与天地相应"，人既然是自然界的一员，就必须顺应自然界的规律，才会健康长寿。

（三）修德养心、身心共养

它是指良好的道德和性格是促进人体养生的必要条件。儒家强调在养生中的"理""道德修养""中庸之道"。孔子提出"仁者寿"和"故大德……必得其寿"，是说道德高尚和性格开朗的人，其心理不会患得患失，能免各种焦虑烦恼，经常保持乐观的情绪状态，即"仁者不忧"（《论语·宪问》），"君子坦荡荡，小人长戚戚"（《论语·述而》）。孔子讲"德"的核心思想是"仁"，他提出"仁者寿"的命题。孟子强调："养心莫善于寡欲。"认为修身养性的方法在于尽量减少物质欲望，又提出："拱把之桐梓，人苟欲生之，皆知所以养之者。至于身，而不知所以养之者，岂爱身不若桐梓哉？弗思甚也。"荀子也明确提出"形具而神生"的思想。

古代医学家受儒家影响，是有功名且兼行医的士大夫。85岁的王焘和70岁的陈修园，行事清高不俗，也不必浪迹天涯。"达则兼济天下，穷则独善其身"（孟子），表达了儒家的理想主义和入世精神，也显示出道家的豁达态度与出世精神。

（四）性命全修

它是指围绕"心"与"命"养生。性命全修中的修性指清静养神，修命指运用气功来养形，这是性命全修的宗旨。"性功"实为修养精神的功夫，"命功"实为修养身体的功夫，正因为此，李道纯才说"性命全修，形神俱妙也"。

（五）动静结合

动静结合的含义是保持恬淡平和的状态，以静制躁，结合定期适度运动，维持健康，促

笔记

进养生。老子就有"静为躁君"之说。

杂家的养生观是必法天地，其代表作《吕氏春秋》养生之道的显著特色是主张必法天地以养生，明确提出了"古之治身与天下者，必法天地也"，以"法天地"为基础，归纳出其他几种养生观和调神养生法。从"生也者，其身固静"和"流水不腐，户枢不蠹"的自然现象中总结出"动静结合的养神观"，主张顺时调神法和顺生节欲法等。生理健康又会促进心理健康，"天全，则神和矣，目明矣，耳聪矣，鼻臭矣，口敏矣，三百六十节皆通利矣"（《吕氏春秋·本生》）。

（六）阴阳平衡

阴阳对立统一交互作用成为宇宙运动变化的源泉，是万物发生和变化的根源。阴阳学说是中医学整体观念的理论基础，认为健康和疾病是受自然界大环境影响。阴阳对立统一的协调平衡，使自然界的人体处于相对稳定的状态，成为人类生存和促进养生的必要条件。

阴阳失去平衡，自然界就要发生自然灾害，人体就要生病。人的衰老，或为阴虚，或为阳虚，或阴阳俱虚。阴虚则阳亢，阳盛则阴虚，阴盛则阳病，阳盛则阴病。故防治衰老，贵在调和阴阳达到平衡，只有这样才能促进身体健康，达到促进养生的目的，人无论是饮食起居，精神调摄，自我锻炼，药物作用都离不开平衡阴阳的宗旨。

三、七情与养生

七情是指：喜、怒、忧、思、悲、恐、惊七种正常的情志活动，是人体的生理和心理活动对外界环境刺激的不同反应，属人人皆有的情绪体验，一般情况下不会导致或诱发疾病。

七情与养生的关系始于祝由等心理疗法以移易性情，变利血气，治疗疾病，表明当时人们就已意识到心理因素在治疗中的作用。只有强烈持久的情志刺激，超越了人体的生理和心理适应能力，损伤机体脏腑精气，导致功能失调，或人体正气虚弱，脏腑精气虚衰，对情志刺激的适应调节能力低下，因而导致疾病发生或诱发时，七情才称之为"七情内伤"。

由于人体是以五脏为中心的有机整体，故情志活动与五脏精气的关系最为密切。"人有五脏化五气，以生喜怒悲忧恐"，五脏精气可以产生相应的情志活动，"肝在志为怒，心在志为喜，脾在志为思，肺在志为忧，肾在志为恐。"（《素问·阴阳应象大论》）

1. **喜**　是伴随愿望实现，紧张情绪解除时的轻松愉快的情绪体验。藏象五志论将它属于心。喜本为好事，使气和志达营卫通利，但凡物太过，其气偏激皆为患。喜气太过则缓，心气耗散则"神惮散而不藏"（《灵枢·本神篇》）。

2. **怒**　是一种勃发粗糙的感情，欲望被阻拦，需要受压抑，或事见不平，令人愤慨，怒火内生向上搏击，为一种痛苦的冲动情绪。藏象五志论将它归属于肝。陈无择说："怒伤肝，其气击。"常见眩晕头痛，心烦呕逆，血随气逆时，还可以见吐血衄血。有视力、听力急剧下降，以致失明、耳聋，甚则"大怒则形气绝，而血菀于上，使人薄厥"（《素问·生气通天论》）。

3. **忧**　是预感或经过某种不顺意的事情，沉浸在担忧愁郁的不良心境中，持久不解可为病。脏象五志论将它归属于肺。陈无择说："预事而忧，……忧伤肺，其气聚"（《三因极一病证方论》）。肺为相傅之官，主气，主治节，忧伤肺气，气机的治理调节功能失常，气衰不行而为病。

4. **思**　是认知过程的中心。脾土主中央治四旁，脾主思的意义较广，对环境事件

 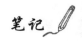

的认识体验决定了情绪，故在脏象学说中它居于中央。陈无择说："思伤脾，气留不行，积聚在中脘，不得饮食，腹胀满，四肢怠惰，故曰："思则气结。"过思伤脾气结于中，失其运化之职，脾伤亦不纳食。脾胃为后天之本，伤之，则诸证杂见。"人绝水谷则死"（图7-1）。

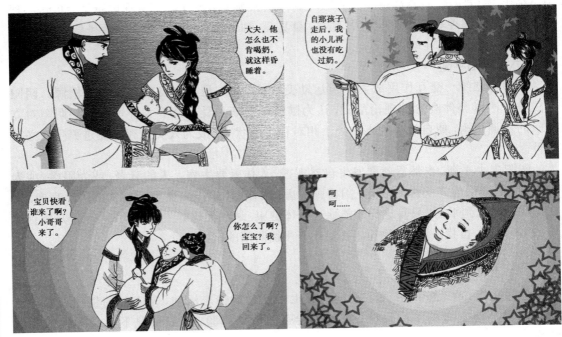

图7-1　思伤脾

注：半岁小儿忽然表情淡漠，昏昏沉睡，毫无食欲。万全大夫就诊后说："目前看不出什么病来，既不像感冒，也不像食积。难道这孩子在思念什么，而伤害了脾而导致这样？"听罢，患儿父亲有所领悟，便说："原有一小友常与他相伴而玩，我们叫他回去，今天已三天了。自那小孩走后，他便没有高兴过，也不吃奶。"于是万医生立即叫人请回小友。患儿一见故友，立即就笑了，也肯吃奶了。患儿父母不禁感叹万医生医术高明。

5. **悲**　指人对失去所爱之人或物、愿望破灭时的体验。悲由失望所生，心境凄凉，无可奈何，垂头丧气，叹息不已，愁眉不展，面色惨淡，时泪涌而泣。藏象五志论将它归属于肺。王冰说："悲哀动中者，竭绝而失生，故精气竭绝，形体残毁，心神沮丧矣。""悲则心系急，肺布叶举，而上焦不通，营卫不散，热气在中，故气消矣。"（《素问·举痛论》）

6. **恐**　是感到自己的安全受到威胁而产生的畏惧心理，是在异常情况下的应激激情，常与惊同时产生，事后还可以持续一定时间。藏象五志论将它归属于肾。陈无择说："恐伤肾，其气怯。"常表现为坐卧不安，畏手缩脚，不愿露面，惶惶不安，如人将捕之，如有人从后触其心。

7. **惊**　是指突然遭受意料之外的事件而引发的紧张惊骇的情绪体验。可导致惊悸不安，慌乱失措，甚则神志错乱，或二便失禁，"惊则心无所倚，神无所归，虑无所定，故气乱矣。"（《素问·举痛论》）

第二节　中国文化中的健康促进理论和原则

在长期生活及养生保健中，古代养生家从不同角度提出了促进健康的理论和原则，形成各自的养生模式。

一、"天地与我并生，而万物与我为一"模式

从生物起源来看，人和万物都是"道"的产物，而且"天地与我并生，而万物与我为一"。因此，在人与自然万物关系方面，庄子、老子皆主张人要与自然和谐共存，与万物合为一体。庄子说："大形全精复，与天为一。天地者，万物之父母也，合则成体，散则成始。形精不亏，是谓能移；精而又精，反以相天。"认为形体健全，精神充足，就和自然合而为一；精神进一步完善，返回来又可辅助自然。主要理论包括爱惜精神、处其和，以及先养神后养形。

（一）爱惜精神

老子曾说："治人事天，莫若啬（即培蓄能量，厚藏根基，充实生命力）。夫唯啬，是谓早服；早服谓之重积德。重积德则无不克；无不克则莫知其极……是谓深根固蒂，长生久视之道。"据《韩非子·解老篇》解释："啬之者，爱其精神，啬其知识也。"老子主张养生者要将爱惜精神作为保养精神的原则。从"夫唯啬，是谓早服"之语看，它也隐含更深一层的意思，即养生者要想长存，就要早作准备，防患于未然。

（二）处其和

养生者节制自己的情欲，做到生活有度，个体处于适宜的内外环境之中才能长寿，因此个体要节制自己的情欲，做到生活有度。老子提出养生者要做到"去甚，去奢，去泰"。老子又说："终日号而不嗄，和之至也。知和曰常，知常曰明。"可见，老子对"和"颇为推崇。养生的最佳途径是返璞归真，回归自然，所以，养生必须遵从"和"的原则。

（三）太上养神，其次养形

《淮南子》认为精神易竭，不可多用。"故心者，形之主也；而神者，心之宝也。形劳而不休则蹶，精用而不已则竭。"所以，主张以养神为主，提倡以神制形，而不要以形制神。"故以神为主者，形从而利；以形为制者，神从而害，神贵于形也。故神制则形从，形胜则神穷。聪明虽用，必反诸神，谓之大冲。"

二、道德修养和中庸之道模式

社会因素对身心健康同样也有着非常重要的影响，"礼"、"道德修养"和"中庸之道"在养生中占有非常重要的地位。良好的道德和性格本身就是心理健康的重要标志之一；道德高尚和性格开朗的人，其心理不会患得患失，经常保持乐观的情绪状态，即"仁者不忧"，"君子坦荡荡，小人长戚戚"。

（一）养心为主

荀子说："耳目鼻口形能，各有接而不相能也，夫是之谓天官。心居中虚以治五官，夫是之谓大君"。反映到养生领域，他们大都主张要坚持养心为主的原则，"养身之法，以养心为第一义"。孔子自道："七十而从心所欲，不逾矩。"孟子明确主张"养心莫善于寡欲"，荀子讲"治气养心之术"等，都是突出养心的重要性。王安石等人也主张养生做到形神共养，养心为主，他曾说："养生在于保形，充形在于育气，养气在于宁心，宁心在于致诚，养诚在于尽性，不尽性不足以养生。"

（二）标举中庸

中庸之道是要求个人言行等必须保持适中，不宜太过与不及。中庸之道对建立良好的人际关系颇有指导意义。孔子说："中庸之为德也，其至矣乎！"养生者要把中庸之道作为指导自己言行的准则。"中庸"，朱熹集注解释道："中者，不偏不倚、无过不及之名。庸，平常也。"

笔记

三、整体模式

天人合一和形神合一是整体养生思想，"内以修身，外以治国"。整体养生模式强调养形为要和谨修德行。

1. **养形为要**　"夫人，天且使其和调气，必先食气；故上士将入道，先不食有形而食气，是且与元气合。故当养置茅室中，使其斋戒，不睹邪恶，日练其形，毋夺其欲，能出无间去，上助仙真元气天治也。"（《太平经》）这段话强调养生要日练其形。

2. **谨修德行**　是指养神要与养德相结合。谨修德行中的"德"不再是自然性道德，而是世俗道德"故父母者，生之根也；君者，授荣尊之门也；师者，智之所出，不穷之业也。此三者，道德之门户也。"（《太平经》）

四、性命全修模式

"性命全修"中的修性指清静养神，修命指运用气功来养形。王重阳说："性者，神也…，命者，气也…，性命是修行之根，本谨紧锻炼也。"于是提倡"性命全修"，并将"精、气、神"看作是全真的"内三宝"。具体来说包括修仁蕴德、动静得其中。

1. **修仁蕴德**　"去嗔怒所以养性，处污辱低下所以养德。"（《丹阳真人语录》）陈致虚说："夫金丹之道，先明三纲五常，次则因定生慧，纲常既明。则道自纲常而出，非自纲常之外而别求道也。""若要真行，须要修仁蕴德，济贫拔苦，见人患难，常怀拯救之心，或化诱善人，人道修行。所为之事，先人后己，与万物无私，乃真行也。"（《晋真人语录》）总之，都是为了强调养生者要坚持"修仁蕴德"。

2. **动静得其中**　主张养生者要以静制躁来养神调心，同时，以动导神使之专一或以动养形以怡神，促进身心健康以达到长寿目的。王重阳一方面主张炼形要做到"动静得其中"，他说："凡有功作，不可过劳，过劳则损气；不可不动，不动则气血凝滞；须要动静得其中，然后可以守常安分。"他提倡以动炼形。另一方面，他又认为炼性（心）也要做到"得中"；"理性如调琴，弦紧则有断，慢则不应，紧慢得中，琴可调矣。则又如铸剑，刚多则折，锡多则偃。钢锡得中，则剑可矣。调练性者，体此二法，则自妙也。"概言之，在王重阳看来，无论是以动炼形或是以静炼性，都必须坚持"动静得其中"。

五、明心见性模式

佛教养生的要义是心身健康、延长寿命、明心见性，以期修证成佛。

（一）修心养生

佛教认为一切众生皆有佛性，只是各人修行的深浅而决定其所达到境界的高低。只有当"无量烦恼悉除灭已，佛便现前"。佛教中的"佛"，是指具有大智慧且心身自在的人，也是佛教徒修证的最终目标。

佛教认为"人性本净"，因此，"万法在自性"。众生之本原心性是平等的，要炼好心修好性，就必须放下一切而不离一切。唐代净觉禅师说："真如妙体，不离生死之中；圣道玄微，还在色身之内。色身清净，寄住烦恼之间；生死性起，权住涅槃之处。故知众生与佛性，本来共同。以水况冰，体何有异？冰由质碍，喻众生之系缚；水性通灵，等佛性之圆净。"

（二）修德养生

炼心修性，首先要修养出一个好的道德情操来，只有具备良好的品德，才有可能修习出一副好的心性。修养道德情操，关键在于自觉地在日常的生活中注意发扬人性中"善"的优点，抑制甚至最终消灭人性中"恶"的缺点。

（三）入静炼心修性

"静"是道佛二教炼心修性的主要方法。"致虚极，守静笃。万物并作，吾以观复。夫物芸芸，各复归其根。归根曰静，静曰复命。"（《道德经》）"静"能使人心洁意纯，也就是说，能够净化人的灵魂，涵养人的道德。炼心修性的最终目的是让人做到"相离无念"，就是让心性"灵空"，从而实现"万象有而非有，一心空而非空"的修持境界。所谓"有非有"，"空非空"，指的是人内心的一种状态，即人的意念尚存，但却无他想，不为外界诸般事物所干扰，不为内心诸般情绪所困惑。

六、个体与自然环境和谐模式

《吕氏春秋》指出："古之治身与天地也，必法天地也"。老子曾说："故飘风不终朝，骤雨不终日。孰为此者？天地尚不能久，而况于人乎？"以此告诫养生者，既然天与地都不能事事做到两全其美，那么，人更应效法天地以节制自己的情欲。即当自己在心理上发生动机冲突时，必须根据一定的原则作出取舍，而不能过于贪求。因为人生存的自然环境的变化与人的身心变化是息息相通、密切关联，因此，在探讨心理卫生或进行养生活动时，决不能离开自然环境，主张害止利为、以物养性、久处其适。

（一）害止利为

从消极角度讲，个体要节制自己的情欲，避开危害生命的种种灾害。从积极角度讲，要主动做有利于生命长久的事情。

养生者要合理对待声音、颜色、芬香和美味等，有利于生命长久的，即使是耳目鼻口四种器官本身不想要，也仍然要去做。反之，如果这些欲望有害于生命，即使是耳、目、鼻、口四种器官本身想得到这些欲望，也必须克制自己不去做（《吕氏春秋》）。《吕氏春秋》强调人要主动地控制自己的情欲以延年益寿。

（二）以物养性

外物既可以养生，也可以伤身，主张养生者要正确处理人与外物的关系，要用外物来保养生命，"人之性寿，物者徊之，故不得寿。物也者，所以养性也，非所以性养也。今世之人，惑者多以性养物，则不知轻重也。"（《吕氏春秋》）也就是说人本是可以长寿的，外物使他迷乱，所以人多数都难长寿。外物本是供养生命的，人们不该损耗生命去追求它。可见，以物养性的原则，是要求养生者对外界事物发出的刺激要作出合理的反应，其实质仍是要节欲养生。

（三）久处其适

即情绪上要保持安静状态，行为要合宜适中。具体地讲，人们要想养生长寿，首先在情绪上要保持安静状态，不要使自己的情绪大起大落。因为"大喜、大怒、大忧、大恐、大哀，五者过极则生害也"。其次，行为要合宜适中，因为"和心在于行适"，使心情平和适中的关键在于要做到行为合宜适中。那么，什么样的行为才算适中呢？《吕氏春秋》认为关键在于依循事物的情理去做。如果依循事物的情理去养性修身，生命就保全了，生命得以保全，寿命也就长久了。所以，使心情适中的关键在于依循事物的情理去办事。

第三节 《内经》蕴含的健康心理学观点

《内经》包括《素问》与《灵枢》两部分，是我国现存最早的一部医学经典著作。它集中反映了我国古代的医学成就，创立了中医学的理论体系，奠定了中医学的发展基础。

《内经》中蕴含着丰富的心理学和医学心理学思想。心理思想主要体现在形神观、天人观"和人责论之中。医学心理学思想方面，以"五神脏"理论为核心，病理心理着重阐发了情

笔记

志致病的发病机理；诊断心理突出了"得神者昌，失神者亡"和"顺志"的观点，治疗心理则以"标本相得"为原则；心理卫生则以"治未病"和"养神"为要旨。

一、蕴含的健康心理学理论

《内经》所蕴含的健康心理学的主要包括两个方面，一是"人以天地之气生，四时之法成"，其二是"五脏相通，心为主导，移皆有次"。

（一）人以天地之气生，四时之法成

人体要靠天地之气提供的物质条件而获得生存，同时还要适应四时阴阳的变化规律，才能发育成长，从而促进健康。《素问·保命全形论》说："人以天地之气生，四时之法成。"《素问·六节脏象论》云："天食人以五气、地食人以五味。"张景岳则说："春应肝而养生，夏攻心而养长，长夏应脾而养化，秋应肺而养收，冬应肾而养藏。"

"人以天地之气生"是说，人类生命源于天地日月，后者主要指太阳和地球，特别是太阳的火和地球的水。万物生长靠太阳，一切生物，归根到底，依靠于太阳的光能和热能。祖国医学又认为"天地气交，万物华实"，这就是说，即使有太阳之阳，地球之阴，但两者不相交转化，任何生命现象是不可能的。对此，《灵枢·本神》高度概括说："天之在我者德也，地之在我者气也，德流气薄而生者也。"这里的德流气薄，就是天地气交。只有如此，事物才有生化的可能，人体才能保持阴阳平衡。

"四时之法成"是说，人类要适应四时阴阳的变化规律才能发育成长。人体必须适应春、夏、秋、冬四时气候变化来维持生命活动，否则，生理节律受到干扰，引起抗病能力和适应能力的下降。《素问·四气调神大论》明确指出："夫四时阴阳者，万物之根本也"、"逆春气则少阳不生，肝气内变；逆夏气则太阳不长，心气内洞；逆秋气则太阴不收，肺气焦满；逆冬气则少阴不藏，肾气独沉。"由于破坏了五脏适应四时阴阳递变的正常规律，不可避免地要导致人体内外环境的平衡失调而发生病变，甚至危及生命。

（二）五脏相通，心为主导，移皆有次

根据五行的属性同周围事物进行连锁的归类，把人体的心、肝、脾、肺、肾五脏与五体、九窍、五声、五志、五液、五味等联系起来，组成了整个人体的五个系统。在此基础上，又根据脏腑的表里关系，通过经脉联系起来，五脏各有络属器官小肠、胆、胃、大肠和膀胱，除此而外，还有心包络和三焦，以上称为十二官。

藏象学说把人体十二官看成是一个以心为核心的古代小朝廷的模式。心神像皇帝一样有至高无上的地位，一切生命现象都是围绕它进行活动，十二官各司其职，在心神的统一指挥下分工协作，发挥各自的作用。之所以这样，是因为"心主神明"，心为生命的根本。《素问·灵兰秘典论》指出："故主明则下安……主不明则十二官危。"强调了心为诸脏主宰的观点。心能调节各个脏腑的功能活动，亦能调节机体与外部环境的平衡协调，使人健康长寿，若心的功能失常，人体脏腑之间的"相使"关系遭到破坏，就会出现神志和气血失常，以至全身功能失调而发病，影响人体健康而发病。"心者，五脏六腑之主也……故悲哀愁忧则心动，心动则五脏六腑皆摇。"（《灵枢·口问篇》）这都说明了心神在人的生命活动中的统帅作用和七情过极对心神的直接危害。

二、精准化健康标准

在不同的年龄阶段和季节，对于不同的性别，《内经》赋予个体不同的健康的标准定义。

（一）性别和年龄

女子七岁到十四岁，男子八岁至十六，是生长发育期。此时肾气渐盛，人体各组织器官发育较快，变化明显，各项机能日趋成熟。主要表现为齿更发长，天癸发育日渐成熟，女子

月经按时来潮，男子开始出现排精现象，皆具备了生育能力。女子二十一至三十五岁，男子二十四岁至四十岁，是壮盛期。此时肾气渐盛，各组织器官发育健全，形体壮盛，生殖机能旺盛，主要表现为智齿生出，牙齿生长齐全，筋骨坚强，体格壮盛，发长极。女子三十五岁到四十九岁，男子四十岁到六十四岁，是衰老期。此时肾气及脏腑之气渐衰，经脉气血衰少，失去生育能力，主要表现为阳明脉气渐衰，面色逐渐憔悴，发枯白而开始脱落，天癸渐竭，形体衰老，精气渐亏，逐步失去生育能力。总之，在不同的年龄阶段，男女生长发育状况不同，从而健康标准也不同。

（二）四时

《内经》强调四时阴阳是"万物之根本"，所以健康与四时有很大的关系。

1. 春季 春季是万物复苏，推陈出新的季节。大自然生机勃发，草木欣欣向荣。健康是晚睡早起，起床后走出居室，在庭院中散步，披散头发，松开衣带，从而保持形体舒缓，神志舒畅。正如《素问·四气调神大论》说："春三月，此谓发陈，天地俱生，万物以荣，夜卧早起，广步于庭，披发缓形。"

2. 夏季 夏季是万物繁茂华美的季节，天地之气上下交通，阳光雨露充足，草木开花结实。健康是晚睡早起，神志愉悦不怒，精神上积极进取，像花朵在阳光照耀下怒放，心情平静淡泊而保持精神愉快，体内阳气向外宣泄而精神饱满。正如《素问·四气调神大论》说："夏三月，此谓蕃秀，天地气交，万物华实，夜卧早起，无厌于日，使志无怒，使华英成秀，使气得泄。"

3. 秋季 秋季是万物成熟收获的季节，天气劲急，地气清明，健康是早睡早起，神志安定宁静，能缓和秋天肃杀之气的伤害；神气收敛，能使秋天肃杀之气得以平和，意志不外驰，肺气平和匀整。"秋三月，此谓容平，天气以急，地气以明，夜卧早起，与鸡俱兴，使志安宁，以缓秋刑，收敛神气，使秋气平，无使外志，使肺气清。"（《素问·四气调神大论》）

4. 冬季 冬季是阳气潜伏，万物封闭归藏的季节，水结成冰，地冻开裂。健康是早睡晚起，精神内藏，含蓄宁静，愉快充实，好像是埋伏躲藏起来，心中似有难以告人的隐情，又似己有所得而心满意足。能避开寒冷的侵袭，趋就温暖的地方。"冬三月，此谓闭藏，水冰地坼，无扰乎阳，早卧晚起，必待日光，使志若伏若匿，若有私意，若已有得，去寒就温。"（《素问·四气调神大论》）

三、健康促进原则

（一）精神内守

是指精神守持于内而不使其外耗。如静坐养神，气功入静意守等，神守于内，则气不外耗于外，气血充沛就会提高健康水平，不仅防病，还会延缓衰老。后世诸多养生家和医家对此又有进一步发展。《内经》首先从医学角度提出了"恬淡虚无"的养生防病思想。即思想安静，神气清静而无杂念的状态。即避免情志刺激，如大怒、狂喜、忧思、惊恐之类，保持精神上的安闲清静，气血的运行就会和顺，百病不生。清朝程履新《程氏易简方说》注："恬者，内无所蓄，淡者外无所逐；虚无者，虚极静驾，臻于自然"。其中意思是，摒弃杂念，宁静淡泊，舒畅情志，心神平安，则可真气内存，防病延年。

中医养生学所提倡的"恬淡虚无"，并不是那种"超尘出世"、"清静无为"的逃避现实的思想，而是求得精神的安宁、健康，作为防病延年的措施。《内经》对此做了明确阐述，《素问·上古天真论》指出"虚邪贼风，避之有时；恬淡虚无，真气从之，精神内守，病安从来？"很显然，它从内外两个方面揭示了进行调摄的重要原则：①对外，"避之有时"，要顺从时令季节气候的变化和避免贼风虚邪的侵袭；②对内，要"恬淡虚无"，谨守无度，宁静淡泊，这样外御内守，真气从之，邪不能为害。

可见"恬淡虚无"之要旨是思想清静，因为思想清静能够调畅精神，使精气神内守而不散失，保持人体形神合一的生理状态，从而做到了健康长寿。

（二）节制情欲

节制情欲就是调节、节制感情。《内经》主张从两个方面节制情欲，其一要知足，即"美其食，任其服，乐其俗，高下不相慕，其民故曰朴"。其二要节欲，即"嗜欲不能劳其目，淫邪不能惑其心，愚智贤不肖，不惧于物"，处于"志闲而少欲，心安而不惧，形劳而不倦，气从以顺，各从其欲，皆得所愿"的状态。认为节制情欲的关键在于"志闲而少欲"，即控制意志，减少嗜欲。思虑七情，声色嗅味，过其度则为害，适其度则利于生。从精神活动而言，要对他们加以控制，避免妄求造成精神负担和压抑。只有这样，才能保持精神安定，形体舒适，维持体内气血的通达和谐状态，必然寿百岁而不衰。

上古之人由于坚持平和适中的原则，节制情欲，故能"度百岁乃去"。今人若想进行心理养生，也须节制情欲，坚持平和适中的原则。

（三）运动适度

孙思邈在《千金要方》中指出："养性之道，常欲小劳，但莫大疲及强所不能堪耳。"所以，运动健身强调进行适量的锻炼，要循序渐进，不可急于求成。操之过急，往往欲速而不达。正如《内经》所说的要"不妄作劳"。无论是身心劳作，还是房事，均应适度。如此，才能保持形体健壮，各项生理功能旺盛，精神饱满，寿尽百岁。

（四）修德摄生

《内经》也认识到道德高尚的人易于长寿。《素问》说：上古之人，"所以能年皆度百岁，而动作不衰者，以其德全不危也"。也就是说，上古圣人之所以活到百岁仍身体健康，是由于他们道德高尚的缘故。《素问》将中古之人其寿命长寿的原因归结于"淳德全道"。因此，《内经》也提倡养生要与养德相结合。

第四节　养生保健的原则和方法

我国古代心理养生家在长期与疾病作斗争的过程中，创造出各种各样的养生保健方法，对今人仍有着重要指导意义。

一、基本原则

（一）早立尊生

早立尊生是一种防患于未然的养生思想。《吕氏春秋》主张养生长寿的首要方法是早立尊生观念："古人得道者，生以寿长，声色滋味能久乐之，奚故？论早定也。论早定则知早啬，知早啬则精不绝。"一方面，尊生的信念早确立，养生者干任何事都以是否有利于生命为准绳，"害于生则止……利于生者则为"，这样能使养生者较少发生心理矛盾与冲突，始终让自己的心理处于一种淡泊恬愉的平静状态；另一方面，尊生的信念早确立，能为养生者提供一种强大的精神动力，并使养生者早一点知道爱惜自己的精力，这样也就使自己的精神不会过早衰竭。

（二）适应自然规律

"人与天地相应。"（《灵枢·邪客》）人体自身具有与自然变化规律基本上相适应的能力，如果人能掌握其规律，主动地采取各种养生措施适应其变化，就能避邪防病，保健延衰。《素问·四气调神大论》即提出："春夏养阳，秋冬养阴，以从其根。"这种"顺时摄养"的原则，就是顺应四时阴阳消长节律进行养生，从而使人体生理活动与自然界变化的周期同步，保持机体内外环境的协调统一。换句话说，天是一个大天地，人是一个小天地，人与自然相通相应,四时气候、昼夜晨昏、地理环境等对人体都有影响。因此你不能改变环境,可以改变心态。

(三)重视精神调养

1. 避免不良刺激 一是要尽量地避免外界环境的不良刺激对人体的影响。要积极创建这种环境和氛围,尽量避免来自自然环境、社会环境、家庭因素等方面的不良刺激。其二,要积极地治疗躯体性疾患,防止其内源性因素的不良刺激。

2. 提高自我心理调适能力 过激、过久的情志刺激,只有在超越人的心理调节范围时才能成为致病因素。人的心理调节能力首先与人的"志意合"密切相关。亦即《灵枢·本脏》所说的:"志意和则精神专直,魂魄不散,悔怒不起,五脏不受邪矣。"具体言之,"志意和"与人群中个体的气质、性别、年龄、经历、文化思想修养等密切相关,从而表现在对情志致病的耐受性、敏感性、易发生性等方面的个体差异。

(四)房事有节

男女两性的性生活是先天赋予的本能,是人类种族延续所必需的。而且男女从青春发育期开始就自然地产生性行为的欲望,这是肾中精气充盈的表现。性生活适当,有利于个人的健康和家庭和睦。自古以来,男大当婚,女大当嫁,说明性生活是顺应自然而必要的生活方式。如果成年之后,没有适当的性生活,不但生理上得不到满足,日久易酿成疾病,而且在心理上由于所欲不遂,隐曲难伸,每易形成气机郁滞之证。由于性生活消耗肾精,因此必须节制。肾中精气是人生命活动的原动力,全身阴阳之根本,过于消耗,必致亏虚,往往导致性机能减退,全身虚弱,甚至早衰,故肾精不可不惜。

(五)注意形体锻炼

形体的锻炼,不仅可以促进气血的流畅,使人体筋骨劲强,肌肉发达结实,脏腑功能健旺,增强体质,还能以"动"济"静",调节人的精神情志活动,促进人的身心健康。对于形体的锻炼,一般要求运动量要适度,做到"形劳而不倦"。并且要求循序渐进,持之以恒,方能收到动形以养生的功效(图7-2)。

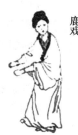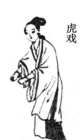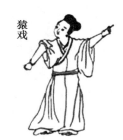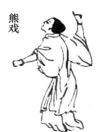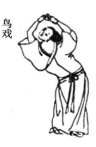

鹿戏　　虎戏　　猿戏　　熊戏　　鸟戏

图7-2　五禽戏

(六)谨和五味

"食能排邪而安脏腑,悦神爽志以资血气"(《备急千金要方》)。因而,前人十分重视饮食养生。食养亦需遵循一定的原则:

1. 辨饮食之宜忌 《金匮要略》指出:"凡饮食滋味,以养于生,食之有妨,反能为害……若得宜则益体,害则成疾,以此致危。"说明了饮食与人体健康之间存在着宜与忌、利与害的辩证关系。一般说来,体质偏热者的进食宜凉而忌温,体质偏寒者的进食宜温而忌凉,平体之人宜进平衡饮食而忌偏。

2. 平衡膳食 安身之本必资于食,而机体对于营养物质的需求则是多方面的。含有多种丰富营养素的饮食物可以促进机体的生长发育,可以推迟衰老的发生,减少因衰老而招致的多种疾病。因而,食养中膳食的调配要尽可能地全面、合理、互补,即平衡膳食的原则。

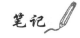
笔记

《素问·藏气法时论篇》说："毒药攻邪，五谷为养，五果为助，五畜为益，五菜为充，气味合而服之，以补益精气。"

二、常用方法

（一）顺时调神法

1. 春季养生 春三月是万物生发、阳气始生的季节。形神调摄也应顺从生机勃发之势，夜卧早起，经常散步于庭院、田野之间，以领受春天的气息。衣着宜宽松，形体宜舒缓，使心中充满生机而愉悦和平。在情志上，对待一切事物应本着以顺春生的精神。另外，还可做一些有助于阳气生发的呼吸运动及养肝功法的锻炼。如以"嘘"字诀缓之气吐出胸中浊气，再缓缓摄取清新之气，以舒畅情志，神情滞散。

同时中医学认为，肝主春，肝脏机能失常，适应不了春季气候的变化，就会在以后出现一系列病症，特别是精神病及肝病患者，易在春夏之季发病。俗话说"菜花黄，痴子忙"。据统计，精神病发病率以3、4月份最高，这也是季节对机体影响的一种反应。保养肝脏的方法很多，如春天不要过于劳累，以免加重肝脏的负担。有肝病的患者，也应在春季到来之时，按医嘱及时服药。精神病患者，在春天要注意避免精神刺激，以免病情加重。

2. 夏季养长 立夏之日起，到立秋之日止。在一年四季中，夏季是一年里阳气最盛的季节，气候炎热而生机旺盛，对于人来说，为适应炎热的气候，皮肤毛孔开泄，通过出汗，以调节体温。在长夏季节，湿气重，人体脾胃功能相对呆滞。因此夏季养生的基本原则：盛夏防暑邪；长夏防湿邪；同时又要注意保护人体阳气，着眼于一个"长"字。首先精神养生上要晚睡早起，心气不明，不要因炎热而烦躁郁怒，保持宁静愉快的心境，以舒悦之情宣泄充溢的气机，使腠理疏通，内外宣畅；待人接物，要开朗豁达。其次顾护阳气，因为暑热外蒸，汗液大泄，毛孔开放，这样机体最易受风寒湿邪侵袭。所以人们不能只顾眼前舒服，过于避热趋凉，如在露天乘凉过夜，或饮冷无度，致使中气内虚，从而导致暑热与风寒之邪乘虚而入。在乘凉时，要特别注意盖好腹部，不少农村地方喜穿"兜肚"，是很符合养生之道的。

3. 秋季养收 秋三月是万物成熟和收获的季节，肃杀之气开始降临，草木渐趋凋零，人们容易产生消极的情感。形神调摄，宜早卧早起；可仿效万物收藏之意，使情志活动渐趋于内，收敛神；减少应酬，不要让意念浮驰于外，以缓和秋令肃杀之气对人体的影响，同时也可配合养肺功及吐纳法等润养肺脏，使肺气得以清肃康宁。

4. 冬季养藏 冬三月是万物蛰藏的季节，天寒地冻，阴气盛于外，阳气伏藏。形神调摄也应顺从其闭藏之势一般宜早卧晚起，"必待日光"。不宜过于操持烦劳，以免内藏之阳气开泄于外；起居宜避寒就暖，充养阳气；人的情志活动也须静谧内守，似有所获。

用养肾功法及吐纳法等滋养肾水而涵阳气。另外，应从整体观念出发，注意四气顺时调神与四季相关，如春季调神有利于"夏长"，夏季调神有利于"秋收"，秋季调神有利于"冬藏"，冬季调神有利于"春生"。如是，则诸脏相应，更具生生不息之机。

（二）陶情易性法

1. 怡情畅神 怡情畅神指怡悦和畅性情，消除各种不良情绪，以保持良好的心理状态。《内经》强调"和喜怒"是智者的养生之道。清代医家刘默认为："人之性情最喜畅快，形神最易焕发。""刻刻有长春之性，时时有长寿之情，不谓祛病。可以永年"（《证治百问》）。

古人十分注重"抑情顺理"的自我解脱。古代娄居中认为做到处事"任理而不任情"，是"善养形神，故防疾患"的关键。也就是说，通过明白道理，来遏制自身的情感波动，从而起到和情愉神的作用，与现代心理认知治疗相似。

2. 动形怡神 动形怡神是培养业余爱好之意，如读义理书，学法帖字，与良朋益友交谈，看山水花木，浇花种竹，听琴玩鹤，以形动身静，有助于修养心身。动形怡神的原则，充分反映了人体的形体与精神的相互依存关系。"运体祛病,形健神全"是动形怡神的真正含义。"流水不腐,户枢不蠹",运动形体,可和畅气血,流通精气,促进运化,增强体质,从而调剂精神,永葆健康。

散步健身方法在我国已有了悠久的历史,是一种人们所喜爱而又简便易行的健身方法。"饭后百步走,活到九十九","没事常走路,不用进药铺"。历代养生家们多认为"百练不如一走"。《内经》早就指出:"夜卧早起,广步于庭。"这里的"广步"就是散步的意思,提倡人们早晨起床后应到庭院里走一走。唐代大医家孙思邈亦提倡"行三里二里,及三百二百步为佳","令人能饮食无百病"。

经常而适量的体力劳动是十分必要的。清净养神与动形养生有机地联系在一起,不仅主张养神以养形,且提倡动形以怡神,通过动静达到怡情畅神,增强心理功能的效果。清代医家陆九芝说:"世只知有劳病,而不知有逸病,然而逸之为病,正不少也。逸乃逸豫,安逸之所生病,与劳则反。"(《是补斋医书》)

广交朋友,外出活动,其乐无穷。明代医家高濂在其《尊生八笺》中指出:"昔日之闲居野处者,必有同道同志之士,相与往来,故有自乐"。

3. 养静藏神 《素问·痹论篇》说:"静则神藏,躁则消亡。"《老老恒言》直接指出"养静为摄生首务"。"静"系指要求人们保持心境的安宁、愉快和达到虚怀若谷、无私寡欲的精神境界。养静的关键在乎节欲,就是要求人们做到对一切声名物欲应有所节制。如果过分地贪求种种声名物欲,在酒色财气上不予节制,放纵恣为,或所欲不遂恚嗔连连,均可导致损正折寿。同时,养生学认为在可能的情况下,又应当尽量满足人对衣食住行及工作条件的需求,使其心志得安,更加热爱生活,保持乐观的情绪。

养静藏神的机理系指心具有以宁静、收敛、和调为贵的生理特性而言。苦心火太盛,则为"诸躁狂越"。心静则神安,神安则脏腑气血和调,邪亦难犯,自有益于延龄益寿。其次,养静与机体的真气状态密切相关。养静藏神,真气无伤,抗病力强,有利于防病抗衰,亦如《素问·上古天真论篇》所说:"恬淡虚无,真气从之,精神内守,病安从来。"

(三)惜精养生

古称男女交媾为"房事"。房事得宜有利于夫妻和睦,社会安定,种族繁衍与个人身心健康,故为养生中一项重要课题。惜精养生要节欲惜精。所谓节欲,系指性欲旺盛之时也要节制,不可太过,以防肾精过耗,导致亏虚。一般而论,自青春期萌动,出现性欲;进入青年时期,性欲旺盛,并持续相当长一段时间;中年以后,性欲日减;进入老年期,才渐渐消失。性欲强烈,说明肾气较旺,此时再节制其外泄,则能使肾中精气经常保持充盈状态,让人有充沛的体力、智力和抗病力,延缓衰老。

(四)饮食养生

食养包括食品卫生、合理调配、食品加工、烹调、饮食方式与习惯、饮食禁忌以及药膳保健等内容。

1. 注意饮食卫生 不要摄食腐败变质的食物或自死、疫死的六畜肉类,以免"饮食中毒"(《诸病源候论》)。

2. 饮食有节 "食能以时,身必无灾"(《吕氏春秋·尽数》)。食量则因人而异,若暴饮暴食,则易食滞,损伤胃肠功能,或继发产生它疾。

3. 克服饮食偏嗜,提倡全面合理营养的食养思想 《保生要录·论饮食门》中所指出的:"所好之物不可偏嗜,偏嗜则伤而生疾;所恶之味不可全弃,全弃则脏气不均。"

4. 药膳保健 药膳是在中医学理论指导下,将食物与药物(药物的辅料和调料等)相配合,通过药物的炮制加工与食品的烹调加工而制作的具有防治疾病和保健强身作用的美味食品。药膳的主要特点及运用要求包括:药食结合,因时制宜,辨证施膳等。实践表明,适

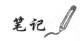

宜的药膳,具药、食二者之长,确能收到保健防衰抗老的功效,是食疗、食养中一个颇具特色的内容。

(五)治疗养生

1. **药物养生**　在老年期,衰老的变化使老年人对疾病反应迟钝,敏感性降低;衰老的变化的自然进程又易于与疾病相混杂,从而呈现出多病性,并易表现为虚衰的证候。中医学认为,肾中精气的虚衰和脾胃之气的不足是衰老的主要机制,因而,补益扶正是药物养生的基本法则,调补肾脾是药物养生的中心环节。

《世补斋医书》中的首乌延寿丹,《外台秘要》的延年茯苓饮,《增补万病回春》的延龄固本丹,以及近代《慈治光绪医方选议》中所载的延寿诸方,其重点亦多在补益肾、脾两脏。但由于人体是一个有机的整体,衰老又是一个整体性的蜕变过程,因而,衰老也与其他脏腑身形之间有着一定的关系,也是应当注意的。若施用得宜,久服确可收到预防早衰、保健防老的效果。

2. **推拿针灸疗法**　推拿是指通过各种手法(如推、拿、按、摩、揉、搓、擦、抹、抖、摇等)作用于体表的特定部位,以调节机体的生理、病理状况,达到保健强身的一种方法。

（王　凯）

思考题

1. 如何理解中医养生的概念及中医对健康的认识?

2. 中医养生的基本原则是什么?

3. 常用的中医养生方法有哪些?试举一例说明其现实应用价值。

笔记

第八章　环境与健康

环境 (environment) 是指直接或间接影响个体生存和发展的各种内外因素的总和,既包括了人们通常所理解的空气、水、土地、植物、动物等物质因素,也包括诸如观念、制度、行为准则等非物质因素。本章中所指的环境主要是指家庭、学校、职业、社会等几个方面,这些因素都与个体的健康存在紧密联系。

第一节　家庭环境与健康

家庭(family)是指以婚姻为纽带,各成员间通过爱、责任、依赖等关系建立起来的特殊的社会群体。每一个家庭中的成员都会在长期的家庭生活中,通过成员间的相互作用、相互影响形成某种特殊的模式。从150万年前出现的血缘家庭到现代的一夫一妻制家庭,家庭的结构随社会的变迁而不断变化。在我国,家庭结构的变化主要表现为家庭规模缩小、家庭结构简单、单亲家庭增加等。

一、家庭与健康关系概述

作为个体生活的基本环境,家庭的生活方式、生活习惯及应激水平,都会对家庭成员的健康维持和疾病发生产生影响。

(一)家庭的功能

家庭作为个体生存和发展的基本环境,具备以下几个功能(图8-1):

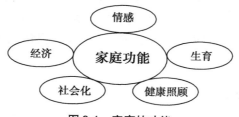

图8-1　家庭的功能

1. **情感功能**　满足家庭成员的情感需要,各成员之间通过相互理解、关心和情感支持,缓解和消除社会生活带来的烦恼和压力,从而维持均衡、和谐的心理状态,使成员体会到家庭的归属感和安全感。

2. **经济功能**　满足家庭成员在衣、食、住、行、教育、娱乐等方面的基本需求。

3. **生育功能**　通过繁衍、养育下一代,从而达到延续人类社会的目的。

4. **社会化功能**　家庭是年幼成员学习语言、知识、社会规范及社会行为标准的主要场所,家庭为年幼成员提供适应社会的经验,帮助年幼成员从"生物人"逐步向"社会人"转变。

笔记

5. 健康照顾功能　保护、促进家庭成员的健康,在成员患病时提供照顾和支持,此外,赡养年老的家庭成员。

(二)家庭与健康

家庭对个体健康的影响持续一生,从儿童期直至老年期,个体的健康、疾病乃至死亡,都与家庭环境有着密切的联系(图 8-2)。

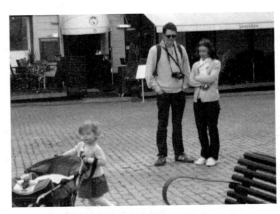

图 8-2　家庭与儿童健康

1. 家庭与儿童、青少年的健康　家庭是儿童生长发育的重要场所,家庭养育方式、家庭矛盾、家庭暴力等都会明显影响子女的健康。冷漠、缺乏回应的养育方式会有碍孩子的成长,并导致儿童期疾病的增加。当家庭矛盾上升到暴力时,还会给儿童带来直接或间接的致命伤害。

2. 家庭与老年人的健康　老年人不仅需要躯体上的照顾,也需要心理上的慰藉。那些能够获得家庭成员支持的老年人,往往生活得更加健康长寿。缺乏家庭支持的老年人的死亡率是那些具有良好家庭支持老年人的 2~3 倍,儿女健在与否与老年人的死亡率密切相关(Blazer,1982)。

3. 家庭与躯体疾病　家庭会影响疾病的发生、发展及预后。例如,Meyer 等发现,链球菌所致咽炎的患病率与长期压力有关;Palmer 等发现,家庭功能会影响脑卒中的后果。

4. 家庭与遵医行为　患者的遵医行为直接影响疾病的预后。那些来自和谐家庭的患者一般具有良好的遵医行为,能积极配合医护人员的工作,从而加快康复速度,改善生活质量。这些患者虽然疾病缠身,但仍能保持心情开朗、豁达,充满信心。而那些来自不和睦家庭或无家人照顾的患者,往往不配合医护人员的工作,恢复情况不佳,情绪低落,对未来缺乏信心。

二、家庭应激与健康

(一)家庭应激理论

家庭应激是相对于个体应激而言,是指家庭整体所面对的应激。个体应激会累及家庭中的其他成员,而家庭应激则会影响家庭中每一个成员,个体应激和家庭应激彼此相互影响。若个体成功处理了应激,会对其他家庭成员形成示范;而家庭应激的成功应对亦会鼓舞家庭成员,促进成员的健康。

家庭氛围、家庭情绪沟通模式等因素,会在潜移默化中影响家庭成员对应激的应对能力以及生活方式的形成。其中,儿童所受的影响更大,并且这种影响往往会持续到他们成年后。

（二）家庭应激源与健康

家庭应激源不仅包括来自家庭外部的各种应激事件，诸如火灾、地震、战争、车祸等，也包括家庭自身产生的应激源，如家庭变迁、离婚、家庭暴力等。这些应激事件的发生，可能对家庭成员的健康产生影响。

1. 家庭重大应激事件 包括丧失生活来源、亲人亡故、家庭成员重病、主要家庭成员出现强烈冲突与斗争，以及家庭分裂等。这些事件会破坏家庭原有的生活方式，令家庭成员处于强烈应激中，从而直接或间接地影响家庭成员的健康。

Santic 等调查了在越南战争中阵亡的美国士兵家属的血压水平，并与他们的邻居进行了对比，在排除了心脏病及自身压力外，有亲人在战争中死亡的家属的血压明显高于对照组。另外，亲人亡故往往使整个家庭充满悲伤的气氛，并影响家庭的正常功能。其中，失去年轻家庭成员比失去老人更令整个家庭痛苦，家庭成员的突然亡故比慢性疾病导致的死亡更让家人难以接受。

2. 家庭变迁 主要包括家庭的成立、增添新成员、家庭成员离开、失去家庭成员、重组家庭单元等五种重要的家庭变迁。家庭变迁会导致家庭成员数量的变化及家庭角色的重新适应，这将改变家庭的日常规范，使习惯化了的养育方式发生改变。

家庭变迁无论对儿童还是对成年人的心身健康，都会产生一定的影响。例如，孩子的出生会让妻子关注的重心从丈夫转向孩子，对于习惯了原有家庭模式的丈夫来说，必然要做出角色的调整，否则就会出现家庭矛盾。当家庭变迁发生时，家庭中的成年人往往要花费更多的时间和精力去适应，对儿童的照顾则会相对减少，从而导致儿童的不安情绪以及亲子关系质量的下降。此外，家庭变迁也会相应减少家庭成员面临个体应激时可利用的家庭资源，比如金钱与时间。

3. 离婚家庭 离婚是家庭的重大应激事件，离婚后，家庭成员会面临情绪适应、角色调适、亲子关系、经济问题等一系列应激源。逐渐累积的应激源会增加家庭成员出现负性情绪、行为问题、以及躯体疾病的可能性。

在离婚期间，如果父母不能在处理自身问题的同时帮助其子女，孩子就会出现一系列身心健康问题。另外，家庭破裂改变了原有的生活方式、居住环境以及邻里关系，促使孩子要重新调整并适应新的环境、结识新的伙伴，因此可能引发更多的焦虑。同时，离婚者在养育子女过程中亦存在许多困难。由于离婚者在孩子面前缺乏权威，从而导致孩子更容易出现行为问题。美国社会学家发现，离婚家庭中有 37% 的孩子存在学习问题，2% 存在纪律问题，9% 发生过离家出走。此外，离婚者会出现更多的健康问题，离婚者比未婚者的死亡可能性更大，他们中发生自杀与杀人事件的比例更高，比拥有正常婚姻者罹患疾病（例如，癌症）的可能性也更高。

虽然离婚可能带来消极的影响，但离婚对部分人具有积极意义。例如，离婚增强了个体的自主性、促进个人成长，有助于提高个人的幸福感，增强男性的人际交往能力等。综上，如果离婚得不到恰当的处理，将成为家庭的灾难；如果能妥善处理，却可以成为个人成长的契机。

4. 单亲家庭 与完整家庭相比，单亲家庭由于缺少另一半的平衡作用，容易出现混乱，因此单亲家庭往往面临更多的应激事件。

单亲家长在身心两方面都显得更加脆弱，离异的家长较未离异的家长更容易感到焦虑、愤怒、被遗弃和抑郁；婚姻破裂还会影响免疫系统，从而增加了疾病、甚至死亡的可能性。

家庭的变化、父母的离异，使孩子失去了原有赖以生存的系统，一旦适应不良，就会导致许多健康问题。单亲家庭儿童更容易出现心理问题，他们在受教育程度、自我评价、以及躯体健康方面也会低于家庭完整的孩子。此外，单亲家庭的经济条件一般较差，威胁到

笔记

儿童健康。在美国,超过半数的单身母亲家庭处于贫困线以下,而正常家庭相应比例仅为10%。

5. 家庭暴力(family violence) 是指家庭成员间进行的暴力伤害,包括情感暴力、性暴力与躯体暴力三类。

家庭暴力对健康的影响明显,躯体伤害、疾病或死亡是家庭暴力的直接后果。受到家庭暴力伤害的女性患病率更高,如遭受身体虐待的女性有更多的慢性疼痛症状(如头部、腰、腹部疼痛),更高水平的焦虑、抑郁、以及自杀企图。心理伤害则是家庭暴力的长期后果。家庭暴力往往会破坏受害者的自我评价,导致受害者出现情感适应问题或精神障碍。家庭暴力受害者难以控制冲动,缺乏应对能力,可能在今后的生活中对其健康造成持久的负面影响。

三、家庭与健康行为

(一)家庭与健康危险行为

家庭环境影响其成员,尤其是青少年的行为习惯。家庭成员的不健康行为会通过社会学习方式传递给下一代,因此父母的榜样作用非常重要。

酒精、烟草、毒品等物质滥用和危险性行为是两种威胁健康的行为,常常首发于青少年时期。上述两种行为的出现与不良的家庭环境密切相关。如果家庭中有任何一个成员吸烟,无论是父母还是兄弟姊妹,都会成为青少年物质滥用的危险因素。究其原因,一方面,青少年可能通过模仿学习习得吸烟行为;另一方面,父母存在物质滥用的孩子更容易因应激事件而变得焦虑,且更容易习得通过物质滥用的方式去应对自己所面临的问题。

存在物质滥用家庭中的青少年也容易出现危险性行为。此外,生长于单亲家庭、身体受到虐待或性虐待、缺乏父母关心与管教、受到父母溺爱、以及缺乏独立生活能力的青少年也容易出现危险的性行为。

(二)家庭与健康行为促进

家庭在生物-心理-社会医学模式中处于核心地位,家庭是与健康促进和疾病预防有关的最基本的社会单元。世界卫生组织(1976)将家庭视为健康促进和优质生活的基本单元。以家庭为基础的疾病预防和健康促进措施是最有效、最经济的一条途径。

1. 家庭是个体健康和疾病行为学习和形成场所 人类很多的生活习惯都来自家庭,父母的生活方式会在潜移默化中传递给下一代,包括健康促进行为和健康危险行为。

2. 家庭是应激的重要中介因素 不良家庭环境会增强应激的作用,影响家庭成员的健康状况;而良好的家庭环境则能缓冲应激,提高家庭成员的应对能力。

3. 家庭是重要的社会支持源泉 家庭是心灵的港湾和修复伤痛的场所。遭遇应激的个体首先会寻求家庭支持,在无法获得家庭支持或家庭支持无效的情况下,才会求助于外部。在重大疾病、慢性疾病的治疗与康复过程中,家庭支持显得尤其重要。

健康的家庭总是会试图解决问题,促进健康行为、努力消除不良行为。家庭中的良好沟通能够促进其成员将自身所面对的应激问题放在家庭的层面上进行处理,利用家庭资源应对困境,亦有利于年幼成员学习处理应激的方法与策略。此外,健康的家庭会通过家庭成员的共同活动,如旅游、家庭会议、体育活动等方式,促进成员之间的深入了解。同时,这些活动也会营造出良好的家庭氛围,帮助成员提高沟通能力,结识更多朋友,学会处理矛盾冲突。

第二节 学校环境与健康

学校环境包括物理环境和人文环境(即校风)等。现代社会中,人们在学校中受教育的时间长达9～16年。因此,学校是仅次于家庭的对个体健康发挥重要影响的环境。

一、学校与健康关系概述

（一）学校的功能

学校是一个特殊的社会组织,通过系统而有计划、有组织地教育教学活动,传播人类知识、传递社会生产和生活经验、促进个体心身发展和社会化。

学校作为教育机构,最基本的功能是促进个人发展,即根据社会的基本要求,遵循身心发展的基本规律,结合独特的个性特征,对受教育者开展指导、施加影响。此外,学校的物理环境和人文环境亦会对个体的心身健康产生影响。

（二）学校与健康

个体由家庭进入学校或进入一所新的学校后,主要面对的问题是学校适应、情感支持系统的变化、身心变化和应对技能。这些问题不仅可能引发多种应激事件,还能让个体发展应对能力并形成一定的应对风格。

1. **学校适应** 新入学、升学、转学、至离家较远的学校读书、频繁更换学校等因素,都会使个体处于强烈的应激中,因此学校适应不良是个体出现健康问题的危险因素。

2. **情感支持系统的变化** 个体进入学校以后,随着与家人相处时间的减少、与同伴相处时间的明显增加,其情感支持的主要来源发生变化,父母的作用逐渐减弱,同伴的作用日益明显。当青少年面临一些应激事件时,他们会更多地向自己的朋友而非家庭成员寻求帮助。性格内向或缺乏交往技能的孩子往往会遇到交友方面的问题,因此他们在学校里容易产生孤独感、被排斥感等。还有些孩子为了迎合同伴的要求,可能形成吸烟、喝酒等不良行为。

3. **身心发展的变化** 学生时代是个体身心发育变化最大的时期,个体在认知、情绪以及身体发育方面都会发生快速的改变,使青少年处于强烈的应激中,影响对其他问题的适应。

4. **应对技能的习得** 在校学习期间是个体学习和培养应对技能的关键时期,因此,如果学校能够积极训练学生的应对能力,如挫折教育等,会有助于学生适应日后的社会生活。

二、学校应激与健康

（一）学校应激理论

学校应激是指那些发生在校园中,或与学校教育相关联的各种应激事件,如学校适应、身心发育、情感满足等。这些事件并非都会直接引发学生的健康问题,但却会以慢性应激的方式成为学生健康的潜在威胁。

（二）学校应激源与健康

学校应激源对学生身心健康的影响主要包括两个方面:①直接影响:例如,校园伤害、校园暴力、校园环境等,这些应激源可能对学生的健康甚至生命构成直接威胁;②间接影响:例如,学校管理无序、学业压力过大、学生经济压力等,这些应激源虽不会立刻引发健康问题,但却会让学生处于持续应激状态中,从而对疾病产生易感性。

1. **经济压力** 学生家庭经济状况差异悬殊,生活方式、消费习惯差异巨大,加之城乡和地域文化差异,会造成偏远地区学生和贫困学生出现严重的心理问题。此外,经济压力是导致大学生自杀的主要原因之一,大学新生自杀意念常与经济压力有关。

2. **师生比例** 恰当的师生比例有利于学校教学质量和师生身心健康的维护。生师比过大会导致学生得不到必要的心理支持和教育引导,容易诱发健康问题;同时还会增大教师的工作量,使教师处于健康的危机中。

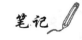

3. **学业压力**　学生的主要任务是学习，学业压力自然成为影响学生身心健康的一个重要原因。学业不仅对中学生的心理压力影响最大，同时也是导致大学生心理压力的一个主因。

4. **校园环境**　校园环境中存在许多可能引发健康问题的因素。例如，学校建筑的层高不够、教室通风不畅、楼梯栏杆高度不达标、体育器材故障、门窗玻璃不牢固、没有围墙或围墙太低、实验室通风不规范、厕所建设不达标、饮用水供应不合标准、照明采光不达标等问题，都可能对学生的健康造成直接伤害。

5. **师生关系**　良好的师生关系有利于满足师生双方的心理需要，发展学生积极的情感体验，促进学生人格的发展，亦是学生重要的社会支持力量，有利于缓解学生日常生活中的心理压力。反之，不良的师生关系将成为学生在校期间重要的应激源之一。

6. **校园意外**　校园意外是导致学生出现身心健康问题的重要因素。据调查，我国因意外伤害造成的儿童死亡人数占儿童总死亡人数的26.1%，其中，造成中小学生死伤的交通事故大多数发生在上学或放学途中。

7. **校园暴力**　校园暴力是指存在于学生之间、学生与教师之间、校外人士与学生之间的暴力。校园暴力会造成学生生活质量的下降，引发疾病、残疾甚至死亡。当前，校园暴力正向低龄化、规模化、组织化、犯罪化、复杂化发展。校园暴力制造的伤害性氛围，会让学生处于强烈应激中，有些学生会因害怕而拒绝上学。此外，校园暴力还会对学校造成巨大压力，成为社会不安定因素。

三、学校与健康行为

（一）学校与健康危险行为

与学校密切相关的健康危险行为主要包括：物质成瘾、肥胖与进食障碍、不安全的性行为、网络成瘾、校园暴力等。虽然上述健康危险行为的产生也受到家庭因素和社会因素的影响，如家庭结构不完整、家庭关系不和谐、家庭教育不当、家长的不良行为示范、媒体影响等，但学校作为青少年学习和生活的重要场所，同伴的影响、教师的示范作用等因素给健康危险行为的产生和发展推波助澜。

以青少年暴力行为为例，青少年由于心理不成熟、缺乏社会经验，容易在受到暴力侵害时简单地通过暴力反击、用"以暴制暴"的方式来保护自己，造成校园暴力恶性膨胀和循环报复。经常受到暴力侵袭的青少年学生，极易加入不良群体以寻求庇护，由受害者转变为施暴者。影响暴力行为的学校因素有：①同伴影响，同伴的鼓励和赞同是促发暴力的重要因素。②教师影响，如师生关系不和谐、教师教育不当、教师暴力行为的示范等。如果教师存在暴力行为，不仅会给学生的心灵深处留下不良印象，还为他们的模仿提供了鲜活的"榜样"，是未成年人暴力行为的危险因素。③环境影响，学校所在的社区越大，以及学校所在地区越都市化，校园暴行也就越容易出现；如果学校就位于暴力社区附近，则情况尤其明显。

（二）学校与健康行为促进

学校是收集和传播健康信息的最为重要的场所。在美国，在学校中生活和工作的师生占总人口数的20%以上。学校是个体发展、形成其健康习惯与生活方式的最为关键的场所之一。

从心理学角度而言，预防健康危险行为的出现、引导学生建立健康的行为方式，须注意以下两方面的问题：

1. **关注健康危险行为背后的心理学原因**　学生面对许多健康危险行为，并非不知道它们的危害性，而是自己不愿意去做出改变。例如，吸烟行为的出现，其部分原因在于青少年将其视为一种获得成人角色或体现独立的方式。因此，简单地将吸烟行为作为干预工作的重点显然是不够的，关键是要引导学生正确认识成人角色的内涵，只有这样才能有助于减少其吸烟行为。

2. 营造重视学习的校园文化　校园文化是学校环境的文化内容，一旦形成之后就会成为学校的一种传统，进而对学生的健康构成潜在的影响。积极的校园文化会减少影响学生健康的不良因素，研究显示，学习氛围深厚的学校出现校园暴力的可能性更低。消极的校园文化则正好相反，它不仅会造成一些直接的伤害，还会破坏学生自身已经形成的良好健康习惯。

第三节　职业环境与健康

职业是继家庭与学校后，另一个重要影响个体健康的环境因素。虽然从事某种职业可以增进个体的发展，使个体获得满足感和表现自我的机会，保持与现实世界的联系等，但有时职业也会给健康带来负面的影响，引发与职业相关的躯体疾病或心理困扰。

一、职业与健康关系概述

（一）职业对健康的积极影响

稳定的职业可以为个体及其家庭带来经济收入，以满足衣食住行、教育、医疗等生活需求，是个体生活保障的基本来源。个体通过职业活动所获得的成就和地位，有助于其自尊水平的提升及自我价值的实现。

在职场中所形成的良好人际关系，不仅可以满足个体人际交往的心理需求，产生归属感，也可以在个体应对应激时提供一定的社会支持，有助于个体更加积极地应对应激，缓解应激引发的负性影响。有研究显示，有工作者的生存质量要高于无工作者，从事全职工作者的健康水平要高于从事非全职工作者。

（二）职业对健康的消极影响

虽然职业对健康的维护有着积极的影响，但工作中的不良环境可能会引发各种职业病，过重的工作负担亦会让个体长期处于慢性应激中，进而影响身心健康。

职业对健康的消极影响包括两方面。其一，直接造成疾病。工作环境中存在的物理、化学、以及生物性危险因素，会直接导致员工产生健康问题甚至疾病，如工伤、癌症、呼吸道疾病和高血压等。其二，间接影响健康。职业压力是健康的潜在危险因素，例如产生职业倦怠，从而间接危害健康。

二、职业倦怠

（一）职业倦怠的概念

职业倦怠（job burnout）是指因工作压力所导致的体力和情绪衰竭的一系列症状，包括消极自我评价、消极的工作态度、失去对工作对象的关心和感觉等。

Maslach 和 Jackson 认为，职业倦怠包括情感衰竭（emotional exhaustion）、人格解体（depersonalization），以及个人成就感（personal accomplishment）降低三个主要维度。情感衰竭是职业倦怠的核心维度，指在情感资源上的损耗，感到强烈的挫折感、缺乏工作热情、疲惫不堪、丧失精力、无法继续投入等。人格解体指对工作对象所产生的消极的、玩世不恭的态度和感觉，以及过分疏离、冷漠攻击的行为。个人成就感降低指消极地看待自己的工作、对自己的工作表现感到不满的倾向，失去对工作的胜任感和成就感。

笔记

（二）职业倦怠的表现

1. 生理倦怠 表现为身体耗竭感、持续的精力不济、极度疲乏、虚弱；疾病抵抗力下降，出现失眠、头痛、背痛和肠胃不适等；饮食习惯或体重突然改变；严重者还会出现精神障碍。

2. 才智枯竭 表现为空虚感明显，觉得自己的知识好似被掏空了一样，无法满足工作需要；注意力不集中，思维效率降低；不能适应知识的更新。

3. 情绪衰竭 表现为情绪烦躁、易怒、责备或迁怒于他人、容易激动；悲观沮丧、抑郁、无助与无望、易伤感；冷漠麻木、无情；情感资源就像干涸了一样，无法关怀他人。

4. 价值衰落 表现为个人成就感降低，自我效能感下降，自我评价下降；对自己工作的意义和价值的评价下降；怀疑自己，时常感到无法胜任工作，感到无能和失败，退缩，从而减少心理上的投入，不再付出努力。

5. 人际关系 表现为以一种消极、否定、麻木不仁的态度和冷漠的情绪去对待自己周围的人，对外界事物兴趣减退；对他人不信任，多疑，充满批判性；无同情心可言，冷嘲热讽、贬损他人，将人视为无生命的物体看待；在心理和身体上疏远他人，孤独，与他人刻意保持距离；对他人的过度反应，导致人际关系恶化。

6. 行为问题 表现为对他人的攻击性行为加剧，冲动，做事轻率，人际摩擦增多、上下级关系紧张，迁怒于家庭成员，并出现物质滥用行为，如吸烟、酗酒、药物依赖等。极端情况下会出现打骂无辜的人，出现自残、自伤或自杀的行为。

7. 职业表现 因为工作环境对个人能力、精力及资源的要求，超过了个人的胜任范围，使个人精力耗尽，在工作上束手无策，伴随超负荷的焦虑、紧张与疲倦等。削减自己对工作的使命感，工作热情完全丧失，对工作不满意、厌恶、厌倦、无责任心，工作效率下降，工作变得机械化且效率低下、失误增多，工作质量粗糙，消极怠工，工作疏离，畏难退缩，缺勤，离职倾向加剧，甚至转行。

（三）职业倦怠的影响因素

1. 人口因素 职业倦怠更容易发生在参加工作的早期，小于30岁的职工倦怠发生率高于30岁以上的人群。职业倦怠在总的发生率上没有性别差异，但在表现方式上却存在着性别差异，如男性人格解体多发，女性则以精力耗竭为主。已婚者职业倦怠的发生率低于未婚者，受教育程度高的人群职业倦怠不仅发生率高，而且表现也较重。

2. 人格特征 人格特征是引发职业倦怠的重要个体因素。理想主义者、完美主义者以及有强迫倾向的人群更易发生职业倦怠。忍耐力较低、自尊心不强、A型性格的职工中易发生职业倦怠，不宽容、强烈需要被赞同和讨人喜爱等的人更容易发生职业倦怠。

3. 职业期望 Cordes 等将个体对职业的期望分为对个人成就期望和对组织期望，对职业的高期望是导致职业倦怠的危险因素。职业倦怠最易发生在步入职业生涯时具有高期望值、高动机和高责任感等三高特征的人群中。具有高期望的人会投入更多的时间和精力去努力工作，当高努力未能产生预期的结果时，可能会导致职业倦怠。

4. 超负荷工作 超负荷工作和超时工作意味着任务的数量和需解决的问题严重超出个体所能承担的水平，易引发职业倦怠。工作负荷和时间压力与职业倦怠的发生明显相关，尤其与精力耗竭相关。

5. 角色冲突和角色模糊 当工作中的角色与期望相矛盾时，个体便产生角色冲突。当不清楚工作目标是什么，也就不存在完成目标的意义，从而产生角色模糊。角色冲突和角色模糊与情绪低落、精力耗竭、人格解体以及个人成就感损失明显相关。

6. 社会支持 来自上级和同事的支持与工作应激强度呈明显负相关。婚姻满意度作为个体家庭支持程度的指标之一，与职业倦怠发生率也呈明显负相关。

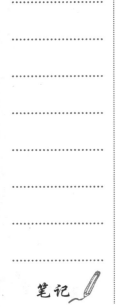
笔记

三、职业生涯发展

(一)职业生涯发展的概念

职业并不是一个陌生的词,但人们平常却很少关注职业生涯的概念。职业生涯是生活中各种事情、状态的演进与历程,它统合了人一生中各种职业及生活角色,同时表现出个人独特的自我发展形态(Super,1976)。职业生涯发展和选择涉及十分复杂的个人与环境因素,因此不存在一个最合适的职业。良好的职业适应是个人的人格特质、兴趣、潜能、价值观的相互协调。个人的职业生涯实际上是各方面因素共同作用的结果,涉及本人对终生职业生涯的设想与计划、家庭中父母的意见与配偶的理解与支持、组织的需要与人事计划、社会环境的变化等。

职业生涯将个人的职业生活看成是一个动态的过程,而职业则主要从静态的角度来看问题。实际上,早在童年时人们就已经开始孕育职业选择的种子。此后,随着年龄、资历、和教育等因素的变化,人们职业选择的心理亦在发生变化。人们现在保持一项工作的平均时间仅为3~5年。

(二)职业生涯发展与健康

在职业生涯发展的每一个阶段,无论是职业发展、职业变迁,还是职业再适应等,都会成为个体职业应激的一部分,进而影响健康水平。那些认为自己被提拔得过快或过慢的人、感到工作不稳定、工作抱负受阻的人,更容易出现应激、更容易因工作压力而去寻求帮助,他们的躯体患病率也更高,特别是心血管疾病。

职业生涯是一个持续的问题,在其发展的每个时期都会存在一些特殊的问题需要处理。生涯发展可根据年龄分为成长、探索、建立、保持、衰退等五个阶段。每个阶段都会有一些特定的发展任务需要完成。如果前一阶段的发展任务未能很好完成,就会影响后一阶段的发展。

1. **成长阶段(0~14岁)** 该阶段的主要目标是发展自我形象,形成对工作世界的正确态度,并了解工作的意义。青少年在这一阶段通过对家庭成员、朋友或老师的观察与认同,逐渐建立自己的职业自我概念。到这一阶段结束时,个体将开始在个性的基础上,对各种可选择的职业进行某种程度上的现实思考。如果个体在这一阶段未能形成自我形象,将会在日后职业选择时面临更大的心理冲突与矛盾。

2. **探索阶段(15~24岁)** 个体在该阶段的职业偏好逐步具体化、特殊化,并最终形成职业偏好。个体通过学校教育、休闲活动和工作等途径,将所获得的个人兴趣与能力进行匹配。至本阶段结束时,大多数个体都已做好了开始工作的准备。这个阶段是不断尝试与接受现实的过程。个体的职业理想开始变得越来越接近于现实。但是,如果不能实现成功的探索,个体将会在职业选择时难以决策。

3. **建立阶段(25~44岁)** 该阶段是大多数人工作生命周期中的核心部分,其主要目标是对自己的职业选择进行现实的调整,并稳定地寻求职业发展。个体有时能在本阶段的早期就能找到合适的职业,然后全力以赴地投入到特定的职业中去。但是,在大多数情况下,人们仍然会不断地尝试从事与最初职业不同的工作,以实现不同的理想。

4. **保持阶段(45~60岁)** 大多数人在本阶段的主要任务是维持既有的成就与地位。因为处于本阶段年龄的人们,已经在自己的工作领域拥有了一席之地,因而他们的主要精力是保持职位,维持现状。但对有些人而言,自己所拥有的社会资源有可能使许多青年时期的工作理想成为现实,这将是一个新的开始。因此,本阶段是一个维持与开创的阶段。如果不能妥善处理好两者的关系,个体将会带着遗憾进入衰退期。

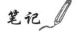

笔记

5. **衰退阶段（60 岁以上）** 这是个体从工作中解脱出来进入退休的阶段。在这一阶段，许多人都不得不面临这样一种前景：权力和责任逐步减少以及不可避免的退休。在此阶段，个体的主要任务是做好退休的准备，需要逐步减速，做好从工作走向家庭生活的"降落"，否则极易出现身心健康问题。

第四节　社会环境与健康

一、社会分层与健康

（一）社会经济地位与健康

社会经济地位对个体健康的影响极大。个体的经济状况与其感受到的慢性应激之间的关系密切，因为社会经济地位决定了我们的生存环境，如居住环境、工作环境等，甚至逃生（专栏 8-1）。美国中产阶级以上群体一般都拥有高级住房和汽车、消费能力高、存款多、享受更好的健康服务，而贫穷阶层的人无法拥有此类资源。有学者对出生于 20 世纪 50 年代的英国人进行了一项研究，结果发现出生时的社会经济地位与其后来心血管疾病的患病率之间存在显著相关，而受教育水平则是这两者间联系的中介因素。

专栏 8-1

泰坦尼克定律

著名的泰坦尼克号邮轮沉没时，有没有从容淡定的提琴手已不可考，但逃生时并非后来盛传的"妇女儿童优先"，而是舱位等级越高，幸存的可能性越高。

这项基于保留下来的乘客记录的国外学者的研究，最近被清华大学艾滋病政策研究中心主任景军教授引进，数据翔实：在 1287 名乘客中，798 人死亡，509 人幸存。一、二、三等舱乘客的幸存率分别是：63%、43%、25%。而舱位票价依次是：一等舱最低票价 30 英镑（最高价 870 英镑，相当于当时一辆豪华轿车的价格）；二等舱最低票价 12 英镑；三等舱最低票价 3 英镑。我们从这些数据中不难发现，乘客的舱位等级与生还几率是直接相关的，作为社会等级标志的舱位显然在这里成为生命的重要筹码。

一些历史学家和社会科学家很早就注意到社会等级与沉船死亡率的关联，泰坦尼克沉船事件恰好展示了社会等级与抵御风险能力、受伤害程度之间的密切关联。（引自：《南方人物周刊》，2006.）

社会经济地位还决定着其他一些间接的慢性应激。据调查，贫穷人群中的犯罪率高、暴力行为多、意外伤害概率高、更容易感到犯罪威胁、社区问题多、更容易受到社会服务（如贷款、救护等）的拒绝、更容易受到交通拥挤的困扰、缺乏休闲娱乐。其中，高犯罪率与婴儿的高死亡率、低生育率、肺结核、儿童虐待等问题相关。那些生活在高暴力环境中的妇女比低暴力环境中的妇女更容易出现妊娠并发症。另外，社会经济地位较低，还意味着他们将更容易受到空气污染、水污染、噪声污染、化学废料、杀虫剂以及环境拥挤的影响。

（二）受教育程度与健康

受教育水平与健康之间的相互关系在一系列的研究中都得到证实，个体受教育水平与健康之间的关系可表现在以下几个方面：

1. **受教育水平高是健康的保护因素** 吴金贵等人的调查显示，文化程度高是高血压的保护因素。李伟华等人对退休人员的调查表明，文化程度越高的退休人员，其生理健康水平越高；男性退休群体中，文化程度越高，其心理健康的水平越高。

2. 受教育水平与健康信念 一般来说，受教育水平越高，对身心健康知识的知晓程度越高，因此更可能采取健康的生活方式，其自我保健能力也越强。张淑芳等人的调查显示，随着职工文化程度的提高，血压知晓率、高血压与相关疾病知识知晓率及高血压患病危险因素知晓率也随之升高。

3. 受教育水平影响患者的遵医行为 受教育水平越高，对医疗中所出现的一些问题更容易理解，因此其遵医行为越强，因此文化水平较高的患者更容易从疾病中恢复。

（三）种族与健康

种族并非一种实实在在的环境，但它提供了一个维护个体身心健康的生存背景。阶级阶层决定着个体的生存环境。美国黑人的健康低于白人，并且这种差异贯穿整个一生。这种情况在几乎每一个经济阶层中都存在，造成这种差异的主要原因是种族间经济地位的差异。

二、社会变迁与健康

（一）文化变迁与健康

社会是在变迁过程中存在和发展的。科技与经济的巨大变革改变了人们的工作、学习和休闲的方式，甚至生活与居住的环境。这些变化构成了现代人在社会变迁过程中主要的应激。为了与新生活步调一致，人们往往需要做出相应的调整。然而在社会变迁的压力下，虽然有些人能够迅速适应，但也有人在痛苦地忍受。

个体在成长过程中会逐步形成其独特的、与成长背景相符合的人格体系。人格体系一旦形成，就会具有相对的稳定性。人格体系总会保留一定的伸缩性，以保证我们能够适应不断变化的社会环境。然而，社会变迁的强度总会超出个体人格的伸缩空间，重大的社会变迁会令社会全体成员持续处于不同程度的应激状态中，进而影响其身心健康。

（二）经济变革与健康

1. 社会福利制度改革 近年来，随着社会福利制度的改革，医疗、住房、教育、养老等原来由国家负责的事务，已逐步交由社会和个人承担。这些变革导致整个社会保障体系发生了前所未有的巨大变化。一时间，看病难、上学难、住房难等成为了许多社会成员共同的问题。人们为应付这些变化而长期处于紧张状态中，健康受到了严重影响。

2. 生活节奏加快 虽然快节奏是现代生活的需要，它使个体心灵振奋、精力充沛、思维敏捷、办事利索，然而长期快节奏的生活却对身心健康有害无益。在罹患内分泌功能失调症的患者中，有 1/6 的患者与"快节奏生活"有关。快节奏生活会改变胃肠组织固有的生活节律，降低免疫功能，易引起消化不良、腹泻或便秘，进而引发胃肠炎、消化性溃疡等疾病。长期持续的紧张和劳累过度，也是导致心血管疾病的重要原因。

3. 社会经济差距扩大 收入分配问题是我国当前最引人注目的社会问题，收入分配差距的持续扩大一方面导致人们对现状普遍不满，认为"贫富悬殊"已经影响了社会稳定，另一方面造成人们巨大的心理压力。

三、自然环境与健康

（一）自然灾害与健康

自然灾害虽然并不是天天都在发生，但一旦发生就会对人们的心理和生理产生巨大的影响。灾害过后，人们往往会出现强烈的心理反应，包括恐慌、焦虑、脆弱、愤怒、抑郁等；还会出现一些生理症状，如疲劳、头痛、感冒及其他疾病，以及因为不安所导致的体重减轻等。当然，这些心身症状出现与否、强烈程度和持续时间取决于灾害所造成的损失大小。

飓风、洪水、地震等都是破坏性极大的自然灾害，它们绝大多数是不可预见的，而且会

笔记

使人们的生命和财产遭受极大的破坏。我国是自然灾害频发的国家，环境生态十分脆弱，由于受经济发展水平的制约，对自然灾害的应对措施极为有限，因此，自然灾害所带来的危害也更为深刻和广泛。正常生活秩序的丧失、家人的死亡、财产的损失、灾后重建、对伤病家庭成员的照顾等都会严重影响人们的心理和体力，对可能再次发生类似可怕事件的恐惧，也会影响人们解决问题的能力。

（二）环境污染与健康

随着城市化、工业化的进程，环境污染已经成为一个备受关注的影响人们健康的大问题。

1. 噪声污染　噪声已经成为现代城市居民生活的日常现象。交通工具的喧闹、人群的喧哗、工地的建筑噪声、娱乐活动的嘈杂、办公场所或生产车间机器的轰鸣，都是城市噪声的主要来源。噪声会严重影响人们的学习、工作、生活和休闲的效率和质量。研究显示，长期的噪声会降低学生的学业表现、降低工厂的生产效率，使工人更容易在工作中失误；还会引起许多其他的疾病，如溃疡、高血压等。同时，噪声还会诱发许多行为问题，比如攻击行为就容易因噪声而诱发。噪声对成人疾病死亡率有明确的影响。虽然那些尖利的噪声在短期内有利于增加心血管的活性、改善神经内分泌功能，但大多数成人经历的却是慢性噪声。许多研究发现，慢性噪声与高血压的发生有关。近期的研究还发现，噪声会对婴儿的成长造成不利影响。

2. 空气污染　空气污染是对居民健康构成威胁的另一重大环境因素。空气污染的有害影响至少表现在三个方面：首先，它直接威胁到人类的健康；其次，它能通过大气层的变化和气候的改变彻底地影响环境，包括臭氧的消耗、烟雾和酸雨；第三，空气污染有潜在的巨大力量，通过腐蚀性的影响伤害、破坏建筑物。心理学家将空气污染对人的身体和心理的影响称为空气污染综合征，其生理症状表现为头疼、疲劳、失眠、烦躁、眼睛发炎、肠胃疾病及癌症等，心理症状包括记忆失调、视听觉能力削弱、反应迟缓等。空气污染还会改变人的社会行为，尤其对侵犯行为的增加有显著的影响。

（郑　铮）

思考题

1. 请列举可能影响个体身心健康的家庭应激源。
2. 请描述家庭在个体健康行为促进中的作用。
3. 请列举可能影响个体身心健康的学校应激源。
4. 请描述学校在个体健康行为促进中的作用。
5. 请描述职业倦怠的表现及其影响因素。
6. 请列举可能影响个体健康的社会环境因素。

第九章　饮食和饮食行为

　　饮食行为和健康休戚相关，饮食可以引起疾病，也可以在患病后作为治疗和控制的一部分。肥胖和减肥也是人们日益关注的问题，WHO宣布肥胖已成为全球的流行病，还宣布"肥胖病将成为全球首要的健康问题"。本章将着重介绍饮食、饮食行为和健康，肥胖问题和进食障碍。

第一节　饮　食

一、食品与健康

　　身心健康来自于合理的饮食和营养。西方社会半数以上的慢性疾病和过早死亡是由于营养不平衡或饮食过量造成的。饮食在冠心病、高血压、糖尿病、多种癌症以及肥胖症等疾病中起重要作用，也会影响个体的心理健康状况。

　　心血管疾病和过量摄取脂肪有关，糖类、纤维素和维生素 E、铜、锌等也起一定作用。饮食是体内脂含量的决定因素之一，在血脂水平的控制中起着非常重要的作用。据估计，饮食在癌症发生中应负40%以上的责任。结肠癌、胃癌、胰腺癌和乳腺癌等与饮食习惯有关。容易导致癌症的饮食习惯有酗酒，饮食脂肪含量过高，常吃发酵、霉变、酸菜、腌菜、含亚硝酸胺、烟熏、火烤或油炸食品；喜热食、烫食。改变饮食习惯可以促进健康，如高纤维素饮食能够降低肥胖和心血管疾病的患病率。饮食对健康的影响主要通过营养和饮食行为来实现。

二、饮食行为与健康

　　饮食行为可能包含特殊饮食、计划性、家庭/社会影响、零食、食物特性、饮食健康意识、食物购买、食物准备、外出就餐、情绪性饮食十方面内容（Margaret）。

　　概括而言，饮食包括如下几个维度：

　　1. 饮食成分均衡　《中国居民膳食指南》指出，合理饮食包括食物多样、谷类为主；多吃蔬菜、水果和薯类；常吃奶类、豆类或其制品；经常吃适量鱼、禽、蛋、瘦肉，少吃肥肉和荤油；食量与体力活动要平衡，保持适宜体重；吃清淡少盐的膳食；限量饮酒；吃清洁卫生、不吃变质的食物。

　　2. 食品加工　错误烹饪使有益健康的营养物质受到损失，甚至还能产生有害物质。

　　烹调和准备食物的方式也改变和影响了人们的饮食，如马铃薯本身几乎不含脂肪，但是炸成薯片，脂肪含量和热量则大大增加。油炸食品的炸制过程还可产生有致癌等作用的有害物丙烯酰胺。油炸食品是导致高血脂和冠心病的危险食品。常吃油炸食物的人，其部分癌症的发病率远远高于不吃或极少进食油炸食物的人群。水煮会使水溶性维生素和无机盐损失约50%，蛋白质、糖类等也会有不同程度的损失，但对脂肪影响不大。对绿叶菜烹调

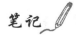

时要敞开锅，焖煮易将绿叶菜中硝酸盐还原成致癌物亚硝酸盐。炊具最好用铁锅或高压锅，能缩短受热时间，减少营养损失。要避免使用铝锅，铝对人体有害。

3. 食物搭配　食物搭配不当对健康造成负面影响。如富含鞣酸的柿子和富含蛋白质的食品一起食用，容易形成胃结石。食品适当搭配可以促进营养吸收。如脂溶性维生素必须和脂类一起才能被吸收，若单独食用效果甚微。

4. 饮食方式　饮食方式主要是指个体在饮食规律性、饮食量、饮食速度和食物选择等方面的行为。

良好的饮食方式包括：①三餐搭配合理。早吃好，午吃饱，晚餐要吃得少。②少食多餐。少食多餐可避免饮食过饱，根据詹金斯等研究，少食多餐者把一天饮食总量分为多次进餐，对比一日三餐者，两周后发现前者的胆固醇总量和低密度脂蛋白水平有所降低。但少食多餐并不意味着频繁进食，对某些患者也不适宜。③饮食宜缓宜节制。细嚼慢咽有利于消化，反之则会增加胃的负担。每餐避免过饱，有助于健康。

不良的饮食方式包括：不吃早餐，三餐无规律，暴饮暴食，偏食或挑食，进食过快，进食时从事其他活动。烫食和保健食品使用不当都是不良的饮食方式。不良饮食方式易对健康产生负面影响，如导致营养不均衡、肥胖、肠胃疾病、心血管疾病、癌症等，也可影响儿童的生长发育。

第二节　影响饮食的因素

一、压力与情绪

压力对饮食有直接的影响，约有半数人在应激状态下比平时吃得多，而另一半人则可能生理饥饿感受抑制，导致进食减少。对青少年而言，摄入多油脂的食物、摄入水果蔬菜不足，以及不吃早餐、餐间多食零食，都可能与压力增加有关。当压力过大我们也容易对进食的后果失去了监测作用，即不能意识到进食的后果，因此会失去饮食控制的能力。

情绪性进食是因为饥饿以外的原因产生食欲，比如在情绪的刺激下产生一种难以抑制的想吃东西的冲动。这种情况下，食物被当作了填补某种情感需求的工具，而不再是为了解决生理饥饿。为应对消极情绪而进食的人更倾向于食用高糖和高脂肪食物。

饮食失调患者的焦虑障碍比例远高于正常人，且个体的焦虑障碍一般都比饮食失调问题出现得更早，因此推断焦虑可能是饮食失调的影响因素，亦即焦虑者更容易导致饮食失调。另一项前瞻性纵向研究证明，慢性抑郁症提高了神经性贪食症和暴饮暴食症的发病率。

以进食为缓解不良情绪的手段可能是个体学习的结果。一方面个体咀嚼时，面部肌肉紧张度减低，使人间接感到情绪的紧张也随之减低。另一方面父母对婴儿的喂养行为也可能导致其长大后的情绪性进食，婴儿会因多种原因而哭啼，饥饿只是其中之一。若父母只要婴儿哭啼，就立即喂食，结果使婴儿无法学到对什么是饥饿与什么是难过的辨别，成长后遇到不良情绪时也用饮食来试图摆脱。

美国心理学家莱曼还研究个体情绪状态和选择的食物之间的关系，结果实验发现，通常在兴奋、自信和严肃等积极情绪状态下更喜欢健康的食物，而在消极情绪下更喜爱缺乏营养价值的不健康食物，如薯片等。莱曼认为，人体中似乎存在某种普遍的"身体智慧"，不健康食物因含有较高的糖分、能量，可起到暂时提神的作用，因此更适用于消极情绪。莱曼等的实验还发现不同情绪状态有不同的食品偏好，如快乐时候最爱吃甜点更加快乐；在爱的情感中，用酒来加强气氛；在个体受到挫折的时候更爱吃松脆的食物发泄情绪。

但情绪与食品喜好之间存在个体差异，因个体的年龄、文化背景不同，他们在不同情绪状

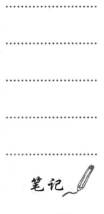

态下偏爱的食物也不同，情绪和食物偏好有多种复杂关系。总的来说，个体倾向于总是吃对自己生理和心理最好的食物，亦即通过食物能摆脱或减少不愉快的情绪，加深喜爱的情绪。

二、学习、认知及身体满意度

个体的饮食行为与学习和经验有关。尤其儿童饮食偏好的形成既有基因等生理因素的影响，更受食物接触、社会学习、联想学习的等因素的影响（专栏9-1）。

专栏9-1

哪些因素会影响儿童饮食偏好？

儿童偏食挑食是很多家长头疼的事情，基因和"身体智慧"以及学习和奖罚等可能影响着儿童择食行为。

人类似乎具有某种"身体智慧"。戴维斯通过提供给婴幼儿10至12种不含糖、盐或调料的健康食品供自由选择，发现他们能自发选择和生长健康相协调的食物，戴维斯认为婴幼儿有与生俱来的调节机制选择合适食物，40天龄的婴儿会根据牛奶热量调整对牛奶的摄入量。人类对甜食的偏好与生俱来，降低对甜食喜好是很困难的事情。吉布森和瓦德尔一项有趣的研究发现，预测4～5岁儿童对蔬菜水果的喜好程度最佳预测指标是食物的热量。父母希望儿童摄入他们认为应吃食物种类和量，有时不符合儿童应需的范围。另外，婴幼儿的饮食偏好会随着经验和时间等发生改变。

此外，父母让孩子多接触食物会增加对该食物的偏好程度。奖励饮食行为和把食物作为奖励，如"多吃香蕉，我就很喜欢你"和"如果你乖，就给你一个香蕉"，均可增加对食物（香蕉）的偏好，但而把食物作为获得奖励的手段，类似于"吃了香蕉，就可以看动画片或吃蛋糕"，则降低对食物（香蕉）的喜好程度。观察学习也是影响饮食偏好的一个因素，观察他人进餐或和他人一起进餐，可改变儿童饮食偏好，尤其进餐对象是大一点儿童，小说中的英雄和朋友，效果更为显著。

当然，没有绝对健康的饮食，平衡膳食可能对健康更有益。

对食物的认识和态度同样会影响到个体饮食行为。态度研究将对食品的态度分为肯定态度和否定态度，研究者认为对食物的厌恶或喜爱会影响这一食物的摄入量。研究发现，对食品的态度能很好地预测食盐摄入量、快餐消费以及高果蔬、低脂健康饮食。但当对某种食物有矛盾态度，如对巧克力味道的喜好和对其容易导致发胖的厌恶同时存在，态度则无法预测饮食行为。

媒体在对食物的认知上起一定作用，很多人的营养知识来源于网络报刊电视广播等。1990年关于食用牛肉可导致健康风险的大规模报道导致牛肉销量下降20%，而自从与高胆固醇有关的健康问题受到公众关注以来，美国人食用鸡蛋和其他高胆固醇食物的数量也出现下降。但态度、认识对饮食行为的预测有其局限性，如董文毅等的调查表明知识分子对营养知识了解和掌握较好，但营养行为的得分低于营养知识。

个体的自我效能感以及归因方式等对饮食行为有影响。促进饮食行为改善的2个关键因素之一即个体自我效能感，另一个是社会支持。国外一项针对青少年的研究发现，自我效能感强的青少年进食蔬菜和水果量明显增加。罗腾伯格（2005）通过实验研究发现，节食能否成功取决于个体对纵容饮食的归因倾向。对纵容饮食外部归因者（如吃多了因为食物美味），更容易过量饮食。

另外，对身体的满意度也影响饮食行为。越胖、瘦身倾向越强，对自己身体越不满意以及身体耻辱感越强的人越容易有节食行为（钱铭怡等）。对身材的不满意可以定义为个体对

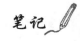

身材的估计与真实身材之间的差距，或者就是对身材不满意的一种感受。媒体在身材满意度上起到一定作用，奥格登等的一项研究显示，男女被试看过比自己胖的同性别照片后对身材满意度提高，而看过比自己瘦的照片则相反，这种反应在女性身上更为明显。国内一项针对 1600 名女大学生的研究显示：有减肥想法的女生中只有 2.5% 是较胖的，其中体重正常的占 76.8%，体重偏低的占 20.7%。对身材自我满意度是预测将来是否发胖的变量，当儿童对身体的自我满意度降低时，那么意味着这个孩子将来更可能发胖（Robert 等）。

三、饮食的文化差异

饮食文化是指食物原料开发利用、食品制作和饮食消费过程中的技术、科学、艺术，以及以饮食为基础的习俗、传统、思想和哲学，它也影响着个体的饮食行为和健康。

（一）中国饮食文化

中国的饮食文化讲究享受美味，同时也注意饮食养生。

1. 中国饮食文化的特点

（1）多样性：中国区域广博，各地气候、人文差异较大，产生了丰富的而独特的饮食文化。北方主食以小麦、玉米、高粱为主，南方主食以大米为多，蒙古族、哈萨克族等主要以乳制品和肉类为主，粮食为辅。菜肴以川、鲁、粤等八大菜系有代表性。

（2）精美和艺术性：中餐从制作至食用，各个环节都追求精美，包括原料选择、准备、烹饪，菜的类别和颜色搭配，盛菜肴的器皿，就餐环境等。早在 2000 多年前孔子就说过"食不厌精，脍不厌细"。

（3）社会心理功能：饮食常常是一种社交活动，是人与人沟通的媒介。庆祝、感谢、谈判等等都在饮食间进行。以饮食活动的礼仪性为例，在中餐聚餐时，座席的方向、上菜的次序等等都有一定秩序，体现着一定的社会交往。

（4）食疗文化：中国的食疗文化讲究"医食同源"，根据食物本身的"性"、"味"、"归经"、"升浮降沉"等特性，认为食物对人体健康产生一定作用。如生姜可以预防感冒，枸杞子可以明目，核桃可以益智且抗衰老。

2. 中国的茶文化 中国的茶文化源远流长，至少在 3000 多年前就开始种植茶树，摸索出制茶工艺。喝茶不论贵贱，不分民族。

茶中具有多种营养素，如茶多酚、茶生物碱及多种维生素等，具有消食、清热等功能。斯德普特等人（2006）通过双盲安慰剂实验发现，长期喝茶可以降低健康男性体内血小板的活化水平和血浆中的 C 反应蛋白水平。

下列情况不宜饮茶：忌浓茶、烫茶、凉茶、隔夜或冲泡过多的茶、空腹饮茶、饭前大量饮茶、饭后立即饮茶。有些人不宜饮茶，包括缺铁者、有活动性胃溃疡者、失眠者、孕妇、哺乳期妇女等。

3. 中国饮食文化中的弊端 中国饮食文化中的弊端主要体现在：①吃盐多，我国人均每日食盐量虽然自 2000 年来逐步下降，但在 2009—2012 年间调查显示平均食盐摄入量仍然高达 9.1g，与 WHO 推荐的每日吃盐量不宜超过 5g 相比，接近 2 倍；②"油多不坏菜"，易患肺癌；③不分餐，容易互相传染疾病；④"吃啥补啥"，造成贪食野味，一方面破坏环境，也带来特殊传染病，如 SARS 等；⑤过分追求口感味觉和精细加工，破坏营养成分；⑥浪费、暴饮暴食和过量饮酒。

（二）西方饮食文化

文化不同，人们的饮食结构也不同。在西方饮食中，高能量食品普遍消耗比较多，如奶制品、肉类等，这些缺乏足够纤维素且刺激肠道，因此大肠癌是西欧和美国发病率最高的癌症。西方国家中饮食文化也存在一些差别，如意大利和西班牙人的饮食中蔬菜比美国和芬兰人多 40%。西方饮食相对中国饮食也较为简单，据西方学者的调查，中国人吃的菜蔬有 600 多种，比西方多六倍。西方饮食也注重食物营养，即所含蛋白质、脂肪、热量和维生素的多少，并尽量保持食物的原汁和天然营养。

奶酪在西方饮食中占有重要地位。法国人萨瓦朗说："没有奶酪的点心就像独眼的美女。"奶酪含有丰富的蛋白质、钙、脂肪、磷和维生素等营养成分，是理想的补钙食品。但奶酪也是一种高能量食品，食用奶酪过量可能导致肥胖及其相关疾病。

喜欢生食。西方人喜欢吃生菜、即使鱼类、肉类也做得很生，可能和他们喜欢鲜嫩口味，并认为较少程度地加工食品可以最大程度保留营养有关。生食存在一定弊端：缺乏高温消毒的食品卫生问题，有些食物生食不利消化加重肠胃负担，含胡萝卜素的食物用油炒或煮会提高其利用率。

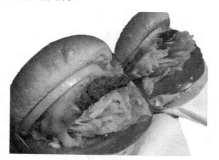

典型的美式快餐包括一只汉堡、一包炸薯条和一杯饮料。

西餐一般采取分餐制，个人按自己口味食量各取所需，即便宴请客人时，菜肴种类数量也适量，因此相对中餐更为卫生，也能够避免浪费。

盛行快餐。快餐是由食品工厂生产或大中型餐饮企业加工的，可以充当主食的食品，其特点是制售快捷、食用便利、价格低廉，在节奏快的现代社会备受青睐。但它也往往有营养结构不合理以及卫生问题等特点，容易引发肥胖症等一系列健康问题。以全球性快餐麦当劳为例，电影导演斯普尔洛克在他的纪录片《Supersize Me》中以快餐文化为题材，导演自己在 30 天里"只吃麦当劳卖的东西，包括喝的水"，结果原本身高 1.9 米，体重不到 84 公斤，身体健康的斯普尔洛克，在一个月后血压大大升高，体重也增加了 11 公斤。因为快餐的缺陷，西方社会有反对快餐的慢食运动（图 9-1）。

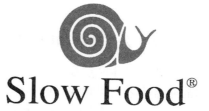

慢食运动由 Petrini C 创立于 1986 年，旨在替代快餐，保护传统和当地美食。蜗牛是标志。（本图来自荷兰的官方网站）

图 9-1 美式快餐因含高热量、高脂肪和烹调方式而广受诟病。慢食运动是反对快餐的一种生活方式

四、家庭影响、进餐情境及食物相关的因素

家庭的影响主要包括父母饮食习惯、父母文化程度、父母经济状况、家庭结构以及父母对儿童饮食行为的态度等。饮食行为改善中，家庭支持也是重要因素。

父母是儿童食物的制作者和提供者，会影响儿童接触的食物和儿童饮食偏好，他们对营养及饮食行为知识掌握得越好，越能保证儿童较好的饮食行为。有人对 1230 名父母和儿童的调查发现，最能影响孩子饮食习惯的因素是父母。父母若钟情垃圾食品并缺乏锻炼，或有节食行为，可能对儿童造成行为暗示，导致子女养成类似父母的饮食习惯。

母亲对子女的影响最重要。母亲职业越偏向脑力劳动、监护人的认知水平和家庭收入越高时，儿童挑食偏食的现象越少（林志萍等，2005）。母亲的节食程度和母亲对女儿体重超标风险的预知程度是女儿饮食行为的最佳预测工具（Birch & Fisher，2000）。

研究者也可以借助家庭治疗来矫正高危人群的饮食习惯（吕书红，2002）。研究发现，如果家庭所有成员都愿意参与到饮食习惯的改变，那么目标个体更有可能作出相应的改变。有研究表明，家庭治疗在控制个体饮食方面有着比较明显的效果。

进食情境会影响饮食行为。和熟悉的人一起进餐以及在电视机前独自进餐摄入的食物多于独自进餐以及和陌生人一起进餐，这可能是由于分心效益，即看电视或和熟人聊天时

笔记

忘记了自己到底吃了多少东西，导致过饱（赫舍瑞敦等人，2006）。进餐时间越长，吃掉的食物越多（普利纳等，2006）。青春期前的超重女孩和同样超重的女孩一起进食，摄入食物量多于和瘦的同伴一起摄入的食物量（塞奥维等人，2007）。

食物的便利性及可得性会影响饮食行为。在自助餐厅自助餐的摆放顺序会显著影响食用者的取食行为。改变食物的便利性，能有效地干预饮食的健康程度。家庭中的食物，摆放在显著位置也会增加它的消耗量。

食物多样化和分量增多也会影响进食量。一项研究显示表明提供 10 种颜色的巧克力给研究组，与只拿到 7 种颜色的对照组相比，前组多吃掉 25%～30% 的分量。另一项研究让餐厅在上菜时增加 52% 的分量的通心粉，参与实验者至少多吃掉 45%。

食物容器、食物包装，以及广告等对饮食行为也有影响。儿童选择零食时考虑的主要因素是口味，其次是包装、营养、卫生、奖品、品牌和广告等。国外学者实验发现：直接从大包装袋或大容器里拿取食物，人所吃的分量会比普通小包装食物多出很多。容积相同的高瘦型杯子和矮胖型杯子，前者看上去却容积更大。让人随意选取两种不同形状的玻璃杯饮用果汁，使用矮胖型杯子的组饮用的果汁比另一组人多出 20%。

第三节　肥胖和肥胖症

一、什么是肥胖和肥胖症

肥胖是指体内过量脂肪堆积而使体重超过某一范围，当肥胖影响健康或正常生活及工作的通常称之为肥胖症。肥胖症是遗传因素与环境因素共同作用所导致的营养代谢障碍性疾病，是慢性疾病发生的主要诱因。肥胖是仅次于吸烟的第二个可以预防的致死原因。

WHO 报道 2016 年，全球范围 18 岁及以上的成年人中逾 19 亿人超重，其中超过 6.5 亿人肥胖，超重率和肥胖率分别为 39% 和 13%，全球肥胖流行率在 1975 年和 2016 年之间增长近三倍，2016 年，超过 3.4 亿名 5～19 岁儿童和青少年超重或肥胖，超重和肥胖流行率为 18% 以上，而这一比率在 1975 年仅为 4%。肥胖儿童成年后更容易肥胖。

2002 年我国第四次营养调查发现，全国成人超重率为 22.8%，肥胖率为 7.1%，儿童肥胖率已达 8.1%。而 2012 年的调查数据显示，中国成人超重率、肥胖率分别为 30.0%、11.8%。一项基于 22 省（自治区、直辖市）国民体质监测点的形态数据显示：2014 年中国 20～69 岁城乡居民超重肥胖率分别为 34.26%、10.98%。肥胖已经成为我国一个严重的公共卫生问题和主要的疾病负担。

（一）肥胖的评估方法与标准

测量肥胖的方法主要有腰围臀围比例、皮褶厚度测量，以及 CT、MRI 和生物电阻抗测量仪等，其中身体质量指数（Body Mass Index，BMI）较常用。它源于比利时数学家 Quetelet 提出标准体型者的身高的平方与体重成正比，计算公式为 BMI= 体重（千克）/ 身高的平方（米）。当 BMI 数值超过一定范围时，便被诊断为超重和肥胖。

由于各地域人种体型不同，WHO 制定的 BMI 国际肥胖判断标准并不适用于任何地区。比如：本土美国人，BMI 指数超过 25 的时候才算超重，面临肥胖相关疾病的危险加大。但在美国的日本人，BMI 大于 23 时心血管病危险就开始明显增加。

中国运用 BMI 判断的体型标准是：BMI< 18.5 是体重过低，BMI 在 18.5～23.9 之间是正常，BMI≥24.0 是超重，BMI≥28 是肥胖。

运用 BMI 判断肥胖的不足之处是不能反映出体内脂肪的分布，因为如果体内脂肪集中分布在腹部和内脏（中心性肥胖），患有高血脂、冠心病、糖尿病及脑血管硬化等疾病的比例明显增多，比全身性肥胖的死亡率高，是一个重要的危险预示因素。另一个问题是 BMI 仅以体重为参照标准，一个肌肉型的人可能体重超过 BMI 标准，但并不是脂肪过多的肥胖。

（二）肥胖对健康的影响

1. 肥胖与疾病　肥胖会诱发或加重很多疾病，涉及心血管、内分泌、消化系统、呼吸系统，缩短人的寿命。据统计，肥胖并发脑血栓与心衰的发病率比正常体重者高一倍，患冠心病者多 2～5 倍，高血压发病率多 2～6 倍；肥胖者脂肪肝的发生率男性为 60%，女性为 50%。肥胖患者痛风患者明显增多。女性肥胖患者甚至会出现闭经不育。此外，肥胖者也易患乳腺癌、卵巢癌、大肠及前列腺癌等等。肥胖也是导致残疾的一个主要原因，还与早期死亡有联系。此外，一些研究表明 60% 的超重儿童和青少年已经显示出一些患心血管疾病方面的风险因素，如血压高、血脂高，甚至高胰岛素血症。肥胖还和儿童哮喘、睡眠呼吸障碍密切相关，儿童期肥胖可增加成年期某些疾病和过早死亡的风险。

肥胖本身也是肥胖的一个风险因素。许多肥胖者的胰岛素基础水平较高，使得他们易出现饥饿感，从而使得他们过多地进食，他们往往具有较大的脂肪细胞，可以储存更多的脂肪。这样肥胖者就存在着变得更加肥胖的危险。

2. 肥胖者面对的社会影响　人们常常对肥胖者有歧视和偏见，容易使肥胖者有自卑感和精神压力，影响他们的人际交往和心理健康。

肥胖与各种心理障碍有很高的相关性，肥胖者普遍有较低的自尊，较高的焦虑和抑郁感。肥胖儿童和青少年由于肥胖的生理压力和社会偏见等，比正常体重的同龄人更容易出现社交不适、低自尊和抑郁情绪。有研究显示在学校霸凌的案件里，1/4 以上的霸凌对象是班里的肥胖儿童。肥胖对儿童的心理社会方面的损害还会延续到成年。

3. 减肥成功的益处　体重降低有降低血压、减少总的胆固醇，降低甘油三酯，提高血糖控制水平等功效（Kanders 等，1987）。这种益处的获得并不需要体重超重者恢复正常体重，事实上他们只需减少初始体重的 10% 并能维持，就能给健康带来好处。减肥成功对社会心理方面也有利。

二、肥胖的机制

（一）生物学观点

1. 遗传　双生子的体重进行回顾性研究后发现：体重变化的 70% 与遗传因素有关，30% 与环境因素有关。抚养研究也发现养子女和养父母的体型关系不大，但和亲生父母体型关系密切。对父母和子女体重的研究发现，若父母体重正常，其子女肥胖发生率约为 8%～10%。父母中一人肥胖，子女肥胖发生率约为 40%～50%。若父母均肥胖，子女肥胖发病率高达 70%～80%，其中女孩比男孩更容易遗传到肥胖，母亲的体重和子女的体重关系更紧密些。

肥胖遗传倾向还表现在脂肪细胞数目、脂肪细胞体积、脂肪组织分布的部位等，也包括储存能量的倾向。克劳德·布查等（1990）对同卵双生子研究发现，在相同活动限制和超出维持正常体重的热量摄入情况下，同卵双生子的相似性不仅体现在体重增重上，还包括体脂含量和分布。脂肪细胞数量、食欲调节和新陈代谢率可能是受遗传影响的因素。

2. 肥胖关键期　婴幼儿期和青春期最为重要。标准体重的人和轻度肥胖的人有 250～350 亿个脂肪细胞，轻度肥胖者脂肪细胞更大，而严重肥胖者脂肪细胞数量可达到 1000～1250 亿个。在胎儿期第 30 周至婴幼儿期，脂肪细胞属于极为活跃的增殖期。在此期间如果营养过剩，就可导致个体脂肪细胞增多，成为单纯性肥胖的基础。青春期也是脂肪细胞活跃的一个高峰期。调查表明，10～13 岁的超重儿童长大到 31 岁时，有 88% 的女性和 86% 的男性仍然超重。

3. 基因变异　肥胖者可存在基因上的变异。1950 年 Ingalls 等发现肥胖基因（OB）。1994 年 Zhang 等克隆了小鼠和人类的肥胖基因，并鉴定了它们所表达的蛋白，该蛋白被命

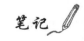

名为瘦素（leptin）。当肥胖基因发生突变，血瘦素水平下降，引起食物摄入增加及能量消耗减少，从而导致肥胖及糖尿病等。一项研究给两个确诊缺少"OB基因"的孩子每天注入瘦素，结果食物摄入量减少，体重也有所下降，但这方面研究还处在初级阶段。

4. 功能障碍和病毒感染　下丘脑腹内侧损坏的大鼠吃大量的食物，对与饥饿相关的内部信号不敏感，对食物相关的外界信号有反应。这项证据表明，至少有一些肥胖者的下丘脑腹内侧有功能障碍，从而妨碍了正常的饮食习惯。此外，病毒感染也可能产生肥胖，这方面研究较多的是腺病毒-36，该病毒与成年人及动物的肥胖有关联，一些研究发现肥胖者中该病毒的感染率显著高于非肥胖者。

5. 体重调定点理论（set point theory of weight）　该理论认为人体内部调节系统为一个人设计了一个体重平衡调节点，如果体重偏离了这个调节点水平，机体则会想一些办法，如增加或降低新陈代谢等，使这一体重回到定点。肥胖是因为这个调定点较高。

这种调节点的机制可能和下丘脑有关，动物实验表明损伤下丘脑不同的特定部位，可以使体重调节点趋于较低体重水平或者趋于肥胖水平。一项研究表明，如果机体体重降低了很多，则机体将随之产生大量的酶，使脂肪易于在细胞中储积，从而使体重回弹，可能是因为细胞中脂肪的流失刺激了下丘脑产生酶来维持体重的平衡调节点。这一理论能较好地解释个体减重后很容易恢复到原来的体重，但却很难解释为什么有些人减了很多体重，但是依然能够不反弹。

（二）社会心理学观点

1. 生活习惯　多食、进食的次数减少会促进肥胖。喜欢吃甜食、油腻食物，不愿吃纤维素食物，好吃零食等饮食习惯也容易导致肥胖。张宇凤等的研究中显示是否消费零食与6岁以上居民是否超重肥胖有可能有一定相关性，2012年摄入零食者超重肥胖的风险是不摄入零食者的1.15倍。同时，进食量和肥胖之间的关系也存在争议。英国全民食物调查发现：从1970—1990年，人们的家庭食物摄入量降低，但人群中肥胖率升高。进一步研究针对进食种类和肥胖的关系：发现食用脂肪的比例影响肥胖，人们没有进食更多热量的却进食了更多的脂肪，另一研究也支持来自于脂肪的热量比来自于碳水化合物的热量更容易导致肥胖。

运动较少是造成肥胖的另一个主要原因，运动不足使过多摄取的热量去转变成脂肪储存。有证据表明肥胖者比非肥胖者身体活动要少。越来越多的儿童和青少年养成了坐着不动的生活方式，如看电视、玩视频游戏，促使肥胖率升高。有研究发现：每日坐着看电视4小时以上的妇女肥胖发生倾向比1小时以下的妇女高2倍。Robinson在1996年9月—1997年4月间，对198名3~4年级的小学生进行分组对照研究，也发现减少儿童看电视、录像的时间，能显著降低BMI指数。

2. 情绪状态以及应激　人们精神紧张时，神经、内分泌等的改变或以饮食作为排解情绪化解应激的手段，也容易导致肥胖发生。

肥胖者更容易产生情绪性进食行为，怀特曾做过这样一个试验，他安排1组肥胖学生和1组体型正常学生，一起分别观看悲剧感伤、滑稽有趣、性感刺激、旅游记录4部影片（前3部有情绪刺激），并于每次观看影片后品尝及评价不同厂牌的饼干，结果肥胖组的学生在观看前3组影片后所吃的饼干都比看过第4部影片后吃得多；正常体重学生组则在看过4部影片后所吃的饼干量相差无几。亦即说明肥胖者易受情绪影响而多进食。

3. 人格差异　有学者曾对490名实验对象进行肥胖和人格方面的测试，结果发现性格外向者比内向者肥胖症的发病率高4.6倍；情绪稳定性低分（有神经质倾向）者比高分（无神经质倾向）者肥胖症的发病率高6.8倍，亦即外向者和情绪稳定性差的人更容易肥胖。

4. 认知方式　一项实验发现肥胖者更容易受外部线索影响而进食。一项研究发现，认为到了吃饭时间（实际是特意拨快的钟表导致）的肥胖者会表现出更多的进食行为，而正常人不会。即思维决定着这些肥胖者饥饿的感觉，而非实际生理需要。肥胖者对自己进食量的认知也存在偏差。Lictman S 等的一项研究发现：肥胖者实际进食量往往比他们自我报告的进食量多，某组肥胖被试报告：他们每天仅摄入了 1028 千卡热量，但实际上他们摄取热量是 2081 千卡，而这并不是他们有意欺骗，只是不能准确判断。

5. 文化和知识 在中国传统文化里认为胖是孩子健康的象征，因而过度喂养儿童，造成儿童健康问题。我国唐代文化中以胖为美，而太平洋西南部的汤加国也一度以胖为美，不过由于当代对肥胖危害的认识，汤加人也开始控制自己的体重。

体重也和文化教育水平及经济水平的关系密切。在发达国家，社会经济地位与肥胖的发生呈负相关。上海地区文化水平越低，肥胖发生率越高。这也可能是由于文化程度、社会经济地位较高者更意识到肥胖的危害，有更多的知识和经济能力来控制体重。

三、肥胖预防和治疗

（一）肥胖的预防

预防肥胖能够降低肥胖及其相关疾病的发病率。预防肥胖最好的方法是针对特定的人群，设计适合的肥胖预防方案。

肥胖的预防要考虑到实施方案的可接受性和有效性。最好的干预对象是面临体重增加问题并且愿意防止这个问题发生的人。对干预效果的研究发现，预防并不能造成大幅度体重下降，但能够避免体重增加。下面是几个体重增加的关键期，这些时期肥胖预防要注意：

1. 儿童期 预防儿童期肥胖也可以预防成人肥胖。对儿童进行行为干预最好得到家长的配合，因为父母始终在一定程度上可以控制儿童的饮食行为，这样可以取得较好的效果。

2. 成人初期 成人初期是体重增加的危险期。这段时期增重可能和生活变化有关，个体需要适应自己新的成人角色，则没有太多时间顾及自己的饮食和体育锻炼（Yong 等，1993）。这个阶段怎样选取合适的干预方法是需要更多研究的领域。

3. 妊娠期 成年女性体重增加很大一部分源于怀孕。根据孕妇孕前 BMI 指数，有推荐的孕期体重增长范围。一些研究显示：在孕期增重超过推荐体重增长范围的女性，相比于体重增长在推荐范围之内的女性，产后无论短期还是长期都有更多的体重滞留，其中产后母乳喂养能一定程度上促使女性产后体重恢复。

4. 更年期 更年期是另一个容易发胖的时期。对更年期女性的肥胖预防训练主要集中于帮助她们建立更健康的生活方式。

（二）Yo-Yo 节食者

节食一定能减轻体重？恰恰相反，节食不当还可能会增加体重。大量证据显示，尽管节食者试图通过控制饮食来控制体重，但从长期来看很难成功，尤其当节食着眼于"你可以控制自己，让自己更好"很可能导致暴食和体重增加。

将节食作为减肥手段，暴食则可能是减肥的结果。正常人进食往往是由生理决定的，即饥饿导致进食饱足停止进食，但节食者尝试忽视生理感受用认知决定饮食。一旦他们的心理边界被破坏，即便生理信号反馈已经处于饱食状态，仍然会出现过量饮食。一项关于食物预加的实验显示：被试处于饥饿状态随机分成 3 组（每组均包括节食和非节食者），三组被试在实验条件下分别被要求：吃很少的食物、吃很多的食物、不吃东西，随后第二阶段给所有被试提供食物，他们可以随意进食并评分。结果发现，对非节食者而言，饥饿程度高被试会在第二阶段吃的比较多，而节食者，第一阶段吃得多反而在第二阶段吃得更多，之前吃得少的，第二阶段也吃得少，因为节食者往往会想"反正我今天已经热量超标了，无所谓了，继续吃吧"。此外在焦虑情绪下，节食者比非节食者摄入更多食物，甚至不考虑食物口味，节食者会通过过量饮食掩饰他们的焦虑不安，饮食成为转移负性情绪的方式。而且有

笔记

研究发现节食本身就容易导致情绪冷漠低落、注意力不集中、无法调节情绪等问题，进而引发过量饮食。因情绪沮丧、兴奋或食物预加引起抑制松懈而导致饮食增加的现象被称为"去抑制效应"或"无所谓效应"。另外，节食者对食物更敏感、食欲更强，可能有忽然失控的过量饮食，一项研究中饮食限制的人们中出现极度渴望食物、偷藏食物的现象。过度饮食也可看做对饮食剥夺的一种反抗。

孔繁森、陈红等将那些以控制体重为目的，长期严格地控制进食的节食者定义为限制性饮食者，陈红等（2012）对中国青少年饮食失调研究发现，限制性饮食是饮食失调过程中最常见也最为关键的适应不良行为，是个体从不良心理转为不良行为的关键点，对中国青少年的饮食失调有显著的预测作用。

另一方面，节食者过度限制饮食，提高了食物的利用，而使新陈代谢速度降低 5%～10%。当节食者恢复正常饮食时，代谢率仍然处于较低的水平，虽然他们吃得不多，也容易发胖。而且下降的代谢率会由于轮番节食变得更加顽固。这样长期处于节食和正常饮食之间的变化节食者，即所谓"Yo-Yo 节食者"，变胖的机会更多。很多节食者反弹的体重比他们减去的体重还要多。

"Yo-Yo 节食者"面临的危害不只是体重的波动和更加难以控制，还包括：①研究发现：体重波动和冠心病死亡率发病率有关，并和很多种成因的死亡都有一定关系，yo-yo 式减肥甚至比持续肥胖更有害健康；②减肥失败会带来抑郁、失败感和失控感等负性情绪。即便是减肥成功的少数人，也有研究发现他们可能会长期受体重困扰，甚至有饮食障碍的趋势。

（三）肥胖的治疗

减肥可以通过控制饮食和行为或药物以及外科手术等来实现，而且除去特殊情况，最安全的减肥速度是每周减肥 0.5～1 千克，即便是重度肥胖，每个月也最好不要超过 5 千克的上限，否则会因为减肥速度太快引发各种疾病。

1. 饮食控制和运动控制　饮食治疗主要通过改变肥胖者饮食的数量和成分，限制能量摄入，使耗能多于摄入而减肥。同时，还要做到营养平衡，充足补充矿物质和维生素。对于不能坚持的饮食控制，容易出现反弹并可能成为 Yo-Yo 节食者。

运动加强体育锻炼消耗热量是常见减肥途径，其中有氧运动更受推崇。但大量体育运动可能增进食欲导致吃得更多，而泰勒和奥利弗（2008）实验发现温和、短暂的体育运动（诸如快走 10 或 15 分钟）会降低用餐食欲，提示用餐前适量运动适于减肥。

2. 认知 - 行为疗法　减肥最常用的心理疗法是认知行为疗法，目的在于纠正肥胖者不良的饮食和生活习惯，能有效降低体重的同时，也有利于预防反弹。这种方法适用于成人和儿童青少年。一项研究显示认知行为疗法结合运动饮食干预可降低单纯性肥胖儿童的 BMI 指数，并改善他们的总胆固醇、甘油三酯、血糖等，还可以帮他们自己保持良好的生活习惯。

行为干预技术可以包括如下：①减肥者接受自我监控的训练：学会对自己的行为作详细的记录和分析：如进食的时间地点、进食的食物及热量，一天中的活动量等，使当事人更加了解自己的饮食模式和运动情况。②行为矫正：也就是确定减肥目标和计划，并学会一些控制技巧。减肥目标和计划要求具体、可行、宽松的，设立奖罚有助执行计划。同时训练一些技巧，如限制减肥者在特定的时间、地点进食，鼓励减肥者更多地去享受吃的过程而非多吃。③心理支持：减肥前期可给予减肥者鼓励和正确引导，帮助他确定减肥的决心并掌握科学的方法；减肥中期及时发现减肥者容易出现的问题，及时干预，预防出现半途而废等现象；减肥后期，有针对性地进行训练帮助减肥者预防复发，同时帮助减肥者维持健康的生活方式。

在行为治疗中，来自于家人和亲友的支持和监督，有助于减肥的成功。减肥者得到来自亲友的监督和帮助，更容易坚持减肥行为。有研究显示，夫妻双方都参与减肥治疗组，减肥效果优于一方参与减肥组。

3. 团体减肥及线上资源辅助　加入团体竞争合作的减肥也是一种有效的减肥方法。一些研究显示：在小组之间展开竞争，看哪一组减轻的体重更多反弹更少，可以取得较好的效果。可能是在组间竞争的过程中，人们能获得较多的社会支持，而且竞争意识的唤起使得人们更加努力地坚持减肥。在团体中增加参与者的动机也是有效的方法，如在一个不同小组间的减肥竞赛中，获胜组可以获得奖励，而奖励来源于所有参与者的捐献。然而这种通过组间竞争的减肥是否能够维持长久，至今还不清楚。

线上资源可以辅助减肥。手机及电脑的便利性及互动性强、普及面广，其作用体现在：①可以大量推送健康教育知识，并可以帮助减重者学习健康知识；②可以及时反馈饮食和运动信息，通过一些应用软件和可穿戴设备的使用，可以得到减重者每天的热量摄入情况和运动消耗情况等，帮助减重者自我管理；③较强的互动功能，减重者能得到来自通过医生、营养学家等专业人士针对个体设计的减肥方案和减肥指导，并得到心理支持和困惑解答，帮助减重者应对减重过程中各种障碍；④基于线上交流，也有利于减重者之间互相交流鼓励，形成良好的团体氛围，看到成功榜样，帮助增强自我效能，甚至也有排行榜之类进一步激发减肥动机。

手机 APP 的应用是其中有效方法之一。焦焕利、刘淑红等（2017）进行了应用手机 APP 进行健康减重互动管理的随访实践，将志愿者分为两组，均以饮食控制和锻炼为方法进行 3 个月减肥及 6 个月的减肥后随访，其中一组辅以手机 APP 进行互动随访管理（APP 组），另一组辅以门诊常规随访（门诊组）。结果显示，APP 组减重效果优于门诊组，后期随访中 APP 组反弹情况低于门诊组；即应用 APP 辅助减肥，能有效提高减重者的饮食运动依从性并提高自我管理的能力。一项基于对运动类 APP 的研究发现，使用运动类 APP 的大学生参与课外体育锻炼频率高、时间长、强度大，进行团体锻炼的人数也增多，但这类 APP 也存在数据统计不够准确等问题，影响大学生的兴趣和使用情况。

4. 跨理论模式及健康信念模型在减肥中的应用　跨理论模式（本书第三章）视个体的行为变化是一个连续的过程，将行为转变分为犹豫前期、犹豫期、准备期、行动期和维持期5 个变化阶段。在体重控制中，应针对个体所处的不同变化阶段给予相应帮助和指导，可以取得更好的效果。

健康信念模型（见本书第三章）强调感知、自我效能、期望等对个体健康行为的影响。该模型应用于减肥则着眼于激励个体采取减肥行动，增强采取行为的能力感。自我效能是其中的关键环节，高自我效能者更容易采取并坚持行为转变，可通过让个体体验成功的经历尤其是体重控制经历，看到相似个体的成功作为替代性经验，通过言语劝告鼓励等方法培养个体减肥过程中良好的自我效能感，以促进减肥成功。

5. 肥胖的药物和手术治疗　药物治疗往往应用于重度肥胖且其他方法都无效的情况下。英国的法律规定，只有 BMI 指数达到 30 或 30 以上，才能使用药物治疗，并越来越有严格限制，如首次服用不应超过 3 个月，服用后体重无法减轻 10% 的情况下就停用。手术治疗见效快，比如胃切除术等，但也存在和节食一样的问题，比如反弹等，还要面对手术和麻醉相关的风险。

第四节　进　食　障　碍

进食障碍指与心理障碍有关，以进食行为异常为显著特征的一组综合征，主要指神经性厌食，神经性贪食。

流行病学资料显示普通人群中进食障碍的患病率约 0.5%～3%，进食障碍患者中 90%～95% 是女性。关丹丹等（2003）对北京大学女生调查中发现大概 2.5% 的进食障碍患者，梁雪梅（2007）调查发现成都市女大中学生进食障碍估计患病率为 3.32％，高中组最高（6.953％）。进食障碍患者近年有不断增多的趋势，一项在上海女大学生中的调查显示，可疑的进食障碍患者高达 17%。

一、神经性厌食症

神经性厌食症（anorexia nervosa，AN）是一种以对肥胖的病态恐惧、体象障碍、过分追求苗条为特点的一种进食障碍。患者出于对"胖"的恐惧，对食物先是忍着饥饿节食，后来发展到在食物面前也不感到饥饿，甚至在别人劝导下进食之后，自行引导吐出食物。

厌食症患者女性常见，尤其是青少年和年轻成年女性，尤其是青春期女性，具有病程慢性迁延，病死率高的特点。厌食症患者的体重已低于正常体重的 85%，仍担心发胖而不进食。厌食症会带来一系列并发症，当体重减轻到相当低的水平时，就可能出现极度消瘦，低代谢状态，难以维持正常体温；心脏受损，出现心肌无力，心律失常等问题，可突然死亡；消化道出现胃排空延迟，便秘，腹痛；精神方面出现长期抑郁情绪等。

二、神经性贪食症

神经性贪食症（bulimia nervosa，BN）是指反复（至少每周 2 次）暴食，期间患者情不自禁地消耗大量食物，暴食后为防体重上升而采取诸如引吐，滥用轻泻剂或利尿剂，剧烈运动或禁食等不当措施的一种心理障碍。

多数患者是神经性厌食的延续者，发病年龄较神经性厌食晚。神经性贪食患者的体重大多在正常范围之内。贪食发作时选择的大多为高热量且易消化的食品，为了避免发胖，呕吐行为相当常见。多数贪食患者在每次贪食发作之后就会产生情绪抑郁。

贪食症患者可能发生食管和胃破裂、月经紊乱、不孕等，许多神经性贪食患者可有抑郁症、焦虑症、强迫症和其他一些精神性疾病，自杀的危险性增加。

三、进食障碍的病因

（一）心理社会因素

全球化以瘦为美的趋势，把女性的身材苗条作为美丽、自信、成功的代表，容易造成对瘦的过度追求，进而引发进食障碍。

1. **家庭因素**　家庭氛围、父母教养方式、父母的饮食问题、父母对子女饮食问题和形体的关注都会影响子女的饮食问题，发展成进食障碍。

有研究发现，神经性厌食症患者家庭往往有如下特征：家庭纠纷多，家庭关系紧张；家庭结构僵化、专制；个体或家庭成员缺乏冲突解决的技能；过分溺爱，孩子缺乏独立性。

Bruch 发现厌食症患者父母具有控制欲强的特点，过于要求女儿顺从和有成就，女儿只能顺从和满足父母或他人的要求与愿望，克制食欲，实现体型的"完美"达到所谓的"成功"，进而导致进食障碍。那些父母关爱少、父母期望低、家庭交流少的青少年也容易患上进食障碍。Vicent 和 McCarbe 指出，青少年的饮食失调与父母对他们身体的评论及鼓励他们减肥有显著相关。反之，若父母希望子女多吃，诱导或强迫子女多进食，也可能导致子女逆反心理引起厌食、呕吐，发展成进食障碍。

2. **同伴影响**　研究表明，同伴对青春期女孩外貌的议论和对减肥的鼓励，都会影响女孩产生饮食失调。个体对身体不满意和饮食失调也深受同伴的饮食失调行为影响。

3. **依恋关系**　进食障碍与不安全的依恋关系有关，也就是说，在人际交往中担心被批评和拒绝与进食障碍有关。

4. **对身体不满意和对外貌过度关注**　对身体不满意是饮食问题的有效预测指标，一旦

笔记

出现身体不满意,就极易导致消极情感和节食问题。当个体觉得外貌是自己获得自尊和幸福的最重要标准时候,容易出现身体投资即节食行为,可能导致进食障碍

5. 消极情绪 这是影响饮食心理障碍的另一重要因素。当个体出现消极情绪后,可能会通过暴饮暴食来消除这种情绪,而在暴饮暴食后又可能采取清除行为(如催吐)来补偿。

6. 应激压力 应激也是进食障碍诱发因素,一些研究者认为进食障碍是一种应对应激的特殊的行为表现。当个体遇到参加工作、亲人亡故、青少年到异地求学等应激事件,自觉无法应对,需他人赞许以提高自尊时,容易发病。

7. 人格 Tozzi 等研究证明,完美主义是饮食失调的一个前期性风险因素。Bruch 的研究发现,厌食症常常来自那些"优秀生"、高责任、高成就者,她们总是力图实现"完美"。伴有贪食诱吐的神经性厌食者人格障碍突出,MMPI 的抑郁、癔症、精神病态、偏执及分裂分较高,情绪不稳,富于攻击性,冲动性。

(二)生物学因素

进食障碍和遗传有关。Treasure 等报道神经性厌食症在同卵双生子中有 55% 的同病率,异卵双生子中有 5% 同病。Klump 等在关于暴饮暴食、自我诱导式呕吐、饮食限制的双胞胎研究中发现,46%～72% 的饮食问题行为都有遗传可能性。与神经性厌食的发生有关的遗传因素,涉及血清素、多巴胺,以及雌激素系统的基因。还有证据表明,神经性厌食和神经性贪食也许都与自身免疫问题有关。

进食障碍发病也存在其他生物学问题。神经性厌食症患者多存在血液中甲状腺素水平低;食欲异常,月经紊乱或闭经;情绪低落或烦躁等下丘脑功能异常表现。

四、进食障碍的预防和治疗

进食障碍治疗困难,心理学家努力寻求能预防其发生的途径。预防方法的选择也至关重要。在一项预防大学新生进食障碍的研究中:学生们首先认识了通过治疗已经恢复的神经性厌食的病例,接着了解患者的经历和有关的信息。然而在其后调查中,那些接受了教育的学生竟然比那些没有接受教育的人,出现了更多的进食障碍方面的症状。这种预防方法的失败,可能是因为进行教育的时候为了减少学生对进食障碍的歧视,反而在不经意中使问题正常化了。由此可知,预防神经性厌食的理想策略可能要强调进食障碍对健康的危险性。

进食障碍的治疗需要心理、药物等多种途径共同介入。最有效的是认知 - 行为疗法,设法纠正患者关于体型的不正确理念,如过分看重身体外表,治疗过程包括评估、解释、认知重构、防止复发、随访等。认知 - 行为治疗对于神经性贪食患者更有效,可以一定程度改变患者特定的行为、思维方式,但是康复的贪食症患者中,会出现一定程度的复发。

基于 VR 技术的干预技术可以辅助进食障碍的治疗,即:将进食障碍者暴露于 VR 环境中,进行认知行为疗法。VR 用模拟世界替换了真实世界,使来访者感觉在虚拟世界中能够"看到"自己的身体,甚至能改变自己的身体形象,治疗师可测量到来访者对自己身体的认知,通过使来访者暴露于虚拟的食物信号来发现和改变来访者的饮食习惯,进而帮来访者重新养成良好的饮食策略。比起单独的认知行为疗法,VR 疗法在身体满意度、焦虑程度、饮食问题等几个方面有更大的改善作用。

(狄　敏)

思考题

1. 分析影响饮食行为的因素?
2. 肥胖的成因?
3. 如何有效控制体重?
4. 进食障碍的成因和防治?

第十章　成瘾行为

成瘾是"一组认知、行为和生理症状群，表明个体尽管明白使用成瘾物质会带来明显的问题，但还在继续使用，自我用药结果导致耐受性增加、戒断症状和冲动性觅药行为。"吸烟、酗酒、赌博、网瘾等均为较常见的成瘾行为，通常将成瘾行为归类为健康危害行为之列，即那些不利于人们当前或未来健康的行为。

第一节　烟草与吸烟

一、烟草的历史与传播

（一）历史

烟草（tobacco）最早产于中南美洲的安提斯群岛（多巴安岛），由当地印第安人最先种植并吸食。大约在 1500 年前，中美洲人就已经知道享用烟草了，考古研究发现在墨西哥贾帕斯倍伦克的一座建于公元 432 年的庙宇里，遗留着当地老人吸烟的石雕。烟草的原文 Tabag 源自原产地的地名。当 1492 年哥伦布到达西印度群岛海滨时，他看到当地印第安人将干燥的烟叶卷成筒状点燃吸食，冒出烟雾并散发出一股刺激性的味道；也看到有人将烟叶碾碎做成鼻烟、嚼烟，或用类似烟斗的器具吸用。

哥伦布发现了美洲大陆，同时他也把烟草籽带回了西班牙，烟草开始在欧洲扩展。15 世纪 60 年代，法国驻葡萄牙大使尼古特将烟草作为珍贵的贡品献给当时的法国皇后，从此吸烟开始成为风靡欧洲上流社会的一种时尚。17 世纪初，在西班牙开始用纸代替玉米壳。改良后的吸烟习惯很快传遍了葡萄牙、意大利、希腊、土耳其，最后传到了俄国的南部。在克里米亚战争期间（1853—1856 年），参战的英国士兵学会了抽吸卷烟，并把这种习惯带回到英国。由于吸烟人数增加，推动了在当地生产卷烟，当然，所有的卷烟都是手工制作。直到 1860 年，人们吸烟仍多少带有好奇的色彩。那时的美国正在进行州间战争，虽然在国外旅游的美国人已经知道了卷烟，但还没有成为大多数美国人的掌中之物。美国直到 1864 年才开始生产卷烟。

卷烟机的出现推动了香烟在全球的蔓延。美国人詹姆斯·本萨克（James Bonsack）设计了世界上第一台卷烟机，随后出现了机器制造的卷烟（纸烟）。工业化生产的纸烟具有便于吸食、运销和利润丰厚等三大特点，极大促进了纸烟在全世界的散播。同时，烟商用商业宣传，推波助澜，在世界各地大量推销纸烟。

中国种植烟草的历史可以追溯至明朝万历年间（1573—1620），烟草随着海运贸易从吕宋（现菲律宾）传至东南沿海，很快又蔓延到长江中下游。当时吸烟是为了御寒和提神。但是现代香烟传至中国要推迟至 1890 年，当时美国人运烟到上海销售，第二年运来机器就地生产，获利颇丰，成为西方资本家剥削中国人民的一大行业。

（二）全球吸烟的流行病学调查

据世界卫生组织估计，目前全世界吸烟者近 13 亿人，几乎占 15 岁以上世界人口的 1/3，且仍以每年 2% 的速度增长。这 13 亿人口中，近 8 亿烟民是在发展中国家，每年死于与吸烟有关疾病的人数多达 400 万，如不采取有效的行动，到 2030 年这个数字将增至 1000 万。另外资料表明，全世界大约 47% 的男性和 12% 的女性吸烟。在发展中国家，有 48% 的男性和 7% 的女性吸烟，而在发达国家，则有 42% 的男性和 24% 的女性吸烟。印度和中国是世界上烟民数量最多的国家。世界四大卷烟生产国包括中国，其余三国分别是美国、俄罗斯和日本，四国的卷烟生产量超过全世界卷烟供应量的一半。

（三）中国吸烟现状

我国是世界上烟草的最大生产国、消费国和受害国。2016 年 1～6 月，中国卷烟产量为 11 749.1 亿支，占到了全球卷烟总量的 40%。我国七成烟民是从 14～22 岁开始吸烟。中国男性烟草使用的流行水平已经达到高峰，目前处在平台期，还没有明显的下降趋势。有关吸烟有害健康知识的传播还远远不够，特别是西部地区人群对控烟措施的理解和支持率均不高。中国人群在短时间内烟草流行率不会明显下降，烟草导致的疾病负担在未来 30～50 年内将成为现实。

2012 年卫生部发布的《中国吸烟危害健康报告》显示，15 岁以上人群吸烟率为 28.1%，其中男性和女性吸烟率分别为 52.9% 和 24.1%。我国男性吸烟者中，高学历者所占比例较高。其中，医生和教师的吸烟率达 50% 以上，是世界上男医生吸烟率最高的国家之一。青少年吸烟呈上升趋势，未成年烟民竟有 500 万（图 10-1）。

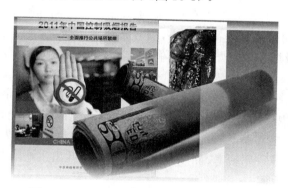

图 10-1　2015 年中国吸烟人数达到 3.16 亿

二、烟草与健康

烟草烟雾是 A 级致癌物质。吸烟者吸入香烟的过程，是香烟在不完全燃烧过程中发生一系列的热分解与热合成的化学反应。其间形成大量新的物质，其化学成分很复杂。从烟雾中分离出有害成分达 3000 余种，其中主要的有毒物质为尼古丁（烟碱）、烟焦油、一氧化碳等一系列化学物质。

（一）烟雾成分的毒副作用

1. 尼古丁　尼古丁是一种难闻、味苦、无色透明的油质液体，挥发性强，在空气中极易氧化成暗灰色，能迅速溶于水及酒精中，通过口鼻支气管黏膜很容易被机体吸收。粘在皮肤表面的尼古丁亦可被吸收渗入体内。

尼古丁对人的致死量是 50～70 毫克，相当于 20～25 支香烟中的含量。如果将一支雪茄烟或三支香烟的尼古丁注入人的静脉内 3～5 分钟即可致人死亡。外纸烟点燃后 50% 的尼古丁随烟雾扩散到空气中，5% 随烟头被扔掉，25% 被燃烧破坏，只有 20% 被机体吸收。

而尼古丁在体内被解毒后即随尿液排出。长期吸烟者,体内对尼古丁产生耐受性,瘾癖性,使人嗜烟如命。随着烟龄的增长,尼古丁对体内多器官的刺激损害将与日俱增。

2. 一氧化碳 一氧化碳是一种无色无味的气体。每支烟燃烧时可产生 20～30 毫克一氧化碳,它与血红蛋白的亲和力比氧气高 200 倍。当人们吸入一氧化碳较多时,一氧化碳会阻碍携氧含氧血红蛋白释放氧,氧合血红蛋白也大大减少,造成机体组织、器官的缺氧,导致机体的损伤。此外一氧化碳还可增加心血管系统的胆固醇储量,加速动脉粥样硬化。

3. 焦油 焦油是一种棕黄色黏性的树脂。焦油含有酚、酯族烃等挥发性物质,其中许多化合物具有致癌性,而且可附着于吸烟者的气管、支气管和肺泡表面,产生物理、化学性刺激,损伤机体生理组织以及人体的呼吸功能。

(二) 危害健康

1. 疾病 一个每天吸 15～20 支香烟的人,患肺癌、口腔癌或喉癌的致死几率高 14 倍,患食管癌的致死几率高 4 倍,死于膀胱癌几率高 2 倍;死于心脏病的几率也要高 2 倍。吸香烟是导致慢性支气管炎和肺气肿的主要原因,而慢性肺部疾病本身,也增加了得肺炎及心脏病的危险,并且吸烟也增加了高血压的危险。

2. 女性 女性吸烟可扰乱生理周期,更重要的是还会对下一代产生不良的影响。据研究,烟草中的有害成分可破坏女性体内的多种代谢酶,降低激素分泌,可使少女月经紊乱和痛经,绝经期提前 1～3 年。女性吸烟还可引起口臭、声带变粗、导致咽喉炎、气管炎、心脏病和各种癌症并危及后代。

3. 孕妇和胎儿 孕妇吸烟是导致胎儿发育障碍的最主要因素,国外学者称之为"烟草综合征"。香烟中的有害物质可通过胎盘屏障进入胎儿血液循环影响胎儿,且胎儿对这种危害非常敏感。尼古丁可使血液呈高凝状态,并使周围血管收缩,胎盘血流灌注下降,从而影响营养物质的转运;吸烟还使孕妇食欲下降及血容量减低导致"烟草综合征"患儿发生率明显升高。

烟草中的尼古丁、吸入的一氧化碳,以及包括镉在内的多种重金属是危害胎儿发育的不利因素。孕期吸烟也可对婴儿发育产生影响。由于孕期吸烟可能导致胎儿慢性缺氧,因此,从理论上来说有可能对胎儿神经系统的成熟以至出生后的神经发育产生不良影响。另外研究也证实,吸烟可导致死胎率、新生儿窒息率及新生儿出生缺陷发生率明显升高。

(三) 被动吸烟的危害

根据 WHO 的规定,连续或累计吸烟 6 个月或以上者为吸烟者,自己不吸烟但每周有一天以上吸入吸烟者呼出的烟雾大于 15 分钟为被动吸烟者。

被动吸烟的烟雾来自两个部分:一是从吸烟者口、鼻中吐出的烟雾,即主流烟;二是香烟点燃时释放的烟雾,即侧流烟。现代化学分析资料表明侧流烟所含的某些有害成分,比主流烟还高。其一氧化碳(CO)比主流烟所含的高 5 倍,烟焦油和烟碱高 3 倍,苯并芘高 4 倍,亚硝胺高 50 倍。被动吸烟对健康的危害程度并不低于主动吸烟。

被动吸烟的危害可归述如下:

1. 孕妇 烟雾对胎儿生长的子宫内环境造成了污染,暴露于吸烟环境中 90% 的不吸烟孕妇的子宫羊水中能检测出尼古丁。被动吸烟导致早产、新生儿窒息,孕妇产前出血、胎膜早破和围产儿死亡率增加。临床调查显示,直接吸烟与吸二手烟者患不孕症的可能性比非吸烟者高出 2.7 倍。同时,吸烟还会严重地损害女性的生育功能,导致女性受孕的几率降低。如果男女双方同时吸烟,那么女性的受孕率将会更低。

2. 儿童 儿童被动吸烟,尤其是双亲吸烟而导致的儿童被动吸烟不仅会损害儿童的机体健康而且影响智力,导致行为问题。美国纽约的一项研究证实,母亲和保姆吸烟的儿童较母亲(保姆)不吸烟的儿童患哮喘病风险高 2 倍。被动吸烟是儿童化脓性脑膜炎的危险因素。

父亲吸烟与其子女的早死和遗传缺陷有很大的关系。每天吸烟20支以上的男人，其子女有兔唇和心脏缺损等先天性缺陷的是不吸烟者子女的2倍，生下来伴随尿道异常狭窄的人数是不吸烟者子女的215倍，患白血病和淋巴瘤的人数是不吸烟者子女的2倍，患脑瘤的比例一般高出40%。被动吸烟也可影响儿童智力，导致行为问题。

3. 肺癌 二手烟含的有害物质往往比主流烟还要多，主要包括有2倍的尼古丁，3倍的焦油，5倍的一氧化碳和约50倍的致癌物质。据计算，在通风不畅的场所，不吸烟者1小时内吸入的烟量，平均相当于吸入一支卷烟的剂量。据调查，吸烟者发生肺癌机会显著多于不吸烟者。通过对吸烟者吸入的烟雾分析，发现烟雾中含有几十种致癌物。肺癌危险性与吸烟时间长短有关，开始吸烟的年龄越早，危险性就越大。吸烟时间越长者，肺癌发病率及死亡率也越高。

4. 心血管病 美国旧金山加利福尼亚大学的斯坦顿·格兰兹首次用动物实验证明：被动吸烟易造成兔子血管里的脂肪厚度翻了一番，血管硬化并患心脏病。英国学者 Penna 用6周龄的雏鸡做被动吸烟试验证实，在生命早期，即使短暂的被动吸烟也足以加速动脉硬化斑块的形成。美国每年因被动吸烟就造成37 000起心脏病死亡事件。

三、吸烟的心理社会学理论

吸烟行为的形成除了生物学解释外(专栏10-1)，心理学家也从以下几种学说进行解释：

1. 学习理论 学习理论认为人们在吸烟后可体验到欣快感、焦虑缓解、疲劳减轻等诸多阳性强化因素，促使个体不断地吸烟；而一旦个体中止吸烟行为，血液中尼古丁含量下降导致个体产生一系列不快的生理和心理体验，即戒断症状，这种负性强化因素也会促使个体继续吸烟。一般来讲，不管一个人开始吸烟的动机如何，持续吸烟的原因基本上都是一种回避反应。

专栏10-1

吸烟与多巴胺与脑内犒赏系统

中脑边缘系统中多巴胺奖赏回路是与药物依赖相关最紧密的脑区，主要由腹侧被盖区(VTA)、伏隔核(NAc)和杏仁核等构成，它是包括尼古丁在内的很多滥用药物的中介系统。尼古丁通过不同的靶位激活脑中的犒赏中枢——中脑边缘多巴胺系统。这种激活包含增加VTA 的 DA 神经元的放电，随后增加 DA 递质释放到 NAc 和前额叶。导致多巴胺在 NAc 周围增多，从而使人感到愉快并为之形成癖好。这种愉快感和癖好的形成驱动成瘾过程。

2. 认知模式 该模式认为成瘾是自动化的行为图式。Tiffany 认为药物滥用是由储存在长时记忆中的自动化行为图式所控制。自动化行为图式具有快速、省力、自动操作等5个特征。个体的成瘾行为就是自动化行为图式，当外界环境线索足够强时，个体的成瘾行为就可以不自主地发生，并具有完整弹道一样的倾向。这就可以解释为什么个体的成瘾行为一旦形成就很难停止和戒除。

3. 社会学理论模式 它主要用来解释社会多因素交互作用对成瘾行为的影响。美国心理学家 Rice P 介绍了药物滥用的2种社会学理论：不同联系和社会控制理论及普遍紧张理论。不同联系和社会控制理论认为青少年药物滥用是因为缺少与他人的正性联系，如父母、教师及其他具有社会价值的传统团体而导致的一种社会控制的失败。普遍紧张理论认为个体的行为原因是为了减少机体的紧张状态，而正是机体的紧张状态导致药物的滥用。

4. 特质学说 很多学者都认为成瘾具有其人格基础。比如同是吸烟行为，为什么有的

笔记

人可以自主控制自己的行为没有染上烟瘾,而有的人就深陷其中,无力自拔?有的学者就指出成瘾行为具有其特定的人格基础。吸烟者的性格一般是外向、神经质和易焦虑的。有的研究则认为吸烟者对自己的信心不足,感到自己无力控制自己和外界事物。另外吸烟者的社会支持一般较不吸烟者少。

四、戒烟

(一)戒烟的阻力

1. 戒烟现状　据 2015 年中国控烟组织的不完全统计,我国吸烟人数已达到 3.16 亿,其中 39.6% 的人有戒烟意愿,这一比例远低于控烟先进国家。成功戒烟的比例仅 14.4%。近年来,我国烟民数量不降反增(专栏 10-2)。

专栏 10-2

关于吸烟的错误观念

1. 以个别状况代表普遍规律　日常生活中常有某些个案显示吸烟未影响其健康,甚至看上去状态很好。但吸烟对健康的危害的结论是通过大量的科学研究获得的,流行病学调查和科学实验都证明了吸烟的健康的破坏性,个别现象在科学结论面前是没有说服力的。

2. 以个别成分的作用抵消吸烟危害　相关流行病学调查显示吸烟可以降低帕金森病的发病率,尼古丁作为一种抗氧化剂能对抗引起帕金森病的 6- 羟多巴胺,进而起到预防该病的作用。但这仅是某一方面的积极作用,不足以抵消吸烟对身体的整体破坏性。

2. 影响戒烟的因素　戒烟的影响因素也是多样的。其中戒烟最主要的原因是因为吸烟者已经患病为 47%,其次是担心患病者为 34%,家庭反对者为 15%,由于经济原因而戒烟者为 11%,受到卫生教育而戒烟者为 9%,由于环境限制等原因戒烟者为 3%。另外由于吸烟的危害具有隐蔽性,吸烟具有成瘾性等原因,使得戒烟的成功率并不是很高,且复吸率也是很高。

(二)预防和戒烟策略

1. 戒烟的心理和行为治疗　吸烟也是一种复杂的行为,除成瘾性外,还受到心理、社会学因素的影响。从 20 世纪 70 年代起,出现了一些以社会心理干预为基础的干预研究。Kenneth 等采用心理学方法,对具有药物滥用危险因素的青少年通过多阶段的烟草预防项目,进行拒烟技巧、认知行为训练和一系列有关的个人、社会技能训练,从而帮助吸烟者建立自信,拒绝广告的诱惑,控制焦虑、增进与其他人的交流。这种具有灵活性和引导性的方法被青少年接受和认可,使吸烟率有了明显的下降,并转变了对吸烟行为的认识和价值观。国内朱锡莹以健康教育学、健康传播学理论为指导,创建了"吸烟行为团体干预法",以一个组织的全体成员为教育对象,综合使用大众传播、伙伴关系教育等方法,并将群众参与与行政干预相结合,在全国部分高校推广,具有一定的实用性。

(1)自我管理技术:自我管理技术通过树立目标、自我监控、自我行为强化进行自我管理,以达到戒烟目标。

(2)正强化法:阳性强化法是通过向戒烟者提供奖励的方法来戒烟,而且还为符合期望的持续的戒烟行为增加奖励。具有奖赏作用的强化物,如事物、金钱、物质奖励或精神鼓励、赞扬、娱乐和性满足等,均具有正性强化作用。

(3)刺激控制法:刺激控制法就是要控制或消除吸烟的刺激。在操作中可用一个计时器每隔一个固定的时间间隔,发出可吸烟的信号。因为时间设置是随机的,这就可以打破吸烟者已经建立起来的吸烟与固定的环境刺激之间的联系,以消除成瘾症状。

2. 立法和公共政策

（1）强化控烟法制工作：我国自 1991 年以来先后颁发的《烟草专卖法》、《未成年人保护法》、《预防青少年犯罪法》和《广告法》中都列入了控烟的条款。已发布的有关控制吸烟的法规、条例达 22 个。2011 年卫生部公布修订后的《公共场所卫生管理条例实施细则》，其中新增加了"室内公共场所禁止吸烟"等规定。但我国禁烟工作任重道远（图 10-2）。

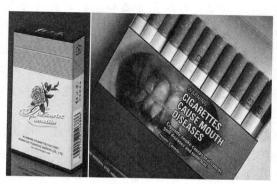

图 10-2　香烟包装的国内（左）外（右）区别体现禁烟策略

到 2011 年末，世界卫生组织《烟草控制框架公约》缔约方总数达 174 个。中国于 2003 年 11 月 10 日签署了《烟草控制框架公约》。《公约》是世界第一个旨在限制全球烟草和烟草制品的公约，是世界卫生组织第一个具有国际法约束力的全球性公约，也是针对烟草的第一个世界范围多边协议。2006 年 2 月 27 日在最早批准该公约的 40 个国家生效，公约生效后，各缔约国须严格遵守公约的各项条款：提高烟草的价格和税收，禁止烟草广告，禁止和限制烟草商进行赞助活动，打击烟草走私，禁止向未成年人出售香烟，在香烟盒上标明"吸烟危害健康"的警示，并采取措施减少公共场所被动吸烟等。

（2）提高烟草税收和售价：世界银行最近在评估烟草控制对经济方面的影响时指出，来自各种收入水平国家的证据表明，提高烟草价格可有效减少烟草消费。一些国家统计表明，烟价每上升 10%，烟民就减少 4%。美国相关机构建议如果每包烟加税 2 美元将减少 40% 的成人吸烟，较少 2/3 的青少年吸烟。

（3）支持受害者的索赔：政府和法律应支持烟草受害者的索赔请求。美国俄勒冈州波特兰地方法院 1993 年 3 月 20 日对一位长达 42 年烟龄的死者杰西·威廉的家属起诉万宝路烟草公司做出 8100 万美元的巨额赔偿判决。2001 年洛杉矶高等法院作出了一项创纪录的判决，责令菲利浦公司向罹患肺癌和脑癌的 56 岁烟民波肯赔偿 30 多亿美元。这个判决对美国烟草公司和世界其他烟草公司来说是一个沉重的打击和严厉的警告。

3. 公共预防教育　我国人群对吸烟危害健康知识的了解有明显的不同和变化，总知晓率增加，但是低学历人群相关知识贫乏。目前我国公共卫生部门以及各级政府应该具备远见卓识，尽早开展有效的烟草控制，根据行为转变理论，大力加强学校的健康知识教育和媒体等机构的相关知识宣传（专栏 10-3）。

专栏 10-3

电子烟的危害

电子烟是一种模仿卷烟的电子产品，有着与卷烟一样的外观、烟雾、味道和感觉。它是通过雾化等手段，将尼古丁等变成蒸汽后，让个人吸食的一种产品。世界卫生组织专门对电子烟进行了研究，并得出了明确的结论：电子烟有害公共健康，它更不是戒烟手段，必须

笔记

加强对其进行管制,杜绝对青少年和非吸烟者产生危害。电子烟的危害性主要有以下几个方面:

1. 致肺部收缩发炎:电子烟危害不弱于传统香烟。2012年,由希腊癌症协会的一项研究发现,吸电子烟过了5分钟后,被试的肺部有收缩迹象,结合其他呼吸测试,还发现有发炎症状。这是第一次有证据证明仅仅使用一支电子烟,就能对呼吸系统产生这么强烈的刺激。这种短期的肺部反应是否会对健康造成长期影响还不明朗,比如是否会造成肺气肿等肺部疾病。但研究人员强调,如果仅仅使用几分钟就能引起呼吸道变化,那长时间反复使用电子烟可能造成的后果,就不得不引起重视了。

2. 尼古丁含量高易致癌:电子烟在使用过程中为把烟弹中的液态尼古丁蒸发出来,使其产生吞云吐雾的效果,在其中添加了大量丙二醇,作增湿剂。丙二醇最多可占到烟弹内液体含量的90%。该物质易刺激呼吸道,进而引发一些急性症状,对健康的危害可能比传统烟还要高。

此外,法国一项研究指出,使用电子香烟亦会导致癌症。根据法国国家消费研究所数据显示,部分电子香烟产品中尼古丁含量甚高,而一些电子香烟所包含的致癌物质对人体健康造成的危害并不低于普通香烟。因此,电子香烟也会对身体造成危害,和普通香烟一样会引发癌症。同时,因为电子香烟装置加温速度过快,在此过程中还会产生一种叫丙烯醛的剧毒性分子。吸入丙烯醛可能损害呼吸道,出现咽喉炎、胸部压迫感、支气管炎;大量吸入可致肺炎、肺水肿、休克、肾炎及心力衰竭。对儿童而言,电子香烟内的液体尼古丁可能是致命的。然而,研究人员指出,暂时还没有理由禁止使用电子香烟,也没有专门的措施来保护儿童免受电子香烟的危害。

在国际上,各国政府对电子烟的态度和政策也存在很大差异。有的国家认为其是一种消费品,有的国家则认为是药物,还有些国家认为是烟草产品。因而,对电子烟的政策也各不相同,有的国家支持,有的国家禁止,有的国家则进行适当的管制,还有的国家至今未表态。

(三)药物戒除

WHO推荐的最主要的药物治疗方式是尼古丁替代治疗。这种治疗可以减轻戒烟时出现的戒断症状,提高戒烟的成功率,降低复吸率;对于成瘾性极强的尼古丁依赖者,给予较长时间的尼古丁维持治疗,则可以减少由于随吸烟吸入的一氧化碳和焦油中400余种致癌物质对于自身、环境和他人的影响。其他的药物治疗方法还有非尼古丁治疗、联合治疗、电子烟戒烟法等。

目前,治疗烟草依赖的最佳方案是药物和行为治疗结合。几项研究一致报道,尽管单用尼古丁替代治疗有效,但若结合咨询则戒烟率明显提高。心理治疗与心理咨询可以提高治疗干预的依从性;并可以增强戒烟动力,通过运用处理日常生活和工作压力的技巧,提高戒烟成功率。此外,还可以根据不同吸烟者的特点,制订个体化咨询方案,使一些吸烟者从药物治疗中获益,而另一些人则从行为治疗中受益。

第二节　酒精与酗酒

一、酒精与人类

(一)酒与文化

酒起源于远古,经历了一个从自然酒过渡到人工造酒的过程。我们知道,凡是含有糖分的物质,如水果,蜂蜜、兽乳,很容易受到自然界中的发酵微生物的作用而产生酒。所以,不少人认为,最原始的酒,应该是由含糖水果自然发酵而成。这在古人的笔记上屡见不鲜。众所周知的猿酒当是自然酒之一,据李日华所著的《蓬拢夜话》中记载:"黄山多猿猱,春夏采花于石洼中,酝酿成汤,闻数百步"。

人类最早的人工饮料酒的发明,则是距今 7000 到 1 万年以前的游牧时代用兽乳酿造的乳酒。因为兽乳中含有乳糖,能自然发酵生成乙醇(酒精)。这种乳酒,古称醴酪(《周礼·礼运篇》)。也就是说,第一代人工饮料酒,不添加任何糖化发酵剂,全靠自然形成。今日的内蒙古,西藏、青海等地的少数民族,仍保留了这种兽乳制酒的习惯。

酒的起源系指粮食酒的出现,也就是发酵酒的出现。第二代人工饮料酒的出现,应在仰韶文化时期,距今约 7000 年,可从地下出土的大量饮酒、酿酒器皿中得到证实。这时,人类社会已进入以农耕为主的原始社会。根据殷墟的发掘,发现了用大缸酿酒的酿酒场所,其规模相当可观。可以判断,酿酒技术已有较大的进步。史家记载的"纣为酒也,同船糟丘而牛饮者,3000 馀人为辈"虽有夸张,确实反映了酿酒业的规模。到了公元前 11 世纪西周王朝建立以后,随着社会生产力的发展,酿酒业也有了更大的进步。不但设立了专门机构,指定专职官员来管理酒的生产,还制订了酿酒的工艺操作,这些都促进了酿酒技术的发展。到了公元 5 世纪,北魏贾思勰在其编写的《齐民要术》中,进行了系统而又详尽地总结、记载了各种制曲的方法、酿酒的操作、工艺规范。这些技术很快传到朝鲜、日本、印度支那及南洋等国。尔后,北宋窦革的《酒谱》,朱翼中的《北山酒经》等都系统地总结并记载了大量的制曲和酿酒的工艺方法。

(二)适量饮酒有益于健康

明代李时珍在《本草纲目》中说:"酒,天之美禄也。百曲之酒,少饮则和血行气,壮精御寒,消愁遣兴。"现代医学研究也证实,适量饮酒,有消除疲劳,兴奋精神,增进食欲,舒筋活血,祛湿御寒,防病延年等作用。

究竟饮酒多少才算适量呢? WHO 研究指出:一般以男性每日饮酒中乙醇总量 20g 为标准。等于大于 20g 为过量,低于 20g 为少量或适量;女性每日饮用酒中乙醇总量不超过 10g 为标准。每日饮酒如果是 60 度白酒以不超过 35ml 为宜,黄酒、果酒以不超过 70ml 为宜,啤酒以不超过 400ml 为宜。也就是说男性每天饮酒不得超过 2 瓶啤酒或 1 两白酒,女性每天不超过 1 瓶啤酒。同时,每次饮酒应为单一品种,不可混饮。饮酒量越大,酒的度数越高,酒对人体的危害就越大。

(三)社交饮酒

只在特定场合如节日、聚会才饮酒而在其他地点不饮酒,被称为社交饮酒。沈渔邨认为这类的饮酒者占全部饮酒者的 80%。社交饮酒一般不会造成什么不良后果,但若社交应酬性饮酒过于频繁和过量,则可能造成问题饮酒或酗酒。

(四)中国文化与饮酒

中国的酒文化可以说是博大精深,源远流长。就是在当代的人际和国际交往中,每当举行宴会、签署条约、协议或其他重要文件时,主客双方举杯庆祝已是惯例。

每逢佳节、朋友聚会或各种应酬饮酒已是人之常情,正如中国俗语所说"无酒不成宴"。中国酒文化的精神体现着伟大的人生意义,中国人主张"醉翁之意不在酒",因为"酒中有深味"。

1. 酒与政治文化 从古至今酒都与政治结合得很是密切,在古代中国酒就已成为政治的道具。早在公元前 656 年,春秋五霸之一的齐桓公就借口楚国没有按时向周王进贡一种过滤酒用的茅草而联合其他诸侯国讨伐楚国,实则是进一步维护自己的霸权;诸侯国之间的签订盟约也必须在大堂上盟酒为誓;后来也不乏三国演义中的"青梅煮酒论英雄",而宋

笔记

太祖"杯酒释兵权"的谋略更显示了酒的神奇之用。

2. 酒与文学艺术创作　酒文化是文化百花园中的一朵奇葩,芳香独特,古今中外,文人墨客嗜酒者不胜枚举。从古到今,酒就与文学创作紧密联系在一起。千百年来多少文人墨客饮酒吟诵,借酒明志,留下佳作无数;酒不仅成就了无数英雄豪杰不凡的壮举,也赋予了民族文化浓厚的生活气息,李白举杯邀明月,苏东坡把酒问青天,李清照浓睡不消残酒,既有"葡萄美酒夜光杯"的景色,又有"斗酒诗百篇"的激情,还有"借酒消愁愁更愁"的无奈,"对酒当歌,人生几何"的洒脱,"莫使金樽空对月"的气概,"酒逢知己千杯少"的欣喜,"绿酒一杯歌一遍"的愉悦,"酒不醉人人自醉"的意境,"醉翁之意不在酒"的妙喻,"今朝有酒今朝醉"的颓废。

3. 酒与养生保健　人类最初的饮酒行为虽然还不能够称之为饮酒养生,但却与养生保健、防病治病有着密切的联系。最初的酒可以称得上是天然的"药酒",它自然对人体健康有一定的保护和促进作用。当然,这时人类虽然从饮酒得到了养生的好处,但他们可能并没有明确的养生目的。酒有多种,其性味功效大同小异。一般而论,酒性温而味辛,温者能祛寒、疏导,辛者能发散、疏导,所以酒能疏通经脉、行气活血、蠲痹散结、温阳祛寒,能疏肝解郁、宣情畅意;又酒为谷物酿造之精华,故还能补益肠胃。此外,酒能杀虫驱邪、辟恶逐秽。《博物志》有一段记载:王肃、张衡、马均三人冒雾晨行。一人饮酒,一人饮食,一人空腹;空腹者死,饱食者病,饮酒者健。作者认为,这表明"酒势辟恶,胜于作食之效也。"酒与药物的结合是饮酒养生的一大进步。

酒之于药主要有三个方面的作用:①酒可以行药势。古人谓"酒为诸药之长"。酒可以使药力外达于表而上至于颠,使理气行血药物的作用得到较好的发挥,也能使滋补药物补而不滞。②酒有助于药物有效成分的析出。酒是一种良好的有机溶媒,大部分水溶性物质及水不能溶解、需用非极性溶媒溶解的某些物质,均可溶于酒精之中。中药的多种成分都易于溶解于酒精之中。酒精还有良好的通透性,能够较容易地进入药材组织细胞中,发挥溶解作用,促进置换和扩散,有利于提高浸出速度和浸出效果。③酒还有防腐作用。一般药酒都能保存数月甚至数年时间而不变质,这就给饮酒养生者以极大的便利。

4. 酒与娱乐　酒可助兴,为人们创造欢乐喜庆的气氛。人们大多喜爱饮酒这种方式。有朋自远方来,不亦乐乎?无酒不成席,无酒不成敬意。推杯换盏,猜拳行令,场面热烈,其乐融融。

饮酒对国人来说,已成为一种普遍的生活习惯和社会风俗。这点可以从每年的酒类产品的营业收入可以看出。2007年我国酒类产品营业额约为2400亿,2011年酒类产品的营业额达到了5400亿,四年增长一倍多。2011年我国饮料酒累计产量达到390亿升,人均近30升。

二、酗酒与健康

酗酒(alcohol abuse)就是问题饮酒或酒精滥用,指过度饮酒造成了躯体或精神的损害,并带来不良的社会后果(上班迟到、酒后驾车等)。美国酗酒和药物依赖委员会与美国药物成瘾协会联合起草的酗酒最新定义是:酗酒是一种原发的慢性疾病,遗传、心理、社会环境因素影响其发展和表现,该病常呈现进展性和致命性,其特点是对饮酒不能自控,思想关注于酒,饮酒不顾后果;思维障碍;每一症状可以是持续或周期性的。该定义指出酗酒的可能病因包括生物学因素和心理社会因素,这高度符合当今的生物心理社会医学模式的范畴,但是More等人(1992)认为该定义不是酗酒的诊断标准。另外酗酒者分为慢性酗酒者和狂饮者。慢性酗酒者是一类每天大量饮酒并持续多年的人;狂饮者则呈现明显的周期性，他可以戒除数天、数周甚至数月而后可以数天、数周或更长时间地持续饮酒。

酗酒与鸦片、大麻、可卡因的滥用一样，都属于药物滥用。有资料显示欧洲中部国家，大约 1%～3% 的居民存在酒依赖。2001 年世界卫生组织的一份调查报告称，酗酒已成为欧洲青年的第一死因，因酗酒造成交通事故、酒精中毒、自杀、滋事杀人等恶性事件，使欧洲每年至少有 5.5 万青年人死亡。在美国，有三分之二的美国人喝酒，其中 10% 的人喝掉的酒就占到全部酒类销售量的一半。约八分之一的美国人有一个酗酒的父母。

我国酗酒现象及其所引发的灾难与西方许多国家相比是有过之而无不及的。"看起来似水，喝起来辣嘴，喝下去闹鬼，走起路绊腿，夜里面找水，早醒来后悔。""君子以酒败德，小人以酒速罪。"等俗语无不表明了民众对酗酒的严重危害性的深刻认识。

危害

1. 损害健康　经常酗酒则会引起营养不良，损害器官，破坏身体的防御系统，导致抵抗力下降，造成各种消化系统和代谢系统疾病，并可能导致酒精性肝硬化和癌症。

长期大量饮酒的另一个常见后果，是酒精改变了脂肪储存的方式而导致的"啤酒肚"。此外，酗酒会损害大脑，长期酗酒会引起神经系统并发症，慢性酗酒者的高级认知功能渐进性衰退，学习和利用新知识及解决问题的能力均下降。

女性饮酒量少，由于女性脂肪比例较男性多，酒精的亲脂性会造成女性比男性更容易受到酒精危害。女性饮酒的另一个主要危害是对胎儿的损害，怀孕期间饮酒可能导致流产和低体重儿。最严重的后果是母亲的饮酒可能产出酒精综合征的胎儿。胎儿酒精综合征 FAS 的特征是低智商，警觉性低，多动，精操作和粗操作都存在问题，并且这种损伤是终生性的。美国疾病控制中心的一项研究发现 FAS 的患病率从 1979 年的 0.1% 增加到 1992 年的 3.7%。导致 FAS 的原因可能是：①母亲吸收的酒精减少了对胚胎大脑的供氧；②酗酒动物模型显示怀孕期间酒精吸收改变了胎儿大脑发育中神经元的生长和移动，导致胎儿神经中枢的树突分支短而少。

2. 交通事故　酒精进入人体后，其主要毒害作用是对大脑等高级神经系统功能的抑制，导致酒后交通事故。五分之二的美国人在一生中会遭遇与酒相关的交通事故，与酗酒相关的事故是造成 15～24 岁间的美国青年死亡的头号杀手。我国也不例外，据交通部门统计，2011 年全国涉及人员伤亡交通事故超过 21 万起，共造成 6.2 万人死亡，而其中至少有 50% 的事故发生在酒后驾车上。

饮酒后驾驶机动车将产生下列不安全因素：

（1）触觉能力降低：由于酒精的麻醉作用，驾驶员手、脚的触觉较平时降低，往往无法正常控制油门、刹车及方向盘。

（2）判断能力和操作能力降低：饮酒后，对光、声刺激反应时间延长，本能反射动作的时间相应延长，感觉器官和运动器官如眼、手、脚之间的配合功能发生障碍，因此，驾驶员无法正确判断距离、速度。

（3）视觉障碍：饮酒后可使视力暂时受损，视像不稳，辨色能力下降，因此不能发现和正确领会交通信号、标志和标线。同时视野大大减小，视线弥漫，眼睛只盯着前方目标，对处于视野边缘的危险隐患难以发现，易发生事故。

3. 社会危害

（1）社会犯罪：酗酒在很大程度上会诱发犯罪。在美国，酒后犯罪的人占了全部谋杀案的 86% 和全部强奸案的 72%。有许多证据表明，酗酒的人施行谋杀、强奸和抢劫、斗殴的可能性要远远高于吸食麻醉性毒品的人。我国作为一个饮酒大国，酒后犯罪也非常普遍，据调查，天津市 1993 年入狱的罪犯中，有 20% 的人是酒后犯罪，其中又有 85% 的人在饮酒前并无犯罪意识,是在酒精刺激的作用下才铤而走险的。

(2)家庭和社会关系恶化:酗酒成瘾导致慢性酒精中毒,而患者酒瘾达到严重程度则表现出明显的心理障碍,孤僻、忧郁、暴躁和冲动,责任感、道德感和义务感都会极大地的下降,甚至消失,影响与他人的正常交往。

酒精滥用是造成家庭不和、破裂、家庭贫困、家庭暴力冲突、妨碍社会治安、酒醉伤人和自杀的重要原因。由于过度饮酒,嗜酒者的工作技巧和能力下降,易导致其他问题。

三、酗酒的心理学观点

(一)压力减少理论

压力减少理论是社会模式理论之一。该理论认为以下条件可引发个体的紧张和压力状态:①当追求积极价值目标的努力受挫时;②当曾经获得的一些具有积极意义的东西丧失或受到威胁时;③当出现不良后果或受到不良后果威胁时。这种紧张和压力的状态导致了个体的生理和情绪的不适感。为了减少压力引起的不适感,个体倾向于药物滥用,包括酒精滥用,从中寻找解脱。

(二)社会学习理论

社会学习理论较复杂,一般认为酗酒是个体不良学习的结果,需要考虑多方面的社会环境因素对酗酒的影响,包括酗酒的家族史、同辈群体的影响和榜样的示范作用等。酗酒的家族史研究表明酗酒者有家族性聚集的特点,酗酒常发生在低收入人群中,他们的父母也是严重的酗酒者,他们的酗酒行为是学习他们父母的结果。

(三)认知理论

认知理论认为认知变量——期待效应在酗酒中起着重要的作用。简单说,酒的影响效应部分取决于饮酒者的期望,比如:酗酒者大多希望饮酒可以带来积极的效果。男性的期望效应比女性强烈,同时也明显与消极情绪有关。正性期待是决定喝酒与忌酒的关键动机,当人们对饮酒有正性期待时倾向于更多更大量地饮酒。期待效应可与性格变量相互影响。性格外向的学生期望从饮酒中得到更多的社会交往及生理上愉快感觉,同时也期望饮酒后得到放松,缓解紧张。内向性格的学生则期望饮酒会带来更多的力量和进取心。有较高焦虑特质的学生期望饮酒可以带来广泛的积极变化,社会决断力和更大的力量(Brown,1987)。

(四)特质论

心理学家一直在努力寻找人格因素与酗酒之间的联系。酗酒者的形象一般是有长期痛苦的人,被外力控制的人,回避问题的人及社会技能不足或缺乏的人。心理社会技能缺乏常导致个体的实际生活困难,不自信、恐惧、注意困难,所有这些因素还会引起个体的工作效率下降,影响社会关系和亲密人际关系。

四、控制饮酒

(一)酗酒的影响因素

1. **家族遗传因素** 酗酒存在遗传学基础。父亲或母亲很可能把酗酒遗传给自己的子女,也就是说酗酒存在着家族遗传风险。酗酒的家族史研究表明酗酒者有家族性聚集的特点,酗酒常发生低收入人群中,他们的父母也是严重的酗酒者,他们的酗酒行为是学习他们父母的结果。

2. **心理依赖** 研究者认为酗酒存在心理易感性,心理社会技能较差和高焦虑的人与对照组相比更易饮酒并成瘾。人们在饮酒后可体验到欣快、焦虑缓解、轻松等诸多阳性强化因素,这种奖励机制促使个体不断地饮酒。而一旦个体中止饮酒行为,血液中酒精含量下降导致个体产生一系列不快的生理和心理体验,即戒断症状,这种负性强化因素也会促使个体继续饮酒。也就是说,个体的持续饮酒,不仅是生理因素在作怪,酗酒者的心理依赖因素更加重要。

3. 社会家庭因素 社会家庭因素强调酗酒的社会和家庭等环境因素作用对酗酒的影响。该理论认为酗酒是个体不良学习的结果,需要考虑多方面的社会环境因素对酗酒的影响,包括酗酒的家庭环境因素、同辈群体的影响和榜样的示范作用等。2006 年爱荷华州大学医学院儿童心理学研究中心研究员塞缪尔·库伯曼认为酗酒和多因素有关,包括儿童时期的心理阴影、学业上的不成功、业余生活的单调以及对于生活满意度的下降等。

以上各种因素只能解释酗酒的一小部分原因,涉及心理、社会、文化等因素的一种渐进性的变换过程是需要着重考虑的重要方面。

(二)影响策略

1. 目标人群 酗酒的干预人群是酗酒者和问题饮酒者。酗酒者和问题饮酒者的过度饮酒造成了个体的躯体或精神的损害,并带来许多不良的社会后果。

2. 技能训练 多数酗酒者的社会适应技能都是受损或缺乏的,常导致个体的工作效率下降,社会关系和亲密人际关系受损等多种实际社会生活困难。因此对酗酒者仅仅进行生理干预是不够的,更重要的是进行社会技能训练。技能训练通过改变患者的行为,提高患者的自信心(自我效能),改善患者健康状况,提高生活质量。

戒酒者匿名协会(Alcoholic Anonymus,AA)一个世界性匿名性的戒酒组织,就是一个十分有效的帮助酗酒者改变自己不良行为的组织。AA 是酗酒者借助团体的相互帮助,反省和忏悔自己的不良饮酒行为,成员之间相互分享自己和他人的体验和经验,以增加戒酒的行为和信心。

3. 诘辩信念 现代认知理论认为人的认知变量在酗酒中起到重要的作用,也就是酗酒者对酒的期待效应。正性期待是决定喝酒与忌酒的关键动机。认知疗法是通过各种方式改变酗酒者的自我挫败思维,改变酗酒者对酒的信念和期待,通过改变酗酒者的信念来改变酗酒者的行为。

4. 酗酒的早期干预 另外一个有效的戒酒方法是对酗酒的早期干预,防患于未然。酗酒者大量饮酒的一个重要原因是不清楚酗酒对健康的危害,对相关知识知之甚少。早期干预是针对潜在的酗酒易感人群进行有关饮酒方面的健康教育,内容包括:①适量饮酒的概念及安全饮酒量;②适量饮酒的益处;③制订具体戒酒行动计划;④总结进展情况。国内的学者进行了验证研究,表明对潜在酗酒者的早期干预的价值是巨大的。

5. 饮酒的法律限制 研究表明,酗酒多是从青少年期间就开始的,因此可见如果可以控制青少年的饮酒,那么潜在酗酒者的数量也会下降。除了要加强对酗酒的早期干预和健康教育,另外一个可行的方法就是强制命令限制含酒精饮料对青少年的销售。在美国有《青少年饮酒法》,规定了成年前,个体没有权利饮酒;如果出售酒精饮料给未成年人则负法律责任。1999 年 11 月实施的《中华人民共和国预防青少年犯罪法》中的第十五条规定:未成年人的父母或者其他监护人和学校应当教育未成年人不得吸烟、酗酒。任何经营场所不得向未成年人出售烟酒。但是遗憾的是,此规定的实际实施并不是很理想。我国 2011 年新修改的《刑法修正案(八)》、《道路交通安全法修正案》加大了对饮酒和醉酒驾驶机动车辆的处罚力度。尤其是醉驾,除了将依法追究刑事责任,可能导致终生禁驾。

(三)酗酒的药物治疗

利用某些药物促使醉酒者身体不适而达到治疗目的,运用的是厌恶治疗原理。戒酒硫会造成患者面部发热、头疼、呼吸困难、恶心、呕吐、出汗等多种不适的躯体反应。阿扑吗啡能直接刺激催吐。中医瓜蒂散同样具有催吐作用。

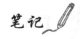

第三节　网络与网络成瘾

网络科技使人们以更迅速、更广泛、更高效的形式获取和交换信息，已经成为学习、娱乐和获取信息的重要途径，截至 2016 年我国网民数量已经达到了 7.1 亿。网络是满足个体心理需求的一种渠道，网络本身并不会使人成瘾，个体也不会仅仅因为心理需求而诱发网瘾，网瘾的产生是由于网络可以补偿个体在现实生活中没有得到很好满足的心理需求造成的。过度地和错误地使用互联网是引发网络成瘾的根本原因。网络成瘾像物质成瘾一样，导致了大量严重的社会、心身问题，世界卫生组织已将"游戏成瘾"列为精神疾病。

一、什么是网络成瘾综合征

网络成瘾综合征（internet addiction disorder，IAD）最早由美国纽约市心理医生 Goldberg（1986）提出，是指慢性或周期性的对网络的着迷状态，不可抗拒的再度使用的渴望与冲动，上网后欣快，下网后出现戒断反应，出现生理或心理的依赖现象（griffiths）。网络成瘾的表现为：对网络有一种心理上的依赖感，不断增加上网时间；从上网行为中获得愉快和满足，下网后感觉不快；在个人现实生活中花很少的时间参与社会活动及与他人交往；以上网来逃避现实生活中的烦恼与情绪问题；倾向于否认过度上网给自己的学习、工作、生活造成的损害。

网络成瘾在大学生中的发生率为 4.0%～14.2%，中学生的发生率为 3.5%～15%，男性成瘾比例显著高于女性。美国心理学会调查了 18 000 名网络使用者，发现其中 6% 的被调查者有成瘾现象，主要是青少年和从事技术专业的人。学生是成瘾症比率为 6%，而每次上网时间超过 400 分钟者则以理工科系居多，不符合成瘾症的学生，其平均上网时间则为 73 分钟（Anderson，2000）。

（一）网络成瘾的诊断

美国心理学年会确定的网络成瘾的诊断标准包括七种症状：①耐受性增强；②退瘾症状：一段时间（几小时到几天）不能上网会出现焦虑不安、不可抑制地想上网、时刻担心自己做错了什么等；③上网频率总是比事先计划的要高，上网时间总是比事先计划的要长；④企图缩短上网时间的努力，总是以失败告终；⑤花费大量时间在和互联网有关的活动上；⑥上网使患者的社交、职业和家庭生活受到严重影响；⑦虽然能够意识到上网带来的严重问题，患者仍然继续花大量时间上网。标准规定，如果网络用户在 12 个月中的任何时期有多于所列的三种症状出现，即为网络成瘾。

（二）网络成瘾类型

根据网络成瘾的内容，分为以下几类：

1. **网络色情成瘾**　通过浏览网上的色情文字、图片、影像或视频获得性满足，甚至做色情视频聊天或网上性交。

2. **网络交友成瘾**　通过聊天室、交友论坛等进行网上人际交流，并将大部分精力投入在其中，忽视现实生活中的人际关系。

3. **网络交易成瘾**　成瘾者不可抑制地再三上网交易，将大量的时间、精力和金钱用于网上购物、网上拍卖或网上赌博等活动中。

4. **网络信息收集成瘾**　成瘾者强迫性地从网上查找和收集一些无价值，甚至是无关或无用的信息。

5. **计算机游戏成瘾**　成瘾者把大部分的时间用于计算机游戏。玩游戏已成为大学生

笔记

上网的首选目的，所占比例高达 40% 以上。网络游戏让人上瘾的最重要原因是游戏本身的吸引力。游戏题材广泛而新颖，有科幻题材、畅销小说题材，也有惊险刺激的比赛和暴力恐怖的搏杀等。制作的画面也震撼人心，参与者能体验到前所未有的视觉震撼效果。再加上网络游戏的随意发挥性，故事情节千变万化，大学生往往沉溺于其中而难以自拔表现成瘾并可出现戒断症状（专栏 10-4）。

专栏 10-4

ICD-11 中的游戏成瘾诊断标准

世界卫生组织（WHO）2018 年 6 月发布新版国际疾病分类第 11 版（ICD-11），将游戏成瘾（gaming disorder）列入精神疾病。世界卫生组织表示，将通知世界各国政府，将游戏成瘾纳入医疗体系。

ICD-11 提出了游戏成瘾的 3 条诊断标准：

1. 对玩游戏的控制受损（比如开始时间、频率、持续时间、场合等）。

2. 玩游戏的重要程度高于其他兴趣爱好和日常生活。

3. 即使导致了负面影响，游戏行为仍在继续和升级。

WHO 强调，"为了确定诊断"相关行为要持续至少 12 个月才能确诊，但同时也表明，如果症状严重，确诊前的观察期也可缩短。

6. 智能手机成瘾 移动互联网技术的快速发展已经使信息终端从传统的台式机向智能手机为代表的移动端转化，其便捷性和移动性极大地改变了人们的生活方式，但其成瘾性危害也日益突出。

目前判定智能手机成瘾主要有三个方面：一是以手机为生活、工作重心。因为使用手机而造成工作失误和耽误生活中的重大事件，比如沉迷于玩手机而耽误工作、学习；二是用手机上网的时间日渐递增；三是没有手机的时候出现焦虑情绪，甚至六神无主。如果同时出现了这三个特点并且有 1 年以上，可以基本判断已经手机上瘾。

智能手机成瘾者主要通过手机平台来实现以下几个方面的诉求：一是求安慰。智能手机开放的平台能够为个体提供充分的交往空间，同时交往的空间时间限制也非常低，可以让个体产生一种弥补性的心理安慰。二是求关注、求肯定。获得在现实中无法得到的心理满足；尤其是"晒幸福"等方式给个体以充分自我展示的过程。三是掩盖自己的缺陷。每个人都有缺陷，在面对面的人际交往中难免暴露自己的缺陷，而通过手机微信等社交软件联系，不会暴露自己的缺陷，比如容貌、装扮等缺陷等，还可以通过各种美图软件美化自己，从而减少自己的不自信，给别人展现自己"更美"的一面。四是利用碎片化的时间进行学习、购物和交流。很多人通过手机软件进行购物、学习、阅读、交流，久而久之养成了碎片化的阅读习惯，也习惯通过微信与朋友交流，觉得更加方便。智能手机的技术优势更容易使个体获得快乐体验，进而逐渐演变为对这一技术终端的心理和行为依赖。

（三）青少年与网络成瘾

由于青少年的心理和社会特点使其较其他年龄段的人更易成为网络成瘾的受害者。截至 2014 年底，中国青少年网民规模已达 2.77 亿，占整体网民的 42.7%，占青少年总体的 79.6%。从年龄分布来看，青少年网民中 19 至 24 岁占比最大，为 49.6%，大学生网民 2014 年平均每周上网时长为 29.3 小时，比 2013 年的 25.1 小时增加了 4.2 小时。数据结果同样显示 58.4% 的青少年网民对互联网非常依赖或比较依赖，青少年群体中，年龄越高，对互联网的依赖程度也就越高。青少年网络成瘾者的上网行为具有以下特点：①男生多于女生；②成瘾多发生在初次上网一年内；③成瘾者每周上网时间显著高于非成瘾者；④成瘾者主

133

要使用聊天室、网络游戏、新闻组等偏重网络的双向沟通功能；⑤成瘾组被试普遍报告使用网络对他们的学业、人际关系、经济情况等造成了中等或严重影响。

青少年的世界观、人生观、价值观尚未确立，正处于心理成长的过程当中，容易受到外来因素的影响，使得他们陷入其中而不能自拔。网络成瘾者没有真正的社交活动、自信心低，因此才会隐藏在电脑后与人对话，网络的特殊环境可以使任何人都有成瘾的倾向。网络的一系列成瘾特性导致了青少年的学业荒废，人际关系障碍，一些暴力和色情游戏可能会直接诱使分辨力和控制力不强的青少年走上犯罪的歧路。

（四）网络成瘾的危害

1. 躯体损害　由于成瘾者长时间的上网，睡眠节律紊乱，致使中枢神经系统持续处于高度兴奋状态，引起体内一系列的复杂的生物化学改变，尤其是自主神经功能紊乱，体内激素水平失衡，会使机体免疫功能降低，诱发种种疾病，如心血管疾病，胃肠神经症、紧张性头痛、焦虑症、抑郁症等。同时由于眼睛长时间注视电脑屏幕，视网膜上感光物质视紫红质消耗过多，若未能补充其合成物质维生素 A 和相关蛋白质，就会导致视力下降、眼痛怕光、暗适应能力降低等；长时间的不变化的坐姿可出现腕关节综合征、背部扭伤等不良身体反应。

2. 心理和人格障碍　在虚拟的网络世界中人人平等，成瘾者在匿名的保护下可以畅所欲言，不需要直接面对他人，不用担心会受到他人的批评和惩罚，而且观点越新、奇、特，可能得到的反响越大，这样成瘾者容易自我表现，自我主导权增加，满足了其心理需要。然而，成瘾者在虚拟的网络世界遨游，与现实生活的距离就越来越远，甚至分不清现实与虚拟世界的界限，心理适应能力也会越来越差，反过来更趋向网络逃避，最后形成一种恶性循环。对于处于个体社会化关键时期的青少年来说，相对缺乏社会生活的现实经验和人际交往的实际能力，相对缺乏信息处理能力、自我控制能力以及鉴别能力，网络无疑是提供了一张心理问题和人格障碍滋生的温床。

3. 社会功能损害　一部分成瘾者最初上网是为了逃避某些社会问题，如：寂寞、婚姻问题、工作压力、无聊沮丧的心情等，或者由于生活压力大，拒绝承担责任和义务，从过去的研究结果可得知，网络成瘾者在当下的实际社会生活中正经历着较大的困难，而网络似乎是他们的一个发泄的出口。网络成瘾反过来导致了成瘾者社会功能的进一步缺损。成瘾者现实生活中多有社会功能失调和个人生活的破坏，包括人际障碍、生活适应不良、学习适应不良、家庭适应不良等，严重时会出现违法乱纪等反社会行为。

二、心理社会因素

（一）成瘾的强化理论

强化理论是基于条件反射的基本原理而提出的，认为成瘾行为的强化机制包括正强化和负强化。前者是指网络成瘾是一种正强化物，能给成瘾者奖励并产生愉悦，成瘾行为的主要动机即是寻求成瘾行为满足所致的欣快感觉，后者是指网络成瘾可减轻或暂时免除个体的痛苦和不快，使其产生重复的成瘾行为。

（二）成瘾人格

对成瘾人格的探索大约有 40 多年的历史。他们发现网络成瘾者像其他的药物滥用者一样会形成一种生活风格，而这种风格会微妙地影响个体的人格。时间一长，寻找和使用药物的经历就会导致人格的改变。成瘾者常常逃避广泛性的社会关系，而与其他沉溺于相似成瘾行为的人群发生联系。对于应激，成瘾者一般采取不当的消极生活应对方式。金伯利·扬网上调查发现，很多网络成瘾者以前是或同时是酗酒者和其他物质的上瘾者。

笔记

正是基于人格、不良情绪和不良生活方式的影响，网络成瘾者较其他人更愿意通过选择上网来摆脱现实的烦恼，并不断为自己的行为作一些合理化的解释和辩护。

三、治疗与预防

到现在为止，对于网络成瘾的治疗效果尚不理想还没有一个较权威的治疗方法，且成瘾者的复发率也较高。但是网络成瘾的危害却日趋严重，尤其是对青少年的心理和社会功能损害到了很严重的程度。网络成瘾的治疗不是一日之功、一人之功，需要个人、家庭、学校、社会的合力方见成效。网络成瘾治疗的根本宗旨是：预防大于治疗，防患于未然。

1. **心理治疗**

（1）警示卡：让成瘾者在一张卡片上分别列出减少上网时间的好处和网瘾所带来的问题，随身携带。当面临上网与否的选择时，拿出卡片提醒自己，以此减少自己的上网行为。

（2）团体治疗：将上网成瘾者组织在一起，形成一个互助团体，成员交流自己的经验和体会，寻求同盟的精神支持和帮助。

（3）家庭治疗：家庭成员的理解特别是父母理解和帮助是戒除网瘾的一个重要支持力量。通过家庭治疗使其家属掌握有效的方法一起帮助患者克服困难。

2. **药物治疗** 网瘾和毒瘾大有区别，吸毒上瘾是因为毒品的刺激，使身体对毒品产生依赖性；而依恋网络主要是心理作用，因此药物治疗可能会终止网瘾，同时也使生活乐趣荡然无存。

3. **综合治疗** 采用药物＋心理治疗＋行为规范＋家庭治疗的综合疗法帮助患者戒除网瘾。染上网瘾的孩子们每天接受 2～3 小时的心理治疗，方式以聊天为主。在行为治疗上孩子们每天要上早操，还要接受军训，以培养行为规范和生活能力。每天下午去健身房，是他们喜欢的活动。不仅健身娱乐，还培养了一项体育爱好，分散对网络的兴趣。

（赵阿劢）

思考题

1. 如何有效减少青少年吸烟现象的发生？
2. 怎样评价酒精对人体的作用？
3. 引发酗酒的原因有哪些？
4. 引起网络成瘾的原因有哪些？
5. 如何科学使用智能手机？

笔记

第十一章　锻炼与休闲

Easton（1799）研究了 1212 名长寿老人后指出："这些老人并不富有与显贵，也不依靠任何药物，只是习惯于经常运动。"美国心理学家 Seligman MEP（1994）曾开玩笑说："也许上帝并没有把人的运动时间从其寿命中扣除吧。"锻炼与休闲在维持健康、预防疾病及康复中发挥着重要作用。本章主要介绍各种锻炼对健康和疾病的影响和作用，以及如何建立和维持锻炼行为。

第一节　锻炼及其意义

一、什么是锻炼

（一）什么是锻炼

锻炼（exercise）是一种通过有效的身体运动方式达到促进健康目的的活动。与一般的活动不同，锻炼具有循序渐进性、稳定性和长期性的特点，是一种重要的健康习惯。

锻炼包括有氧锻炼、功能锻炼、休闲以及其他形式的锻炼。①有氧锻炼具有高强度、长时间、高耐力的特点，能够调节和加强心肺功能，提高机体对氧的利用率，如慢跑、赛车、跳绳和游泳等；②功能锻炼是通过特定的运动方式来恢复身体某一特定部位的功能，起到健康促进的作用，常见于疾病康复；③休闲则是在闲暇时间内从事与个人兴趣、爱好相投的、有益身心健康的活动；④其他形式的锻炼包括：等力运动（举重等）或者高强度、短时间、低耐力的锻炼（如短跑）等，它们可以锻炼躯体的某些部位，这是因为这些锻炼只是调动了短期的能量储存，而不是与耗氧有关的长期能量转换系统，对于整体健康来说却效果欠佳。（McArdle 和 Katch，1981；Morehouse 和 Miller，1976）

（二）锻炼方式的文化差异

锻炼方式与个人生活环境、生活习惯和传统文化等有关，因而，各地形成不同锻炼方式。

1. 中国特色锻炼　武术形式多样，风格各异，可徒手，也可持械，用于保健的主要有太极拳、太极剑、八卦掌、形意拳等。太极拳的内涵是至精至妙、博大精深的，蕴涵阴阳学说、中医的经络学、引导、吐纳术等内容。传统保健锻炼是以健身祛病为目的，主要有易筋经、五禽戏、八段锦、香泉功、练功十八法等。中国的太极拳和太极剑，现今在世界各地都有人在学习。

气功古代又称为导引、吐纳、存思、内丹、禅定等等，"内练精气神，外练筋骨皮"。气功锻炼的过程，就是不断地保精、养气、啬神的过程，要通过主动的自我锻炼达到治病强身的目的。常用的气功有鹤翔桩、大雁气功、龙游功等。

书法是中国的国粹，练习书法，讲究手到心到，凝神运气。研习书法可以修身养性。七巧板和九连环等脑力锻炼，琴、棋、书、画和麻将等具有浓厚中国色彩的休闲锻炼方式。

2. 国外特色锻炼　印度的瑜伽与太极拳一样,是风靡世界的锻炼方式。瑜伽源自印度古梵文"Yoga",意为"用意志力量控制住感觉器官的功能,制止住头脑中的杂念"。作为印度古典哲学的重要理论之一,瑜伽术一度被披上神秘的宗教外衣。20世纪60年代末,印度人玛哈礼倡导"创智科学——超冥想"(transcendental meditation,TM),代表了瑜伽的现代化,并宣称脱离了宗教。瑜伽已成为现代人缓解压力、修身养性的良好锻炼方式(图11-1)。

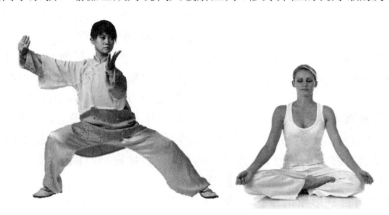

图 11-1　风靡世界的太极和瑜伽

西方国家的锻炼方式有彰显个性的特点,很多锻炼方式流传世界各地,成为体育运动项目,失去特色。留下的健美、社交舞蹈、跳伞、攀岩、露营、自助游等也带有浓厚个性色彩。

二、锻炼的益处

(一)锻炼的身体收益

锻炼可以延年益寿。无论男女,如果有一个健康的躯体,就可以明显地延缓死亡,尤其是可以推迟由心血管疾病和癌症引起的死亡(Blair 等,1989)。定期锻炼对身体的益处主要表现在:

1. 延缓器官老化　运动能使肌纤维变粗,改善肌肉的血液循环和新陈代谢,增强肌肉的力量和韧带的力量以保持姿势。运动还能提高骨骼系统的结实程度,并增强关节的韧性和灵活性,减少背部疼痛。所以,坚持运动的老人,肌肉仍保持丰满结实,保持相当体力,抗疲劳和易恢复。

2. 增强心血管系统的功能　长期坚持锻炼者和运动员的心肌内毛细血管分布增多,供血增加,从而使心肌纤维变粗,冠状动脉管腔增大,弹性增强,心肌增厚,搏动有力,能够提高心血管的适应性和耐受性,并减少患心脏病的危险性,每个人都能从中获益。

3. 增强呼吸功能　人体活动所需要的大量氧气是靠肺部呼吸所摄取的,正常男子的肺活量为3500～4000毫升(女子为2500～3500毫升)。30岁以后,肺活量逐渐减少,到60岁时,肺活量只有20岁时的一半。运动可增大肺活量和肺泡通气量。经常参加运动者的肺活量可增加1000毫升左右。

4. 增强消化和吸收功能　运动时机体需氧量增加,促使呼吸加深加快,增大了横膈膜运动幅度,加强了腹肌活动,促进胃肠消化和吸收功能,以及肝、胆、脾、胰的功能。

(二)锻炼的心理收益

1. 提高大脑和神经功能　身体各肌肉群、关节及内脏器官有节律的紧张与放松是对大脑的极好锻炼,让大脑反应敏捷、准确、不易疲劳。美国医生通过对运动爱好者和不爱好运动者进行脑功能测验,发现前者脑细胞的衰老速度比后者要慢一些。

笔记

2. 缓解抑郁,降低焦虑和应激水平 大量研究表明,有氧运动可以缓解压力,减轻抑郁和焦虑。研究还显示,运动的人与不常运动的人相比,能够更好地应对压力事件,展示出更强的自信心,精力充沛,且较少感到抑郁和疲劳(NCHS,2002;Statistics Canada,1999)。2002 年美国盖洛普民意调查发现,认为自己不幸福的人大多是不常运动者,其人数是经常运动者的两倍。

运动中与运动后生化活动的改变同样也影响着中枢神经系统,改善了神经系统的功能,缓解紧张。锻炼计划持续越久(17 周以上)抗抑郁效果越好。锻炼已被用来治疗抑郁和更年期综合征。在一项研究中,将抑郁的妇女分为三组:锻炼组、药物治疗组和联合治疗组。结果显示,锻炼组和其他两组一样情绪都有所改善,更重要的是,一旦治疗结束,那些继续锻炼的人与药物治疗的人相比,抑郁复发的可能性更小(Babyak 等,2000)。

有氧运动效果有人用肌电图证实,仅仅 15 分钟中等强度的练习,可降低神经紧张,至少相当于 1 小时的休息。锻炼能对抗应激,减少应激对身体造成的不良影响,其可能的机制是锻炼改善了免疫系统的功能,锻炼使内啡肽(自然疼痛抑制因子)分泌增多,这样可以调节由于心理应激所造成的免疫系统功能紊乱。

3. 对自尊心与自我形象的维护作用 自尊心常被视为最重要的心理良好感指标。舍斯特伦等人发现,参加有氧舞蹈的成年女性对自身身体状况有着更为积极的评价。参加运动的孩子比不参加者有更高的自尊。自我良好感标志着个体对自己生活和幸福的满意程度,是心理健康的重要标志。规律锻炼的最重要益处就在于改善身体状况,从而增强自我良好感。甚至在某些锻炼者身上还可以达到一种"高峰体验"。

4. 对工作能力的效应 锻炼可以适当地提高认知能力如记忆,小白鼠每天进行登轮训练,可以促进其新的脑细胞的生长(Kempermann 和 Gage,1999)。长期锻炼能改善身体素质,参与者会体验到自我效能感增强,精力充沛,很少会有疲劳乏力的感觉,从而能够增强工作能力。

第二节　锻炼与疾病

有效的锻炼不仅能够促进健康,也能够对部分疾病起预防和康复作用。

一、锻炼的预防和康复作用

1. 高血压 高血压患者锻炼时要选择适宜锻炼形式和强度。散步、慢跑、太极拳、气功等是合适的运动形式。对于某些运动形式如太极拳,高血压患者要内外兼修,并要在专人的指导下完成,随着锻炼熟练程度的提高,降压效果也日益明显。

长期坚持打太极拳的 50~89 岁的老年人,血压平均 134/80 毫米汞柱。经常进行运动的人,即使发生高血压,发病年龄也将推迟 10~20 年。强运动跑步 20 分钟,中度运动(轻松散步)40 分钟,每周三次足以降低血压。无论选择了哪种运动方式都要坚持,切不可初见效果就放松,效果不佳便放弃。运动降压一般延后四周才生效,停止运动两周后,血压又回升。锻炼时最好不做低头弯腰屏气动作,以避免意外发生。

2. 冠心病 适宜锻炼能减少冠状动脉疾病和心肌缺血的危险。运动可以通过下列方式影响冠心病:①增加肌肉运动可以通过刺激支持心脏活动的肌肉来保护心血管系统;②增加运动可以增强心电活动;③可以增强人体对心室纤维颤动的抵抗;④运动可以预防引起冠心病的其他因素。运动也是治疗冠心病的有效方法。冠心病患者越是早期活动预后越好,对于患心肌梗死的患者,运动促进了侧支循环的形成,所以恢复得也快。

冠心病患者应当选择哪些运动方式呢?应首选散步、慢跑、骑自行车等耐力性运动,其

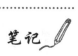

次打太极拳和练气功。运动时应注意运动量以不引起心绞痛或过度疲劳为原则。如果发生心前区疼痛、胸闷、憋气、眩晕等情况应立即停止运动，必要时含服随身携带的硝酸甘油片。如遇心绞痛频繁发作、严重心律失常、心肌梗死急性期，则禁止运动。

3. 脑卒中　锻炼是预防脑卒中的积极方式。有研究表明有规律的身体活动对维持、改善心肺健康有益（Cheng，2003）。男性心肺中上等适应水平可以降低脑卒中的死亡率（Blair，2002）。同时，采用锻炼能够全面提高个体的身体素质，防止脑卒中发生的可能。

4. 糖尿病　糖尿病是一种终身性疾病，目前尚无根治方法。运动能改善糖耐受性受损的患者和 2 型糖尿病患者的血糖控制。运动促使葡萄糖贮存和氧化酶增加，降低罹患糖尿病的可能性。

科学的体育锻炼可促进血糖的利用，加速血液循环，保持肌肉弹性，同时减少胰岛素或口服降糖药的剂量，减少副作用的发生，达到控制体重，保持良好状态的目的。从而减轻了患者的经济负担，避免长期或反复住院的苦恼。应鼓励患有严重并发症的糖尿病患者避免长期卧床，病情允许时，应适当体育锻炼，帮助有效控制血糖。

糖尿病锻炼的注意事项是：

（1）饭后 1 小时是最佳锻炼时间。一般每次不少于 20～30 分钟，1～3 次 / 天，运动强度以心率为指标，控制在该年龄所达到的最大心率的 60%～80%，其中个体最大心率可用 220 减去年龄来估计，并循序渐进逐渐增加活动量和时间，以不疲劳为度。若出现呼吸急促、胸闷、头痛、面色苍白等症状，应立即停止锻炼。

（2）患者要随身携带糖果或点心，还应随身佩带写有姓名、家庭住址和电话号码的病情卡，以应急需。对患有慢性并发症的糖尿病患者应由家人或他人陪护，要密切观察可能出现的不良反应或危险因素，如高血糖、酮症、心血管疾病的发作等。锻炼前后要认真检查足部皮肤，若出现红肿、紫癜，一定要暂停运动。锻炼时应穿宽头布鞋，每天用温水浸泡双足，冬天注意保暖。

（3）体育锻炼与饮食控制、药物治疗同步进行，不能单独锻炼而忽视药物的治疗作用。

5. 肿瘤　世界癌症研究基金会和美国癌症研究院 2013 年发布的一项报告第一次明确表明了 40% 以上的癌症是可以预防的。合理健康的饮食习惯，积极参加体育锻炼，避免肥胖，能预防癌症发生。

在 2 月 4 日"世界癌症日"来临之际，中国抗癌协会 2 日在武汉同济医院举行科普宣传启动仪式，专家强调运动对防癌的重要性，并提倡每天进行 30 分钟以上中等强度运动。只要坚持良好的生活方式，就会将患癌的几率降到最低。适当锻炼能增加机体的免疫功能；促进机体新陈代谢，延缓细胞衰老，减少细胞癌变机会；增进食欲，改善消化功能；使人性格开朗，消除烦恼和忧郁，增进心理健康。

癌症患者经转入较长时间的康复阶段后，除继续施以必要的治疗外，体育锻炼是种积极的康复方式。我国的调查发现，经过治疗，生存达八年以上的癌症患者中，有 91% 的人一直坚持各种各样的体育锻炼。癌症患者锻炼的运动量可以根据心率指标 170 减去年龄估算，心率应该在 95～120 次 / 分钟范围以内，散步、慢跑等项目是适宜运动，气功和太极拳的锻炼以自我感觉不过度疲劳为度，运动过量无益有害。

6. 骨质疏松症　锻炼是有效的预防骨质疏松症方法。规律活动能够刺激骨骼的生长，保护骨的质量和增加骨的矿物质密度。青少年早期进行身体活动有助于增加骨质峰值。举重、远足、有氧锻炼、跳舞等活动既锻炼了肌肉，而又不至于给关节太大的压力，对构建和保护骨质有益。太极拳可以防止骨质疏松症和与其相关的骨损伤，打太极时体态和低速运动，可以减轻关节的负荷，特别是膝关节和踝关节，这两处的组织和软骨最容易受伤（Wolf，1996）。除了增加骨的密度以外，太极拳和其他运动对加强协调、平衡、灵活度、肌肉强度和体态的稳定性都有益，并可以防止跌跤的危险。而水能提供浮力，支持体重，因此，水中活动能防止关节损伤，降低摔倒危险，是年长者和骨骼脆弱者防治骨质疏松症的理想运动方式。

骨质疏松症患者适当的运动对骨骼系统有良好的刺激作用。一定的应力刺激所产生的生物电能帮助钙离子沉积于骨骼，防止骨质脱钙，促进骨的代谢。同时还可牵伸肌肉、韧带及关节囊，防止肌肉萎缩。起到保持运动功能，减少骨折的作用。

骨质疏松症锻炼疗法要注意量力而行。患者结合自己的体质、病情及年龄等，选择相宜的锻炼形式。运动量由小而大，循序渐进，以脉搏数作为标准，步行活动后 5～10 分钟，脉搏数恢复正常为适度。锻炼要持之以恒。应该进行自我监控，防止运动损伤或骨折的发生。

二、锻炼原则

锻炼要讲究科学，量力而行，防止"奥林匹克综合征"（追求速度、力量、高强度或强调竞争性等，不顾自己的身体状况拼命运动，完全以一个运动员的标准锻炼自己，超过了正常人的运动负荷，使身体严重不适）、生理损伤和心理损伤，要因地、因人、因时采择适宜锻炼方式才能达到提高健康水平的目的。

以下做法可以促进科学锻炼：

1. 选择自己认为有趣的锻炼方式，有志同道合的同伴，这样能促使个体长期坚持锻炼。

2. 避免饭后、患病期间锻炼，环境温度过高或低、湿度太大、污染严重时不宜锻炼；妇女在月经期要调整运动量。

3. 锻炼中的运动量要逐步增加，贵在坚持。

4. 锻炼要有规律，适宜节奏是每周 3 或 4 次，每次锻炼的时间最少 20 至 30 分钟。锻炼次数过多并无明显意义，还会增加受伤的危险。每次锻炼采用连续或间断锻炼均可，20 分钟的慢跑与 30 分钟的自由泳和 60 分钟的轻松散步作用相同。

5. 锻炼前要热身，锻炼后逐渐平静下来。

6. 长时间运动要进水，甚至进食，另外运动不能取代营养，运动和合理膳食的有机结合，可以起到一个协同作用。

7. 防止过度疲劳及运动损伤，过度锻炼有损健康。

只有综合以上方面，使锻炼真正成为自己的生活方式，从根本上遏制不当运动的不良影响，从整体上提高生活质量，才能切实提高个体的健康水平。

第三节　促进锻炼

一、影响锻炼的因素

1. **社会政治因素**　从 20 世纪 60 年代末开始，许多国家的政府发起"促进锻炼"的政治号召，包括"全民运动"，大规模兴建运动中心，增加运动设施，如游泳池等。自 20 世纪 90年代起我国的群众体育蓬勃发展，1995 年起，国家体育总局每年举办一次"全民健身周"活动，2006 年，国家体育总局、国家发改委和财政部开始组织实施"农民体育健身工程"，丰富了全民健身工程的建设形式和内容。每五年一次的国民体质监测已形成制度。近年来，国家有关部门先后颁布实施的《国民体质测定标准》、《青少年体质健康标准》、《普通人群体育锻炼标准》，为不同年龄人群的体质检测和体育锻炼提供了科学依据。另外，我国长期推广集体操活动也有力地促进了群众性身体锻炼。

从全球范围来看，社会政治方面影响锻炼的措施包括：①中央政府或地方政府资助大众体育运动；②提供更多体育设施，特别是室内运动器材，消除不平均现象；③相对以往的

笔记

精英体育（或竞技体育）投资，政府已经将大量资金用于全民体育锻炼。同时，政府呼吁采取简单易行的锻炼方式，在日常生活中锻炼，例如，爬楼梯而不是使用电梯。各国政府的一系列措施，为促进锻炼提供了良好氛围。另外，政府强调了锻炼好处，鼓励个人采取适宜锻炼方案和设计有利于健康的锻炼计划。

2. 个人因素 个人因素是影响锻炼行为的最直接因素，它可以分为不可控制和可控制因素。不可控制因素包括年龄、教育背景、经济条件、自我动机和性别。年轻、受过良好教育、经济条件好的个体（特别是男性）会更倾向于选择锻炼作为生活方式。

个体可控因素包括：①儿童期的锻炼，个体参加锻炼的年龄越小，成人后越热衷于锻炼；②积极的自我形象，对自己更自信的个体会选择锻炼；③对锻炼知识的掌握并不能代表会坚持锻炼。有效利用锻炼行为影响因素中的个人可控因素，更能有利于培养个体形成锻炼行为，并坚持一生。

3. 态度与信念的影响 锻炼作为一种生活方式，个体的态度和信念影响重大。人们选择锻炼的条件是：①具有基本的健康动机与健康知识；②认为锻炼可获得一定的社会效益；③认为锻炼是促进健康的良好方式；④认为可以没有困难地采取行动。

通过锻炼前后的对比研究发现，坚持锻炼的人对疾病的易感性降低。在知识和归因等方面，锻炼者与不锻炼者也存在很大的差异，锻炼者有更多的知识，更强的健康动机和控制感。锻炼的持久性与锻炼障碍少、锻炼知识和锻炼效果的感受相联系。

锻炼行为是一个过程而不仅仅是一个单独的行为。锻炼生活方式的确立是受到多重因素的影响，在许多情况下，锻炼更可能涉及采取、坚持、消退和再采取的一系列阶段。相似地，采取和坚持锻炼的动机也是多样的，这些都将对锻炼的促进产生极大的影响。

二、锻炼生活方式的培养

（一）健康信念模型及其应用

运用健康信念理论（health belief model，HBM）能促使个体产生并维持锻炼行为。有位医生发现自己的一位女患者，因为家族原因感到处于心脏病患病危险中（感知威胁）。女患者知道自己的父母都因心脏病问题过早去世（感知到严重性）。医生告诉她定期锻炼是减少患病威胁的最佳方法（感知到益处）。医生为她设计了步行锻炼方案（行动线索）。妇女知道自己因为忙于工作和家务，没有时间步行锻炼（感知到阻碍）。在驱车回家的路上，她看到了一条广告，上面写着：每天早晚在此行走，促进身体健康。转天她就试着每天提前30分钟起床，沿广告牌下的路行走两公里，并一直坚持了下来（自我效能）。

因此，HBM能促进个体产生更强的锻炼意向，觉得锻炼重要和好处多多，不锻炼对健康有更高危险性，也能提高对锻炼的可控制感，更有可能改变旧的健康习惯。HBM强调了信念在锻炼生活方式的培养过程中所起的重要作用。

（二）让锻炼成为生活的一部分

1. 强调效益，激发锻炼的动机，创造全社会锻炼的氛围 为了让整个社会大环境都有利于锻炼，应注意根据社会以及人的发展趋势，努力探索人们需要的身体活动形式，健身与娱乐并重。多开展一些群体性活动，以培养和形成多种活动动机，利用人们社会交往、身体健康的需要，利用活动者想提高自尊心、自我效能、独立性和成就感的动机，促进人们参与活动，促进健康和预防疾病。

2. 让患者动起来 "让患者动起来"是促进患者健康，恢复功能的重要方式，能加速康复和提高生活质量。当然，让患者锻炼必须在医生的指导下完成，针对不同的患者，选择适宜锻炼方式，以促进康复为主要目标。

3. 转变观念，强化意识 锻炼的精髓，就是促进身心健康，提高生活质量。锻炼是促进健

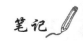

康的重要方式,作为生活方式,包括了休闲。当锻炼成为习惯时,人们才能从锻炼中获得收益。

(三) 不同年龄段人群科学、可行的锻炼方法

1. 儿童少年锻炼强度与方法　6～17岁的儿童少年正处于生长发育旺盛时期,身体形态结构和生理机能尚未成熟,青春期的身体变化很大。他们的骨骼含有机物多,无机盐少,因此骨的弹性和可塑性大,而硬度小,不易骨折,但易弯曲呈畸形。据此,锻炼身体时应注意培养正确的站、走、跑和跳的身体姿势。运动持续的时间勿过长,运动量不应超过身体负担的能力,尤其不要进行静止用力活动,要防止长时间站立和负重,注意增强脊柱的锻炼,防止脊柱和胸廓的畸形。

儿童少年的心率随年龄增加而减慢,心容积、心输出量等相对较成人大,但由于负荷后心率增加较快,只能适应短时间紧张的运动。儿童少年的血压也随年龄增长而增加,青春期后心脏发育迅速,血压增长较快,有的可出现收缩压超过正常标准,称为"青春性高血压"。根据上述特点,儿童少年的体育运动应以发展有氧能力为主,不宜进行用力过大的憋气或长时间静止用力的活动,运动强度要适当。可进行短距离的加速跑、中等距离的变速跑、球类、游泳、健美操、郊游等活动。

运动量的选择。一般以个体静息心率与运动后即刻心率的比差来衡量运动量的大小。国内少年儿童体育运动时的适宜心率应比安静时增加75%～90%,或本人最大吸氧量的60%～70%,心率掌握在每分钟125～155次之间,运动后10分钟内恢复正常。运动中自我感觉良好,无面色苍白和眩晕现象。

2. 成年人锻炼强度与方法　18～60岁成年人的神经系统、运动系统的发育已趋于完善,有较快的反应速度和较强的自控能力。骨骼和肌肉的发育特点是:骨骼含无机盐多、有机物少,因此,骨的硬度大,弹性小;肌肉的力度较大,肌纤维较粗,肌肉内的蛋白质和无机盐含量比儿童少年要高得多。因此,成长进行体育运动可以承受较长时间和大强度的负荷。

成年人的心率已渐趋稳定,心容积,心输出量较大,负荷后心率增加缓慢,能适应长时间紧张的运动。根据上述特点,成年人体育运动在发展有氧能力的同时,也要注重无氧能力的培养,进行间断性的大运动强度的刺激也有必要。运动方式个体差异大,可选择健美操、健身舞、球类、跳伞、登山、郊游、滑雪、冲浪、游泳等活动。

运动量的选择。成年人进行体育运动时适宜运动量的心率应比安静时增加80%～90%,或本人最大吸氧量的70%～80%,心率掌握在每分钟135～165次之间,运动后10分钟内恢复正常。运动中自我感觉良好,无面色苍白和恶心的症状体征;运动后食欲增加、睡眠改善、体重正常等。

3. 老年人锻炼强度与方法　60～80岁老年人的身体各组织器官出现退行性变化和机能衰退现象。经常参加体育锻炼能改善和提高老年人身体各个器官系统的代谢活动和工作能力,减轻和延缓衰老过程,预防老年常见病。老年人进行体育锻炼时,要根据个体的年龄、性别和体力特点、健康状况及以往运动史等来决定最适宜的运动项目,并制订合理的锻炼计划。开始锻炼的运动量和强度要小,以后随身体适应能力提高而逐渐加大。老年人适宜进行强度不大的活动,如长跑、快走、游泳、骑自行车、气功、太极拳等。不宜进行短跑类的速度性活动。运动量要适中,应根据个人具体情况而定。

运动量的选择。老年人最合适的运动强度一般用最高心率的60%来表示。最高心率随年龄增长而减少。也有人提出老年人慢跑时的心率应比安静时心率增加50%～60%为宜。在锻炼中如果感到心胸舒畅、精神饱满、有轻度疲劳但无气喘、心动过速现象;锻炼后食欲增加、睡眠改善、晨脉较稳定、血压正常、体重正常等情况,都是良好反应。如果锻炼后有头痛、恶心、胸部不适、食欲下降、睡眠不好、晨脉加快、疲劳不能消失、体重下降征象等,表示运动量过大,需要调整或暂停活动。

笔记

第四节 休 闲

科技（进步）将人类从繁重的体力劳动中解放出来，人们有了充裕时间去休闲。现在，人们将以工作为中心的生活方式逐渐向以休闲为中心的生活方式过渡。休闲影响着人们的身心健康。

一、休闲和休闲方式

（一）什么是休闲？

人类对休闲的认识有着悠久历史。古希腊的亚里士多德把休闲誉为"哲学、艺术和科学诞生的基本条件之一"，深深地影响着西方文化传统。在中国文化中，从"休闲"二字上，就有精辟的阐释。"休"，倚木而休，强调人与自然的和谐；"闲"，娴静、思想的纯洁与安宁。词意的组合体现了中国人的特有的休闲文化内涵和意义。

休闲（leisure）是抒发性的、不另追求其他目的的，具有内在性酬赏的活动。休闲可以说是工作的部分补偿，但也不止于此。越不花时间和体力的工作，休假和工作之间就越没有区别。休闲是一种活动，人们因喜欢而从事这些活动。他们不追求其他目的，仅为娱乐自己、自我改善，更不是为了物质上的追求。

休闲是锻炼的一部分，标志着一个人的生存质量。休闲质量的高低直接影响到人能否完整、全面、健康地发展。休闲是一种生活方式，它的本质在于自由。正是这种自由的特性，使休闲在社会发展和个体发展中发挥着重要作用。

休闲是从物质环境和文化环境的外在压力中摆脱出来的一种相对自由的生存境遇，在这种境遇中，个人得以自主地选择自己喜爱的、本能地感到有价值的方式，做自己想做的事情。为活动本身，为娱乐，为自我提高，为自己选定的目标，而不是为获得物质方面的收获而从事活动。休闲的目的在于自我教化，并追求人生崇高境界和陶冶。例如，导游为摆脱本职工作时的那种"被迫"的责任感，而采取随心所欲地游山玩水，这就不是休闲。

（二）休闲方式

由于休闲时间、休闲空间、休闲活动特别是休闲文化的不同，构成了人们休闲方式的差异，这直接影响着休闲生活的质量和人们的身心健康。美国的一项全国性研究发现，在1800名被调查者中，位列休闲方式前三位的是看电视、听音乐和看电影。

文化是休闲的灵魂，不仅影响着人们对休闲的理解同时还左右着休闲方式。随着我国的经济和文化的发展，目前我国居民的休闲活动由以往的单一休闲转向了多元休闲，逐步形成六大主要休闲方式：观光类、城郊类、度假类、商务类、运动类以及文化类休闲。不断涌现出新的休闲形式，看电视、上歌舞厅、卡拉 OK、上网聊天、蹦极、攀岩、驾车旅游等都是在改革开放后出现的新的休闲活动。在现代人的观念中，休闲是使个体通向全面发展的重要途径。通过休闲进行自我提高、自我完善、自我实现。休闲娱乐方式呈现地域化特征。以北京、上海、广州三个大城市为例，北京人休闲之中仍不忘书香味，北京老人的休闲活动排在前五位的依次是看电视、阅读书报、慢跑散步、与家人聊天、与老朋友聊天；上海人听音乐、看电影的较多；而广州人则经常去咖啡厅，玩游戏机。

二、休闲与健康

生命是有节奏的，必然有高潮和低潮，不可能始终都保持身心的最佳状态。适当休闲可以调养身心，放松心情，在无意识当中潜移默化地调节生命的周期。休闲对健康的作用主要体现在以下几个方面：

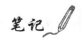笔记

1. **缓解压力**　压力是个人和外界发生必然联系和矛盾的结果，压力经过横向扩展和纵向积累，就会产生社会反应，如果反应超过一定限度，压力就像一个胀满蒸汽的锅炉一样，去寻找薄弱的地方释放压力。休闲则提供了宣泄压力的手段，使劳动、工作时间内消耗掉的生理和心理能量得到补偿，通过各种娱乐消遣活动，把人的注意力从工作和学习转移到其他方面，从而使紧张情绪得到发泄和松弛。

2. **能获得工作以外的满足**　人的需要是多种多样的，工作只满足了部分的需要，因为有时工作不能完全满足个人的兴趣，是为生计，不得而为之。休闲就可以使人产生愉悦感，获得美的享受，随时寻求一个适合自己需要和特点的活动，发挥自己的才能，补偿在工作中被压抑或得不到满足的需求，强化积极的自我形象，产生自我满足感和价值感。

3. **修身养性，完善人格**　休闲不仅能调节情绪，而且能使人们的情感变得丰富，心灵变得和谐。在休闲中人们可以将日常生活中产生的消极情绪加以宣泄、转移，甚至升华，使人产生愉悦、兴奋、成就感、自信、自尊、幸福、宁静、美感等种种积极的情感。同时，在休闲活动中使人的人格不断地完善，在纷繁复杂的现代分工社会中感受到生命的整体性，它是人的生命状态的一种形式，对于人之生命意义来说，它是一种精神的态度，是使自己沉浸在整个创造过程中的一种机会和能力，它对于人"成为人"有着十分重要的价值。

三、学会休闲

休闲还用学吗？谁不会休息、不会玩儿呢？其实不然。懂得休闲是一种人生智慧。罗素说："能否聪明地休闲是对文明的最终考验。"人类许多发明创造都与休闲有关。亚里士多德曾举例说："数学所以先兴于埃及，就因为那里的僧侣阶级特许有闲暇。""休闲"一词在希腊语中为 schole，而在拉丁文中则是 scola，两者都和英文 school（学校）一词同源。在古代西方历史上，school 一词原本不是指学校，而是指人们从事休闲娱乐活动和学习活动的场所。在古希腊，教育成为人们休闲的重要内容。西方思想家认为，开发休闲实际就是积累一个人、一个民族、一个国家的文化资本，就是对人的教育与教养的投资。这种资本的投资越早越好，回报率越高。在西方，休闲教育在一百年前就被视为人生必修课，而且几乎是终生教育。

目前，中国人的休闲方式比传统社会有了明显的进步。但是不管是中国还是西方，因为休闲时间的增加，休闲的问题也越加明显。最明显的是先不论环境污染的问题，在假期中危险的升高，很多度假的人喜欢去探险，勇于尝试平常不敢做的事，光是到目的地的假期旅程就已经充满危险；很多人希望在度假的地方弥补平常无法拥有的经验。很多度假地气候非常恶劣，人们有时低估了变化。另一方面，也可能因为度假的无聊，而发现内心的空虚。第三，其他认知的错误，可能是因为自己的文化优越感而对其他文化有成见。潜在的关系问题也可能在度假中浮现，认清伴侣的另一面，让人无法忍受。加上突然的社会角色改变，或者不能扮演平常习惯的角色，都会使问题更严重。极端的情况是度假恐惧症，也就是说对度假的潜在焦虑可能转变成身体症状。基本上，这种人把工作当做生活的意义，假期对他而言是空洞的，在周末假日也不知道该做什么好。利用机会做些休闲活动或享受空闲，变成了浪费时间的罪恶感，最后导致"假日神经官能症"。

如何避免这些不良问题，养成健康的休闲方式呢？一方面需要个体的自我调控；另一方面，需要学校和社会的教育引导。

1. 从自我调控方面看，其核心就是要充分发挥主体的主观能动性，变被动休息为主动休闲。可以从以下几方面着手：①增强休闲的主体意识，增强理性的选择和判断能力；②合理安排休闲时间，在保证充足的休闲时间的前提下，制订有效的休闲计划，做到适可而止；③适当营造休闲的家庭气氛；④选择适合自己的文明的休闲活动；⑤提高自己的休闲技能。

2. 学校和社会要针对休闲的特色而实施教育。休闲教育本身不只是追求有用,更是追求幸福的教育。这种教育贵在人的自觉,强调学习生活比学习工作更重要,同时它没有特定的场所,没有固定的教材,也没有严格的教师或统一的控制系统,它是一种非预期的潜移默化的经验,却能产生深远的影响。因此,从组织教育的角度来看,可以通过如下途径使休闲教育规范、系统化:①学校将休闲教育融入课程体系之中;②家庭要把休闲教育融入到日常生活中;③社区要把休闲教育融入各种活动中;④各类机构要把休闲教育融入管理制度、咨询服务中;⑤传媒把休闲教育融入各种信息之中。

此外,政府与民众应共同努力,建立一个有责任感的休闲观。只有在主客观、全方位的共同努力下,营造休闲环境,提高休闲品位,让休闲真正成为一种生活方式,达到锻炼的目的,我们才是真正学会了休闲。

（张　婷）

思考题

1. 请解释:锻炼、休闲、运动损伤和运动促进。
2. 锻炼对身体和心理有哪些益处?
3. 影响锻炼的因素有哪些?
4. 如何让锻炼成为一种生活的方式?
5. 休闲对健康有哪些作用?
6. 如何养成健康的休闲方式?

笔记

第十二章　性行为与健康和疾病

"如果性的要求只是为轻率地满足一下短暂的快乐和乐趣，这就是说，他要面临巨大的危险，就像一朵鲜花，乍看上去非常美丽诱人，但却暗含着毒素"（苏霍姆林斯基《论爱情》）。本章介绍性方面的知识，行为及性传播疾病可能危害公众生命健康、危及社会稳定的警示。

第一节　性行为与健康

一、性行为及其意义

性行为（sex behavior）是旨在满足性欲和获得性快感而出现的动作和活动。人们往往会狭隘地把性行为认为仅是性器官的结合，但这显然是错误的观点。人类性行为并不只意味着性交，观看异性的容姿、裸体，电视的色情节目、接吻、手淫，阅读色情小说等等，都是广义上的性行为。

性行为被描述成一种为了达到最终目的（生殖）而采用的生物手段。性行为曾经被定义为：一对成熟男女异性间的性交行为，其目的在于生殖繁衍，以达到传宗接代的目的，并获得性的满足。

随着避孕技术的进步，性交与生殖渐渐分成两回事，事实上大部分性交都不是以怀孕为目的，甚至在古代，帝王们为了控制生育，也采用避孕工具（图 12-1）。但从 20 世纪开始，"性"不再只被认为是一种生理现象，而是一种与心理和社会有密切关系，受社会规范的"行为"，即使它的生物性依然是主要的。以现代的社会里大部分男女承认的情况而言，大部分的性交行为，是为了满足生理、心理上的需要而发生；是为了一种生活上的享受而发生；是为了与配偶（或其他对象）想表达亲近且私人性的情感而发生（曾文星，2002）。

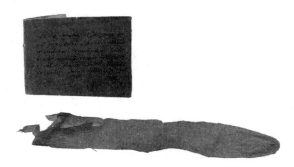

图 12-1　古埃及法老使用的"避孕套"

性科学研究按照性欲满足程度的分类标准，将人类性行为划分为三种类型：一是核心性性行为，即两性性交行为，性欲得到满足；二是边缘性性行为，性欲部分得到满足，如接吻、拥抱、爱抚等；三是类性行为，无肉体接触，性欲部分得到满足，如隔衣触碰性敏感部位。

性行为的含义要比性交广泛得多，一般说来它包括以下几种：

1. 目的性性行为即性交 性交是性行为的直接目的和最高体现。一般说来，人们在性交以后，就满足了性的要求。

2. 过程性性行为 指性交前、后的吻、爱抚等准备行为，这些行为的目的是激发性欲，实行性交。性交后吻、爱抚能使性欲逐渐消退，作为尾声。

3. 边缘性性行为 它不是为了性交，而是为了表示爱慕，或者仅仅是爱慕之心的自然流露。边缘性性行为有时很隐晦，例如眉目传情表现为一丝微笑，这眼神、这微笑有时只有两个人感觉到，其他人是无从得知的。至于拥抱、亲吻，如果是作为性交前的准备，那是过程性性行为；如果只是爱情的自然流露，不以性交为目的，就是边缘性性行为。当然，像某些西方国家，把拥抱、亲吻作为一般见面的礼仪，那就同性行为完全无关。

二、性自慰

美国、荷兰等国的性学研究机构经过大量的实验证明：自慰不会引起人体生理、心理的异常，也不会引起性功能障碍。相反，自慰已成为治疗某些性功能障碍（如性冷淡、性高潮缺失、早泄、阳痿、阴道痉挛等）的有效手段，自慰也可以使人免于性传播疾病。自慰的危害就在于对自慰误解导致的恐惧。至此，在西方性文化中，关于自慰的种种错误看法得到纠正。只要不是"病理自慰"或自慰过度，一般并不影响正常生活和活动。

1991年6月，第十届世界性科学大会上，荷兰卫生、文化和社会部部长代表组委会庄严宣告："自慰以前被认为是一种病态，但现在认为无害、甚至是健康的行为。如果某人有性问题，恰恰是那些不能自慰的人！"

女性自慰曾被视为性反常，是十分羞耻和尴尬的事，甚至许多医生还会列举出自慰的种种可怕后果。但是随着社会的发展，医学科学认为：女性自慰不会损害身体健康，这不仅是一种健康正常的性行为方式，而且能使人缓解性紧张，是对正常性生活最好的替代和补充。自慰对女人而言，纯粹是一种来自生理的回馈反应，也是人类天生的本能之一（《海蒂性学报告：女人篇》，1976）。

克劳尔（Clower）指出，从性潜伏期的阴蒂自慰到发育早期对阴道插入的愿望与恐惧，再到青春期晚期将阴蒂自慰作为激发包括内生殖器在内的快感的手段，在整个对生殖器的认识发展过程中，自慰是非常重要的。不断体验身体的自我满足感能够帮助女孩实现自主，让她们学会日益成熟的客体选择。

三、性取向

（一）什么是性取向

性取向（sexual orientation）是指一个人的情感和性欲的吸引指向同性、异性或两种性别的程度。

异性恋取向指的是对异性个体的性欲以及发展恋爱关系的愿望；同性恋取向指的是对同性个体产生性欲以及发展恋爱关系的愿望；双性恋取向的含义是个体对于同性或异性都能产生性欲或恋爱的愿望。

1973年，美国心理协会、美国精神医学会将同性恋行为从疾病分类系统去除，将同性恋重新定义为：指一个人无论在性爱、心理、情感及社交上的兴趣，主要对象均为同性别的人，这样的兴趣并未从外显行为中表露出来。该定义同性恋并不仅指性取向，很多出于好奇、被迫等原因与同性发生性关系的人并不是同性恋。

笔记

性取向是个人认同的深层部分。大多数人最初产生性欲不是受异性吸引，就是受同性吸引。完全的异性恋或完全的同性恋不大可能从一种取向转向另一种取向。如果你是异性恋者，你可能很确定，没有什么能使你产生同性恋情感。如果是这样，你就能体会到，如果要求同性恋者改变性取向，他们的感受是怎样的（Seligman，1994）。

性取向能用连续谱来表示，位于两端的是异性恋和同性恋，居于中间的是双性恋。美国性学研究著名学者金赛曾把成人的性恋模式分为 7 级，各种模式在人群中的分布比例为：单一的异性恋者 35%；主导异性恋偶尔同性恋 35%；主导异性恋几次同性恋 20%；异性恋同性恋两者相等 2%；主导同性恋几次异性恋 2%；主导同性恋偶尔异性恋 2%；单一的同性恋者 4%。金赛认为完全的异性恋和完全的同性恋取向是一个连续体上相反的两极，因此一个人异性恋的取向越强，同性恋的取向就越弱，反之亦然。但里帕和阿热德后来的研究发现，男性的性取向看起来更趋于两极化，比较适合金赛模型；而女性对男性、女性的兴趣是独立的，互不影响，女性的性取向比男性更加灵活，也更容易受社会经验的影响。

（二）性取向理论

1. 生物学的观点

（1）基因：在胎儿发育期间，激素分泌促成性的发展，并影响以后的性取向。在 X 染色体上有一个基因或一些基因可能会导致男性同性恋，但不适合解释女性同性恋。与异卵孪生儿和领养儿相比，同卵孪生儿的同性恋一致性较高（Bailey 和 Pillard），女性同卵孪生儿的一致率为 100%，男性同卵孪生儿的一致率为 82%；女性异卵孪生儿的一致率为 50%，男性异卵孪生儿的一致率为 45%；领养子女同性恋的一致率为 0。这说明生物因素在性取向中起着重要作用。

（2）激素：胎儿如果暴露于高水平的男性性激素，成年后很可能发展成同性恋者。一个男性的兄长越多，本人是同性恋者的可能性越大，因为孕妇每怀一个男婴，其子宫中睾酮水平随之增加。但对于女性来说，兄长或姐姐的多少对她的性取向没有影响。当然结果只是"提示性"的，是决定一些人性取向的一种可能性的因素。造成异性恋或同性恋很可能不止一种原因，而且并不是所有这些因素都与生物学相关。

2. 心理学的观点　　性取向与性身份认同（sexual identity）有关。

性身份是指引导个体性行为的个人特质、自我知觉、价值观念、态度表示和选择偏爱的集合。但大部分同性恋者对于自身的生理性别是认同的，只有少部分极端者性别认同（gender identity）存在问题，他们希望自己成为变性人。

（1）精神分析学派：发生在父母间的问题常常被集中投射到孩子身上，父母责任缺失的体验都对孩子的发展具有绝对的影响力，扭曲的性身份认同被利用作为一种子女与父母间冲突的解决方式。关于导致同性恋的家庭关系仍有争议，但有发现，有严重同性恋行为的男性，其家庭通常都是这样的组成模式：一个关系疏远、态度敌对的父亲和一个过分亲密、富有诱惑力的母亲，而母亲又支配并影响着父亲。男孩和母亲的关系亲密却充满矛盾，他想摆脱母亲的影响，而他又找不到一个榜样来教导他作为一个男人的权利与自由，于是他转而到男性身上来寻求接纳。尽管这可能不是导致同性恋的唯一原因，但"在家庭中出现强烈的反异性模式"，比如父母间强烈的矛盾、敌对关系等，是"常见的根本因素"（Saghir 和 Robins）。很多心理学家都认为，早期母亲责任的缺失以及无法得到父亲关爱补偿这两点，与性身份认同的扭曲有高度关联。

（2）学习理论学家认为，早期行为模式所受到的强化对性取向的发展至关重要，如果童年时和同性伙伴的性行为产生了快感，那么人们就可能习得与同性发生性关系。如果一个人性冲动很强，而且唯一的发泄途径只有和同性在一起，那么青少年也许会尝试和同性发生性行为。假若这些体验很愉悦，而与异性做爱的体验令人不快，那么个体就可能形成同性恋取向。但是学习理论并没有具体指出到底是什么习得经验会导致同性恋取向,诸如此类的性取向解释并未获得令人信服的证据支持。

四、性行为与健康

性是健康的重要因素,健康是性的重要因素,性也是导致不健康的重要因素。美国"高级性学研究院"院长 Mcllvenna T 博士领导调查了 37 500 名成人,结果发现:具有主动活跃的性生活与性行为的人,更少焦虑,更少出现暴力和敌意,也更少抱怨,更少把不幸、不快的责任推到别人身上,因而也更少和人们处在冲突紧张的关系之中。

性行为也有止痛作用,性高潮可以使脑内分泌的"内啡肽"活化,这种吗啡样的化学物质有很强的止痛作用。在"心理神经免疫学"这个新领域中,专家发现性交可以降低紧张,提高免疫机能。性行为也是一种很好的运动,可以增加心血管系统的耐力。性行为也能改善我们的容貌,它使紧张缓解的作用可以直接有益于皮肤。而性行为的一个最快出现的比较好的效果是使我们的感官变得更为警觉和敏锐。

第二节　性行为与疾病

一、性传播性疾病

性行为与疾病主要是指性传播疾病,或称为性病,它是以性接触为主要传播方式的一组疾病(专栏 12-1)。

专栏 12-1

性　病　分　类

世界卫生组织(WHO)将性病分类为四级:

一级性病:艾滋病。

二级性病:梅毒、淋病、软下疳、性病性淋巴肉芽肿、腹股沟肉芽肿、非淋菌性尿道炎、性病性衣原体病、泌尿生殖道支原体病、细菌性阴道炎、性病性阴道炎、性病性盆腔炎。

三级性病:尖锐湿疣、生殖器疱疹、阴部念珠菌病、传染性软疣、阴部单纯疱疹、加特纳菌阴道炎、性病性肝周炎、瑞特氏综合征、B 群佐球菌病、乙型肝炎、疥疮、阴虱病、人巨细胞病毒病。

四级性病:梨形鞭毛虫病、弯曲杆菌病、阿米巴病、沙门氏菌病、志贺氏菌病。

目前,通过性行为可传播的病原体达 30 多种,最常见有梅毒、淋病、软下疳和性病性淋巴肉芽肿等。世界上每天有 100 万人感染性病,每年产生淋病患者 6200 万,梅毒患者 1200 万,其他性传病原体感染患者 1.5 亿,发展中国家是性病重灾区。

尽管大部分性传播疾病已有可靠的治疗方法,但许多患者羞于就医或不能坚持治疗,所以药物并未能收到预期效果。最可靠的办法是以严肃的态度对待性生活,夫妇间的正常生活则能把这种危险减小到最低限度。

二、艾滋病概述

艾滋病(acquired immunodeficiency syndrome,AIDS)是由人类免疫缺陷病毒(human immunodeficiency virus,HIV)导致的获得性免疫缺陷综合征(专栏 12-2)。尽管由于有效的抗病毒药物的发展,目前许多人可在患有 HIV/AIDS 的情况下生活,但 AIDS 仍被认为是致命的。但在发展中国家,药物太昂贵或太困难以至于难以生产,对于那里数百万的人们来说,AIDS 仍然是一个死刑。

专栏 12-2

HIV/AIDS 的流行

1985 年 6 月,由上海入境的一名美籍青年男性游客因艾滋病住院,治疗无效,死于我国境内,这是出现在我国的首例艾滋病。近年来,我国艾滋病的感染人数每年以 30%~40% 的速度递增。截至 2011 年底数据显示,全国 31 个省、自治区、直辖市共报告艾滋病病毒感染者 444 712 例,其中艾滋患者 174 399 例,死亡 93 003 例。流行现状显示:艾滋病感染者和患者数量急剧增加,艾滋病疫情进一步蔓延的因素十分严重。从传播方式看,经性传播成为主要途径,男男同性传播比例上升明显。2011 年新发病例中异性间性传播占 62.6%,同性间性传播占 16.1%;注射毒品传播占 15.6%。目前我国感染者的流动、大量人口的流动和性病上升已造成艾滋病传播正在逐渐从有高危行为的人群向一般人群扩散。我国艾滋病感染者的数量已占亚洲第二位,世界第十四位,艾滋病防治形势十分严峻。

HIV 一旦进入体内,就会产生一个复杂的进程。感染后不久,患者可能经历轻度的流感样症状:疲乏、发热、头痛、肌肉疼痛、没有食欲、恶心、淋巴结肿大,并可能出现皮疹。这样的症状通常几周内消失,人们可能把它当作一场流感而不再考虑。进入症状期或带菌状态的患者通常并没有意识到他们正带有一种有传染性的病毒,因此他们可能无意间把病毒传给他人。

大多数感染 HIV 的患者会保持无症状好多年。其他人则进入有症状状态,典型特征如淋巴结慢性肿大和间断的体重下降、发热、疲乏和腹泻。有症状状态不等同于完全型艾滋病,但它显示出 HIV 在逐渐破坏免疫系统的完整性。大约半数的 HIV 患者在初次感染的 10 年内发展成为艾滋病。

艾滋病发源于非洲,1979 年在海地青年中也有散发,后由移民带入美国。1981 年 6 月 5 日,美国亚特兰大市疾病控制中心,首次在《发病率与死亡率周刊》上简要地介绍了他们发现的 5 例艾滋病患者的病史,1982 年正式将此病命名为"艾滋病"。以后不久,艾滋病迅速蔓延到了各大洲。

(一)传播途径

HIV 感染者虽然外表和正常人一样,但他们的血液、精液、阴道分泌物、皮肤黏膜破损或炎症溃疡的渗出液里都含有大量艾滋病病毒,具有很强的传染性。患者的乳汁也含病毒,有传染性。唾液、泪水、汗液和尿液中也能发现病毒,但含病毒很少,传染性不大(专栏 12-3)。

专栏 12-3

艾滋病传播途径

1. **性传播** 性接触是艾滋病最主要的传播途径。艾滋病可通过性交方式(包括口腔、阴道和肛门的性交)在男性之间、男女之间传播。

男性同性恋易被感染。首先,HIV 男子精液中存在着大量病毒,浓度可达 107~108 感染颗粒数 /ml 精液;其次,男性肛门直肠和女性阴道的解剖组织结构不同,阴道为复层鳞状上皮,而直肠黏膜是柱状上皮,其抵抗力较女性阴道脆弱,弹性也低于阴道,因此,肛交极易使薄而脆弱的肛门直肠黏膜表面受损形成创面;最后,男性同性恋者的性伙伴多,加大了艾滋病病毒的传播机会。

笔记

异性间的性接触主要是男传女。全世界男性传至女性的性交导致了大多数 HIV/AIDS 的病例，通过阴道性交由男性传播给女性的几率大约是女性传播给男性的 2 倍。但是，在发展中国家，近几年发现妓女、暗娼是引起艾滋病传播上升的重要因素。

2. **血液传播**　共用注射器静脉注射毒品、输入被 HIV 污染的血液及血制品、使用被 HIV 污染且未经严格消毒的注射器和针头、移植被 HIV 污染的组织和器官、以及共用剃须刀和牙刷等都有可能感染艾滋病病毒。经共用注射器静脉吸毒是我国艾滋病的主要的传播方式。

3. **母婴传播**　已感染的母亲在怀孕、分娩和哺乳期间能将病毒传染给胎儿或婴儿，感染比例接近 1/3，大部分受感染的婴幼儿会在 3 岁以前死亡。因此，怀疑自己可能感染艾滋病病毒的妇女应在孕前做艾滋病病毒抗体检查和咨询，接受医务人员的指导和治疗。

4. **其他途径**　因接受 HIV 精液的人工授精过程同样有患 AIDS 的机会。医务人员、警察、理发师、监狱看守、殡葬人员等人员因工作常与艾滋病患者接触，如果皮肤破损，通过接触可能被感染 HIV。

《美国医学协会杂志》(1988)刊登了有关艾滋病传播途径的报告，特别指出：目前没有任何迹象表明 HIV 是通过唾液、泪液、尿液、餐具、病菌偶然的接触或昆虫传播的，也就是说 HIV 不会通过日常生活接触而传染。HIV 也不会通过空气、饮水、食品、以及未消毒的餐具、衣服被褥、货币等物品而传染。一般也不必担心与艾滋病患者握手、轻吻甚至深吻，或共用电话、马桶、桌椅等而被感染。游泳池和公共浴池也不会传染艾滋病。各种家养动物不可能携带艾滋病病毒，因此，艾滋病也不可能通过动物咬伤，抓伤而传播。

HIV 感染者 5 年内只有 10%～30%的人发展为艾滋病，25%～30%可能发生艾滋病相关综合征，绝大部分 HIV 感染者在感染后 10 年内发展为艾滋病，一些感染者还可发生艾滋病毒神经系统疾病。患者在潜伏期虽无临床症状，但艾滋病毒携带者是传播艾滋病的重要传染源。

（二）心理社会因素的影响

一般认为，艾滋病是一种性行为疾病，行为因素在 HIV 感染的发生中起着决定性作用。个人改变自己的危险行为，则能够防止感染；群体改变危险行为，则可以预防和控制 HIV 在人群中的传播流行。社会因素则是艾滋病的温床，情绪和社会支持等心理因素间接影响 HIV 到 AIDS 的发展速度。

1. **情绪**　压力和悲伤可能会加快 HIV 病毒的复制，导致艾滋病恶化速度加快，社会对同性恋的憎恶歧视让艾滋病病毒携带者产生压力感，使得他们的疾病更快恶化。

情绪表达对 HIV 感染者或 AIDS 患者的免疫系统有影响。对 HIV 呈阳性的女性进行研究发现，在面谈中运用情绪抑制语言更为频繁的女性其 CD4+ 细胞的数量更低，确诊感染 HIV 后，在生活中使用积极情绪表达女性的 CD4+ 数量更高。

与艾滋病发展进程加快相关的重要生活事件是丧失。在面对亲人死亡和疾病发展时，认知调整的形式能起一定作用，研究发现对于那些在近期失去亲人或重要伙伴的 HIV 阳性患者来说，他们自己对 HIV 进展的预期，可以预测实际上的发展状况。另一方面，对于那些在近期恰好有死于艾滋病的好友或伙伴的 HIV 阳性患者，如果他们能为伙伴的去世找到死亡的意义，他们在接下去的一段时间里 CD4+ 细胞水平保持不变，而那些没找到意义的人细胞水平降低，病情加剧。

2. **人格**　C 型行为应对可加剧 HIV 的发展。C 型行为的人表现为不表达负性情绪，特别是愤怒，不表达自己的感觉和需要，尽量回避各种冲突。Solano(2002)追踪了 200 名 HIV 阳性的患者达 6～12 个月，他们具有 C 型行为特征，结果发现他们的 CD4+ 细胞水平降低，

笔记

病程发展快于对照组。

3. 社会支持 多数学者认为良好的社会支持有利于健康。社会支持网络的建立可以改善患者的抑郁情况，有助于个体对生活事件的预见和应对能力，提高生命质量。有充分社会支持的 HIV 感染者 /AIDS 患者比支持不充分的 HIV 感染者 /AIDS 患者能更好地适应疾病过程，并呈现出较低的焦虑、抑郁状态。HIV 感染者 /AIDS 患者较低水平的抑郁与满意的社会支持有关(Hays 等, 1992)。与亲友建立新的关系模式，减少社会隔离感，积极地生活，对减少患者的负性情绪如焦虑、抑郁十分有效。坦桑尼亚的随机对照发现，加强对 HIV 阳性患者的关怀与支持，在 6 个月内危险行为的发生明显减少。

作为社会人，HIV 感染者 /AIDS 患者依然需要交流、友谊和心理社会层面的支持，这种支持对接受感染事实及随后可能遇到的问题是非常重要的。HIV 感染者 /AIDS 患者不同时期所面临的问题不同，同时，治疗又延长了 HIV 感染者 /AIDS 患者生存的时间，使患者面对更多的生活困扰和丧失，例如，放弃工作和娱乐、疏远家人或朋友、面对朋友或伴侣的死亡等。Susan(1999)调查发现，HIV 感染者 /AIDS 患者首先希望寻求信息方面的支持，以了解疾病进程，避免抑郁和消极心理，采取更好的应对措施。其次是获得情感支持，家人、朋友的劝解支持可以缓解 HIV 感染者 /AIDS 患者的心理危机。来自感染者的支持也非常重要，因为他们与疾病抗争的共同感受和经验可以帮助患者理解、接受感染确认后出现的情感反应，并提供最符合需要的信息，获得情感上的支持和身份上的认同。许多 AIDS 患者有强烈的工作愿望，他们希望能像正常人一样生活。因为考虑到疾病的进展、定期接受医生随访及遵守服药时间，患者需要时间灵活的工作类型(Ronald, 2003)。

4. 生活方式 共用注射器静脉吸毒行为是我国目前 HIV 的主要传播途径，而不安全性行为则是目前全球 HIV 感染的主要传播途径。

(1) 吸毒：共用注射器造成 HIV 从感染 HIV 的吸毒者传播到未感染的吸毒者。尽管注射毒品者占人口的比例非常小，但他们对一个地区是否会发生艾滋病流行起着非常重要的"扳机"作用，受感染的吸毒者是传播 HIV 给性伴侣、孩子和社会其他人群的核心传染源。

(2) 不安全性行为：不安全性行为是一个笼统的概念，包括卖淫嫖娼、无金钱交易的非婚性行为，夫妻中一方已感染 HIV 或性病情况下发生的无保护性夫妻性行为也属于此类。

性伴侣数量越多，遇到 HIV 感染者的可能性越大，感染危险性越高。性伴侣中有静脉吸毒者、双性恋者、妓女或嫖客会增加感染危险。在所有的性行为方式中，被动的生殖器 - 肛门性交是最危险的，因为这种行为很容易造成肛门直肠黏膜破损而受感染。

尽管安全套不能完全消除因性行为而感染 HIV 的危险，但是，每次性生活都使用安全套或经常使用安全套，确实可以大大地降低感染的机会。有研究表明在非洲妓女中，经常使用安全套的妓女，其 HIV 的感染率比偶尔使用或不使用的妓女低 40%～60%。泰国妓院实施 100% 安全套政策，有效地控制了妓女和嫖客中的性病和 HIV 感染。

梅毒等性病增加了 HIV 感染的机会。如果一个无性病的 HIV 抗体阴性者，与一位 HIV 感染者发生性关系，一次性生活引起 HIV 感染的概率大约为 0.5%。如果一个 HIV 抗体阴性的性病患者与一位 HIV 感染者发生性关系，则一次性生活感染概率增至 43%。

(3) 低龄性体验：青少年的易感性很高是因为青少年性活动的人数越来越多，初次性交的年龄越来越小。美国在全国范围内发现一些青少年，甚至 12 岁以前就有性行为，另外，约有 50% 的青少年有性行为，有少数地区的青少年性行为高达 80%。我国的调查也同样表明了青少年的初次性行为提早和性行为的增多。青少年的易感性高还在于他们缺乏相关的性和疾病的知识，在性活动中很少采取保护性措施。

(4) 饮酒：酒精滥用往往导致性行为轻率，增加了随意性交的机会，安全套的使用往往被忽略。Hingson R. 和他的同事调查了 1000 名 16～19 岁的青少年，结果发现，61% 的青少

笔记

年有性生活，饮酒过度和使用大麻的青少年与少量饮酒者相比，使用安全套的机会减少，饮酒的静脉给药的瘾君子与不饮酒的静脉给药的瘾君子相比，前者共用同一针头及拥有多个性伙伴的机会比后者高得多。

（5）预防意识淡漠：我国公众对艾滋病的知识和预防意识差，甚至许多医护人员对预防艾滋病知识的正确掌握率不到70%，全国13个省的公众调查发现，对于艾滋病病毒的传播途径和预防方法的平均知晓率在32.8%～40.3%之间。

5. 社会环境因素

（1）性别歧视和偏见：艾滋病毒从男性到女性的传播大约是女性到男性传播的2倍，因此，女性是艾滋病毒传播的主要受害人群之一。在美国，妇女约占所有艾滋患者数的一半，而且世界各地感染此病的比例也如此。在我国报告的艾滋病病毒感染者中，女性感染者所占比例近年有较大幅度增加，由1995年的2.0%上升至2005年的27.8%。

各种与性有关的问题既是艾滋病毒感染的原因，又是艾滋病毒感染的结果。据联合国抗艾滋病组织报告，年轻女性很容易受到性暴力和性虐待的侵害，因而容易感染性传播疾病和艾滋病毒。在1994年卢旺达的大屠杀中，携带HIV的士兵在杀死了男人以后，又对其妻女强奸。许多受到暴力的女性感染艾滋病毒，甚至怀孕。这样一来，她们就面临系列创伤：被强暴、感染艾滋病毒、可能生下受到艾滋病毒感染的孩子。此外，许多做家佣的年轻女性也常受到性虐待，并因此而感染艾滋病毒。

许多感染HIV的妇女是通过其丈夫或性伴侣感染艾滋病的。在泰国，成年男性嫖娼的比例超过1/5，丈夫常把感染的艾滋病毒带回家中。在印度的丈夫先是通过嫖娼感染上艾滋病毒，接着把病毒传播给妻子，然后又和亲戚一起责备妻子把毛病传给了他。结果，感染艾滋病毒的妻子被赶出家门，带着他们同样感染艾滋病毒的孩子流落街头。

在安全套的使用上，女性没有选择的余地。她们的丈夫或性伴侣常常以各种理由拒绝使用避孕工具，如果女性不服从，就可能招致暴力或用经济手段威胁。

感染艾滋病毒和患有艾滋病的女性面临沉重的生活压力。在非洲的一些部族里，妻子没有继承权。当丈夫由于感染艾滋病死去后，根据传统，其妻子必须嫁给死去丈夫的兄弟。如果她拒绝，或由于感染艾滋病毒，致使丈夫的兄弟不愿娶她，她就会被逐出家门，既失去自己的孩子，又失去继承丈夫遗产的权利。由于没有土地和生产资料，寡妇有可能从事卖淫的行当，从而导致贫困和艾滋病毒感染风险的恶性循环。

（2）贫困：由贫困导致艾滋病易感的直接方式有两种，卖淫和卖血。卖淫是经济压力的直接结果。当卖淫者用嫖客的钱来支付食品、住房或医药费时，她们不可能硬性规定嫖客必须使用安全套。一旦卖淫者感染上艾滋病毒，她们及其孩子的生存便成问题了。

我国的一项调查发现，卖淫妇女和嫖客是两个贫富差距悬殊的利益群体。在卖淫妇女中，来自农村的占76%，家境贫困的占74.5%。在性交易市场上，存在着一种严重不对等的权利关系。这种关系使得卖淫妇女始终处于无权的被动地位，从而导致各种案例发生。例如，卖淫妇女拒绝提供嫖客提出的特殊服务要求遭到殴打；卖淫妇女在服务中被杀害、轮奸、侮辱；卖淫妇女不愿意却不能拒绝客人不使用安全套等。

卖血是贫困导致艾滋病毒感染的另一个重要途径。曾发生在我国河南、山西等地的大规模卖血导致的艾滋病流行为我国的血液安全敲响了警钟。

（3）家属态度：来自家庭和性伴侣的支持对艾滋病患者的生存时间也有直接影响。根据李秀兰等对地坛医院艾滋病毒感染者及其家人的调查研究显示，社会尤其是家庭对患者心理和经济支持直接影响着患者的生存时间和生存质量。经输血传播的患者多受到社会同情，有良好的家庭支持；经性传播的患者受到传统性道德的影响及社会对艾滋病的歧视。且在同等医护关怀的情况下，家庭心理支持的好坏直接影响着患者的生存时间。

笔记

（4）社会公众和媒体：艾滋病可能是目前最受歧视的疾病。大众媒体最初对艾滋病的错误宣传和导向，使人们很容易把艾滋病与性乱、吸毒等同起来。认识上的无知、传统道德的影响，造成不正常的公众环境，也会使人们将它与同性恋、吸毒、卖淫、嫖娼等不良行为联系起来，进而贬低了艾滋病患者的人格，于是便导致了社会广大群众对艾滋病患者的唾弃、厌恶、躲避。一位患者曾说过："当人们知道我们是艾滋病毒感染者时，看到我们就像看到老鼠一样人人喊打，我们只有到处跑，求求你们，给我们一点生活空间吧！"

社会是个人生活的根本，只有社会给艾滋病患者留下了一片天地，他们才不会被社会所抛弃。只有公众对艾滋患者抹去了歧视，他们才能在本来就已经破落的命运中得到安慰和生存的动力。

（5）医护人员的态度：某市护理人员调查显示，仅 30.9% 的护士愿意给 HIV 感染者 /AIDS 患者提供全护理，愿意提供一般护理的为 48.8%。护理过 HIV 感染者 /AIDS 患者的护士中，有 75% 的是抱着无可奈何的态度接受任务。有关调查显示，舟山市乡镇医务人员持厌弃态度和认为 HIV 感染者 /AIDS 患者是自作自受者分别占 65.4% 和 77.7%，甚至有 97.8% 的医务人员认为 AIDS 患者只能待在医院或家里。这些消极的态度，往往在治疗的过程中，会不自然地暗示出来。

由于医务人员职业的特殊性，这类观念严重影响了对患者的治疗。因此，必须加强对医务人员的教育，让他们认识到治疗 AIDS 患者是职业责任。另外，对从事相关工作的医务人员，需要建立长期稳定的心理支持系统，以帮助他们减轻来自职业、家庭和社会的压力。建立科学的医疗环境管理模式，尽力完善职业保护措施，将事故性暴露后的应急措施规范化和具体化。应该对在岗的直接从事 AIDS 相关工作的医务人员，建立和实施精神物质奖励制度，定期体检、疗养，加入医疗保险，确定职业感染后续保障措施，以解决他们的后顾之忧。

第三节　性传播性疾病的行为预防与心理干预

采取健康的行为方式可预防性传播性疾病的发生，对于已经患有疾病的个体，除了药物治疗外，心理治疗可以提高药物治疗的效果，更好地适应生活与工作。

一、行为预防

行为预防对于控制性传播性疾病的流行非常重要。世界卫生组织提出预防艾滋病传播的 ABC 方法非常简单，即：A：禁欲（abstain from sex），对青少年和未婚者贞洁的重视；B（be faithful if you do not abstain）：伴侣相互忠诚；C（use a condom if you are not faithful）：安全套。以 AB 可靠，C 已是下策，使用过程中有一定的风险。

（一）减少不安全性行为

1. **性行为前，安全工具的使用和健康状况的信息传递**　许多人可能羞于谈及，但告诉对方自己的要求和健康状况，会减少对方的担心，这对一夜情或陌生人间的性安全非常重要。

2. **使用橡胶安全套**　橡胶安全套可以有效阻断几乎所有的性传播生物体，使用不当或不坚持使用是导致安全套预防性病传播失败的普遍原因。用动物膜制成的安全套抵御性传播感染的效果较差，因为它们含有细小的毛孔，微小的微生物可能由此渗入。

3. **避免高危性行为**　避免无防护的阴道性交，如果伴侣之中一方已经感染了性传播类疾病，性生活必须每次全程使用避孕套。无防护的肛交是最危险的行为之一。应避免口-肛门性交或舔肛（有时称为肛吻）。同样应该避免与性传播感染患者、实施高危性行为者、注射毒品者、频繁卖淫者有性接触。

笔记

4. 体外性交 也是一种性乐趣且能减少风险。拥抱、按摩、爱抚、相互手淫，以及除阴道、肛门或口腔外的身体相互摩擦，都是能够获得性快感且风险较低的方式，有性学家把这种行为称作体外性交。

5. 减少性伴侣数 预防性传播感染唯一完全有效的策略是禁欲和与未被传染的性伴侣坚持一夫一妻制，然而对有些人来说，保持彼此忠贞的单一性关系可能很困难，因此可以通过减少性伴侣的数量来减少感染 HIV 的机会。特别是对那些每天都更换性伴侣的人，如卖淫者，减少每天性行为的次数，有助于减少受感染机会，也有利于减少 HIV 传播给他人的机会。

6. 定期体检 性活跃的个体应当定期进行健康检查，一年内至少进行一次。许多人在感染了性传播疾病后没有明显症状，特别是衣原体感染。体检能够使人们发现这些疾病并接受治疗，以免它们在不引起注意的情况下继续发展。

（二）避免高危行为

1. 减少注射吸毒行为 国内外的毒品滥用越来越严重，吸毒方式由口吸会很快转变为注射，从而为 HIV 在吸毒者中的传播打开方便之门，并传播给其他人群。很多国家积极探索了控制吸毒人群中艾滋病流行的措施，让那些受过培训的吸毒者来宣传艾滋病知识，以及如何避免感染或传播给其他人，这种方式成为最有效的方式。

虽然干燥、加热和常用的消毒剂都可以将 HIV 灭活。但藏身于白细胞之中的 HIV 不易灭活。如果有血凝块，灭活则相当困难，最好的灭活方法是煮沸 20 分钟。因此，最佳预防注射感染 HIV 的方法是每次使用新注射器。

共用注射器实际上是社会因素综合作用的结果。注射毒品属非法行为，不为社会所接受。这使得毒品注射者觉得自己是不属于社会的一部分，孤独或为社会所不容的心理，使得吸毒者之间关系密切，而共用注射器则成为他们关系密切的象征。

2. 不要与他人共用易传染器具 皮下注射针头、剃刀、美容剪刀或者其他可能含有别人血液的工具，接触和处理湿毛巾、床上用品或其他可能含有身体成分（血液、精子、阴道分泌物、排泄物）的东西时要做好防护。

（三）控制母婴传播

母婴传播（MTCT）是儿童预防性传播性疾病的最主要途径。在血液制品得到常规筛查，清洁针头和注射器广泛供应的国家，母婴传播实际上是儿童感染艾滋病的唯一途径。HIV 是在妊娠（主要是后期）、分娩或哺乳过程中传播的。

各国有两种主要策略来减少感染艾滋病病毒的婴儿数。首先，采取措施，保护育龄期妇女，免受艾滋病病毒感染。其次，提供计划生育服务，在法律许可的地区采取终止妊娠的措施，以确保妇女避免非意愿的生育。

二、心理治疗和心理支持

1. 人际关系治疗 源于精神分析学派的沙利文以及弗洛姆的相关疗法。与经典的精神分析疗法不同，治疗过程简单，其程序可以被印刷到手册上，不用挖掘患者的童年经验和防御机制。主要针对 HIV 患者的抑郁问题，帮助参与者把他们的心情变化和改变社会角色的环境现实联系起来。一项为期 16 周的治疗发现，那些被安排到人际关系治疗配合丙米嗪治疗的个体，比对照组的个体在抑郁症状方面显著减少，CD4+ 细胞数也没有下降（Markowitz, 1998）。

2. 支持性心理治疗 支持性治疗是在各种心理干预中最常用的方式（第四章）。为检验支持小组治疗的效果，Goodkin 等（1996）研究了 HIV 阳性和 HIV 阴性的男同性恋者，他们最近都有丧失爱人的经历。干预注重与丧失有关的方面，包括接触、自由讨论和进入个

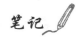
笔记

人生活。相对于通常照顾条件下的人，接受支持干预人的忧虑和悲伤明显缓解。进一步的研究发现，干预减少了 HIV 阳性和阴性参与者的皮质激素的水平，CD4+ 细胞下降受到明显抑制。

3. **应对技能训练（coping effectiveness training，CET）与增强自我效能** 有效应对策略 这类学习对于减轻减少 HIV 感染者的症状有一定作用。Chesney 等（1999）报告了三个月的有效应对训练对于有抑郁症状的 HIV 男性的影响。接受应对训练的患者比其他只接受一般教育的患者和对照组的患者更能正确地把应付策略与应激源匹配起来，学习采用以问题为中心（交流和谈判技能）和以情绪为中心（放松、保持距离）的应对方法。结果显示在CET 组的人比 HIV 教育组、对照组的人表现出自我效能显著增加，觉察到的应激减少，症状减轻。

4. **认知行为应激管理（cognitive-behavioral stress management，CBSM）** 认知行为应激管理干预对 HIV 感染者影响的第一个研究是 Coates 等（1989）进行的。他们随机挑选 HIV 感染者的男性同性恋到应激管理组和对照组，结果发现，干预后表现出了性行为的改变（如自我报告显著减少了性伴），但 CD4+ 细胞和淋巴细胞数没有下降。Lutgendorf 等（1998）观察了 CBSM 干预对 HIV 阳性但不是 AIDS 的男性同性恋者的情绪和免疫功能的影响，结果发现：干预组的运动障碍、焦虑和抑郁显著减少，生殖器疱疹减少，而对照组没有症状减少和情绪变化，两组均没有 CD4+ 细胞的明显变化。随后，Lutgendorf 又检验了应付技能和社会支持的变化对于运动障碍、焦虑和抑郁及相关症状减少的作用，发现 CBSM 组的应付策略显著增加，表现出积极的认知重构，并形成社会支持联盟。

5. **团体（小组）心理治疗** 运用团体形式鼓励人际相互作用和共享人际经验，包括放松技能训练和实践、认知重构、对环境中的应激源的调控和评价、社会技能训练等，对于 HIV 阳性的患者的情绪、推迟症状出现、甚至减缓 CD4+ 细胞的降低都有一定作用。Kelly 将治疗分为基于团体的 CBSM 组、社会支持（SS）的团体治疗组和标准照顾对照组共三组，研究抑郁对 HIV/AIDS 患者的影响。与对照组相比，CBSM 和 SS 团体治疗组成员抑郁情绪、敌意和躯体化缓解，SS 组总的精神症状和焦虑下降，CBSM 组减少了违法药物的应用。

（王俊刚）

思考题

1. 性取向的理论观点有哪些？
2. 艾滋病主要通过哪些途径传播？
3. 影响艾滋病发生发展的心理、行为因素有哪些？
4. 如何减少不安全性行为？

第十三章　睡　眠　健　康

　　睡眠是人类生命活动所必需的生理心理过程，占人生的三分之一。它不是简单觉醒状态的终结，而是不同生理心理现象循环往复的主动过程。人体睡眠和觉醒的交替与昼夜节律相一致，受生物钟调控。睡眠中，人的大脑仍在活动，其身心活动仍保持一定水平。睡眠时间和节律与人体健康关系密切，是反映健康的重要指标。科学提高睡眠质量，是人们正常工作学习生活的保障。

第一节　睡　眠　与　梦

　　睡眠（sleep）是有机体生理活动的必要过程，是受睡眠 - 觉醒中枢主动调节的一种周期性的可逆的静息现象。这种静息现象的特点是：无受主观意志控制的运动、以卧姿为主、对刺激的反应减弱、伴有一系列自主神经功能的改变，是可逆的。

一、睡眠周期与理想睡眠

（一）睡眠周期

　　1929 年德国精神科医师 Berger 成功地于头皮上电极记录脑波之后，至今脑波图仍是研究睡眠最客观的依据。根据睡眠中脑电图的不同特征以及是否出现眼球阵发性快速运动等现象，可将一个睡眠周期分为两个阶段：快动眼睡眠（rapid eye movement，REM）和非快眼动睡眠（non-rapid eye movement，NREM）。

　　2007 年以前，睡眠分期的标准是由 Rechtschaffen A 和 Kales A 于 1968 年制订，将睡眠分为 NREM（S1、S2、S3、S4）、REM。而美国睡眠医学学会根据睡眠时的脑电图（EEG）、肌电图和眼动电图特点，制订了新的睡眠分期，将成人睡眠分为 NREM 和 REM，其中 NREM 分为 N1、N2、N3 三期，分别对应 Rechtschaffen 和 Kales 的 S1、S2、S3、S4（专栏 13-1）

专栏 13-1

睡　眠　分　期

　　1. 浅睡期（N1）　是由完全清醒至睡眠之间的过渡阶段，EEG 表现为代表清醒的 α 波减少，低幅 θ 波和 β 波出现。此期很短，约持续 0.5～7 分钟。个体对外界刺激仍有反应，眼球缓慢移动，全身肌张力下降，有漂浮感，似睡非睡的"假寐状态"，还可能会突然出现肌痉挛，类似人们平时受惊吓的表现。此期很容易被唤醒。

　　2. 中度睡眠期（N2）　EEG 表现为睡眠纺锤波与 κ 复合波。人进入了真正的睡眠，对外界刺激反应消失，眼球活动停止，大脑活动变慢，体温降低，呼吸很有规律。此期仍较易被唤醒。

　　3. 深睡期（N3）　慢波 δ 波为主，高幅但频率低于 3.5Hz，故此期也称为慢波睡眠期。

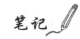

此时，人没有动眼和肌肉活动，睡眠很深，不易被唤醒，若被强行唤醒，往往在最初的几分钟内难以自如活动。

4. 快动眼睡眠（REM） EEG 显示低波幅快波，去同步化与觉醒时相似。乙酰胆碱启动 REM，5- 羟色胺抑制 REM。眼球快速运动，全身大肌肉肌张力进一步下降，甚至消失。脑血流及代谢增加，脑组织温度升高，心率、血压、呼吸变得不规则，全身总体代谢减低，体温调节功能明显减退。女性会出现阴道润滑、阴蒂勃起，男性会有阴茎勃起现象。如将其唤醒，将有 80% 左右的被试会报告他正在做梦。

睡眠过程在 REM 和 NREM 间循环，通常由 N1 → N2 → N3 → N2 → REM，每晚循环 4 至 5 次，第一次持续 90 分钟，第二至四次持续 100 分钟到 120 分钟。

何时睡眠由生物钟决定，生物钟由褪黑激素调节，人体褪黑激素的分泌主要在夜间，按 24 小时有规律地进行。光照可以影响褪黑激素的合成（图 13-1）。

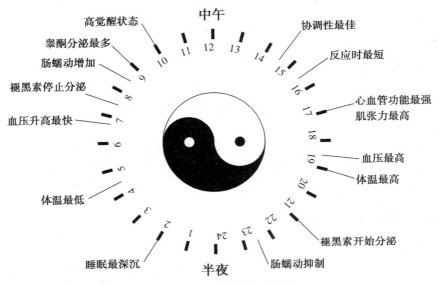

图 13-1　生物钟与生理变化

（二）理想睡眠

衡量理想睡眠的维度有睡眠深度和睡眠时间，前者比后者更为重要。睡眠时间的需要量因人而异，从 6～10 小时不等，这种时间的差距由个体睡眠的深浅不同所致。REM、N2 和 N3 的持续时间是睡眠好坏的重要标志。

因干扰、剥夺、呼吸困难或暂停造成睡眠节律严重紊乱，睡眠最深的 N3 持续时间缩短或缺如，即使后来睡上十几个小时，仍会感到疲乏、嗜睡。因此，睡眠好与坏不应以睡眠时间长短来衡量，而应以是否消除了疲劳，精力是否充沛来评判。高质量睡眠概括为：入睡快、睡眠深；少起夜、无惊梦；起床快、精神好；头脑清、效率高。

睡眠时间存在着很大的个体差异，有的人需要 10 小时，有的人每天只需要 5 个小时就可以了。美国著名的发明家爱迪生每天只睡 4～5 个小时，仍然精神饱满，一生中为人类做出了两千多种的发明。但对于学龄期的青少年还是要保证 8～10 小时的睡眠，这样才能以饱满的精神和充沛的体力完成每一天的繁重学习任务。

理想睡眠因年龄不同而异。未满月的新生儿除了吃奶外，全部时间都处于睡眠或半睡眠状态；2 月龄每天需要 18～20 个小时的睡眠，4 月龄需要 16～18 个小时；8 月龄至 1 岁每天需要 15～16 小时的睡眠；5 至 10 岁儿童需要睡 10～11 个小时；20 岁以后每天睡 7～8 个小时（不宜少于 6 小时）。到了老年，每天睡眠时间大约 5～6 小时，睡眠特点是总睡眠时间、

笔记

深睡眠时间及 REM 睡眠时间均有减少,表现为入睡潜伏时间长,夜间易醒,清晨早醒等。

二、睡眠的生理与心理意义

睡眠能促进休息和从疲劳中恢复,还有促进生长发育、保护大脑、维护健康、易化学习、形成记忆、有利社会交往等多种功能,可归结为如下几方面。

(一)维护机体机能

1. 适应生存　睡眠 - 觉醒节律随自然界昼夜交替而循环是人类对黑暗的一种本能的适应性反应,正像动物的蛰伏本能一样,可使人类减少在黑暗中遭受伤害发生的几率。

2. 消除疲劳、恢复和保持体力　睡眠是使体能得以修复的最佳时机。在 NREM 期间,副交感神经活动占优势,出现血压下降、心率减慢、体温下降、代谢率降低、骨骼肌反射运动和肌紧张减弱等,从而降低了基础代谢率,有利于机体消除疲劳,恢复体力。另外,胃肠道功能及其有关脏器还能合成并制造人体的能量物质,供活动时使用。

3. 修复大脑神经细胞　睡眠是大脑暂时性休息过程,是一种保护性抑制,对那些很少使用但却至关重要的神经细胞群进行维修和保养。入睡后,人的视、听、嗅、触等感觉功能暂时减退,可使皮质细胞不再接收刺激,大脑耗氧量大大减少,有利于脑细胞能量贮存,防止皮质细胞的破坏。运载脑脊液(CSF)的神经胶质细胞通道会扩张 60%,大量 CSF 流入大脑,说明睡眠时大脑还会及时清理"垃圾"。如果睡眠不足,毒素将会累积,导致大脑损伤,或许和神经精神疾病的发生有关。

4. 增强免疫力　充足的睡眠能提高机体抗御病原体的能力。实验研究表明,若将大剂量流感病毒注入白鼠体内,并在 7 天内剥夺睡眠,可观察到其抗体反应明显减弱,肺部存活的病毒数量增加近千倍;而睡眠充分的对照组的动物,则明显表现出对流感病毒有免疫力,可完全自行消除体内的病毒。

(二)促进生长发育

在 NREM 期间,脑垂体前叶更多地分泌生长素、催乳素和黄体生成素(在青春期),有利于儿童、青少年生长发育和新陈代谢。对成年人来说,充足睡眠有助于血细胞、脑神经或皮肤等细胞的快速修复再生。此外,皮肤毛细血管循环增多,加快皮肤再生,更新速度比白天快一倍,因此,睡眠有益于皮肤美容。因此,NREM 睡眠也有"身体的睡眠"之称。

(三)改善健康,促进长寿

适度且规律的睡眠对维护健康、促进长寿有着重要的意义。加州大学圣地亚哥分校的研究人员和美国癌症协会,对 100 多万年龄从 30～102 岁的美国成年人的睡眠习惯进行了长达 6 年的调查研究(2002)。他们发现,每晚一般睡 6～7 小时的人(这也是绝大多数人的睡眠情况)比每晚起码要睡 8 小时(或更多)或每晚少于 4 小时睡眠的人更长寿,那些一晚上睡 7 小时的人被认为是生存率最高的人。对睡眠过多或过少会增加死亡危险的原因,目前尚无明确解释,但可以肯定的是,适度且有规律的睡眠最利于长寿。

(四)改善记忆

1. 促进学习　睡眠不仅为编码新的记忆做好了准备,而且为大脑提供了一个巩固、整合信息的机会。研究显示,睡眠中小鼠脑内的突触大小比清醒小鼠小 18%;在睡眠期间,突触表面蛋白的数量有所下降。实验证明,睡眠能过滤白天获得的信息,让记忆可以抵御更多的干扰,使记忆更持久;睡眠还能识别、选择和保存记忆的关键特征,提高信息加工的能力,让第二天留下来的记忆更有用。学习过后立即睡眠者,醒来之后会有较好的记忆。这种信息加工活动,多半在 REM 睡眠阶段发生。

2. 抹除恐惧记忆　美国西北大学和北京大学第六医院的研究者均发现,睡眠状态下反复暴露于与恐惧记忆相关的条件线索,可显著降低恐惧反应,提示在睡眠状态下可抹除

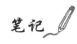

笔记

恐惧记忆。《自然》及《睡眠》杂志中的评论文章认为，睡眠可被用来操纵恐惧记忆，这将为PTSD的非药理学治疗开辟新途径。

（五）减低偏见，促进社会交往

美国西北大学的研究者发现，睡眠可降低长期的社会偏见。在该研究中，参与者首先被要求进行一些反偏见的学习。例如，一般的性别偏见是女性应该学习文科而非理科，反偏见学习通过一系列设计把女性和理科联系在一起，在睡眠状态下再反复暴露与该联系相关的线索（如声音等）。醒后测试发现，受试者的偏见明显降低。该成果为解决"社会偏见难以消除"的这一重要社会心理学问题开创了崭新的方向。

加利福尼亚大学伯克利分校近期的一项研究发现，睡眠剥夺对中枢和外周神经系统的损害会影响个体对于他人面部所表达的情感和意图的判断。此项研究表明，充足的睡眠对个体在社会交往中的表现起着重要的作用。

三、梦

梦（dream）是睡眠过程中发生的一种重要的心理现象，是大脑功能活动不受主观意识控制的一种无意想象活动。专栏13-2介绍了一些梦境实验。

专栏13-2

有趣的梦境实验

1. 德门特 - 沃尔珀特的环境刺激实验　美国芝加哥大学克雷特曼实验室的德门特和沃尔珀特两位学者注意到，大多数刚来到睡眠实验室的新的受试者，在叙述他们梦中的故事经历时，常常把睡眠实验室这个新奇的环境编入到各自的梦境情节中。很显然，睡眠条件的改变会在梦境中得到反映。德门特和沃尔珀特从中获取启示，并设计了一系列有趣的实验。实验的方法很简单，就是改变受试者睡眠时的环境条件，看它会不会在梦中得到相应的反映。整个实验分三部分，先用冷水淋，继之以强光，然后再放音乐，结果在受试者的梦境报告中，只有42％涉及水，23％谈到光，9％提到音乐，这些数据看来并不能很好地说明问题。由此可见，外界的刺激会融入梦境内容，但并不会左右或主导梦境的发展。

2. 德门特的馅饼实验　1974年。德门特精心挑选了一名受试者进行实验。这位受试者当时的强烈愿望是想吃香蕉奶油馅饼，在当他睡眠快进入到做梦阶段（REM期）时，三次将他唤醒，并每次都给他吃一块馅饼。到第四次被唤醒时他说："我正在喝咖啡和抽烟（平时他每次就餐完毕后都喝咖啡和抽烟）。"第五次唤醒时他说："餐桌上给我上了一盘面条，我把它倒在了垃圾桶。"第六次唤醒他又说："德门特博士，我梦见我正拿馅饼喂给你吃。"这个实验结果表明，满足吃馅饼的愿望不能中止做梦，但是梦的主题将变为不愿意再吃东西了。

3. 威特金 - 刘易斯的刺激现实环境实验　威特金和刘易斯用的刺激物是四部电影片，一部是孕妇正在生产的过程；一部是原始部落人用锐利石片切割男性少年的阴茎包皮；一部是母猴将死去的小猴撕开吃掉的经过；还有一部是平淡的风景片。结果根据受试者的报告表明，前三部影片的内容被较多地编入梦境，而平淡风景片则根本没有。以上实验似乎说明了这样一个问题，现实生活中受到的外界刺激比较强烈，那些刺激在梦境中出现的可能性就比较大，此说法得到许多学者的赞同。

（一）心理动力学派论梦

心理动力学派认为梦是一种象征，是潜意识愿望的实现。它是被压抑愿望变形的满足，也是对日间意识活动的调节与补偿。梦境素材来源于日间意识活动的残迹、睡眠时来自躯

笔记

体内外的各种感知刺激和被压抑的本能欲望、情感和意念,尤其是早期童年的经验再现。弗洛伊德的精神分析治疗中便有梦的分析,著有《梦的解析》一书。

(二)梦与心理活动

1. 减少遗忘　剥夺了 REM 睡眠,个体的记忆能力便明显受损,若剥夺的是 NREM 睡眠,则对记忆能力影响不大。有两个因素影响 REM 睡眠后的记忆:一是新获得的材料的重要性,重要的材料往往会在梦境中更多地加以编组;二是睡眠是否被打扰,若有干扰,注意便会转向外界,会妨碍储存记忆的过程。因此,学生考试前"开夜车"得不偿失,其效果远不如美美睡一觉,有梦的 REM 睡眠能帮助巩固新近识记的材料。人类智能的高低也与有梦的 REM 睡眠量成正比。

2. 梦与创造性思维　古今中外的不少奇闻轶事说明,梦境是创造性思维的源泉。诗人在梦中吟得佳句,艺术家从梦中获得灵感,科学家在梦中得到启迪。据记载,意大利作曲家塔鲁台尼创作的那首著名的小提琴奏鸣曲《魔鬼的颤音》,俄国化学家门捷列夫对元素周期表各元素位置的排列,著名生理学家罗埃维所设计的用于发现迷走物质的双蛙心连续灌流实验,均为梦的提示。

通过对卓有成就的学者调查结果发现,70% 的学者认为自己的成果曾在梦中受到启发。瑞士日内瓦大学对 60 名数学家也做过类似调查,有 51 人承认许多疑难问题曾在梦中得到解答。人在睡眠时无外界干扰,联想又特别活跃,不受常规思维约束,故而易在梦中豁然开朗。但这往往是建立在日间对此问题长期潜心钻研的基础上,否则也难以触发灵感。

(三)梦与健康

1. 梦是正常的生理和心理现象　人一生中约有 1/10 的时间是在梦中。之所以有人认为梦多,有人认为不做梦,是因为梦是极易遗忘的,对梦境的回忆往往受诸多因素的影响,如醒时的睡眠时相、个体的警醒程度、人格特征、心理与身体状态、生活节奏与环境以及梦境的性质与长度等。总之,做梦是正常的生理心理现象,就像睡眠、呼吸等其他生理现象一样,对人是有益的。

2. 梦有助于调剂人的心理平衡　弗洛伊德认为,梦起"安全阀门"的作用。人的许多本能欲望、情感和意念由于与人的理性、良知相违背,于是被压抑在潜意识里无法得到满足。这种本能冲动如果不通过梦的方式得到发泄的话,就可能转换为精神或躯体形式的疾病。做梦也有助于减少应激反应。

3. 无梦的睡眠将导致人的心身出现异常　正常的梦境是保证机体正常活力的重要因素之一。对 REM 睡眠进行选择性连续剥夺数天,可导致人体血压、脉搏、体温以及皮肤的电反应能力增高,自主神经系统机能减弱,以及注意力不集中、焦虑不安、紧张易怒、幻觉、错觉、记忆与定向障碍等。

4. 梦有时可成为疾病的"信号"　无梦睡眠不仅影响健康,而且还是大脑受损或有病的一种征兆。这是因为,如果大脑调节中心受损,就无法形成梦,或仅出现一些残缺不全的梦境片段。此外,如果噩梦不断,也常常是身体虚弱或患病的征兆。梦之所以有这种预示性,是因为在疾病的早期,疾病的疼痛及不适刺激较轻微,日间大脑皮层受外界强刺激干扰,无法感知体内的细微变化。而在夜梦中,大脑皮层细胞抑制性占优势的情况下,疾病微弱的刺激强度相对地变大了,使皮层的某些区域细胞兴奋而构成梦境。对于这类梦境,应予以注意。

第二节　睡眠匮乏

睡眠研究者将"无法获得足够的睡眠"称为"睡眠匮乏"(sleep deficiency)。据世界卫生组织调查,在世界范围内约 1/3 的人有睡眠障碍(专栏 13-3),而在我国患有各类睡

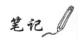

笔记

眠障碍的人的比例明显高于世界 27% 的水平。睡眠匮乏日益成为严重的公共卫生问题。睡眠匮乏容易产生各种健康问题，导致患高血压、糖尿病、肥胖症、抑郁症等疾病的可能性增加，甚至使肿瘤发病率及死亡率上升。此外，睡眠不足还会导致生活质量和生产力的下降。

专栏 13-3

睡 眠 障 碍

睡眠障碍（sleep disorder），即与睡眠、睡眠阶段或部分觉醒相伴发的功能障碍。既可表现为睡眠量的不正常，又可表现为睡眠 - 觉醒节律性交替紊乱、睡眠中出现异常行为。既可见于正常人，又可以是各种疾病的伴随症状。

中国精神疾病分类方案与诊断标准（CCMD-3）将非器质性睡眠障碍分为失眠症、嗜睡症、睡眠 - 觉醒节律障碍、睡行症、夜惊、梦魇、其他或待分类非器质性睡眠障碍。

一、睡眠剥夺

（一）概念

睡眠剥夺（sleep deprivation）是指人因环境的或自身的原因丧失正常睡眠的量和状态。睡眠剥夺最早用于对持续 / 连续工作状态导致的睡眠匮乏的描述，之后逐渐发展成为一个独立的概念，睡眠剥夺作为历史悠久的酷刑，可追溯至一世纪罗马帝国迫害基督徒时期。罗马士兵在逮捕犯人后，以水滴或毒液迫使被害者无法合眼成眠或眼睑溃烂无法闭眼，持续数十天被害者即脑卒中身亡。

在当今社会生活中，因工作学习的需要以及某些领域夜间值班的需要而睡眠匮乏的问题广泛存在，其对工作效率以及安全都有不利影响。青少年的睡眠匮乏现状更是社会共知（专栏 13-4）。

专栏 13-4

"垃圾睡眠"

"垃圾睡眠"（junk sleep）是英国睡眠委员会使用的一个术语，特指睡眠时间不足、睡眠质量低的问题。主要表现为看电视、听音乐或者玩电脑的时候睡着；强迫自己按"点"上床睡觉、早上起床，而且这时间"点"总在调整；自然醒来后，想着再"赖会儿床"，强迫延长睡眠时间；晚上不睡，白天补觉，双休日补觉；工作压力大，晚上需加班，在高强度的工作结束后马上入睡等。

据英国媒体报道，一项新的调查发现，50% 的英国人每晚睡眠不足 6 个小时，18% 的人睡眠甚至不足 5 个小时。负责这项研究的是英国爱丁堡睡眠中心克里斯·伊济科夫斯基医生，他发现睡眠不足的人中，3/4 早起后感觉筋疲力尽，1/4 会因过于劳累不得不提前下班。在一项针对 1000 名年龄在 12～16 岁之间的青少年进行调查后发现，其中 30% 的青少年每晚睡眠时间只有 4～7 个小时，比通常要求的 8、9 个小时少。睡眠问题目前已经成为全球化的话题。

英国睡眠委员会将"垃圾睡眠"与"垃圾食品"（junk food）相对应，希望借此提醒人们，这两个问题已经成为目前英国民众特别是青少年健康生活方式的两大"杀手"，危害着人的健康。垃圾睡眠极易引发睡眠紊乱，白天精神萎靡、心情烦躁、情绪低落、工作质量下降，长此以往，不仅会导致肥胖、习惯性脱发、健忘症、抑郁症等症状，甚至会诱发癌症，直接威胁人的生命。

笔记

（二）分类

睡眠剥夺可以从不同角度进行分类：①按睡眠量剥夺的大小可分为全睡眠剥夺和部分睡眠剥夺；②按睡眠剥夺的内容可分为快动眼睡眠剥夺和非快动眼睡眠剥夺；③根据睡眠剥夺发生的缓急可分为急性睡眠剥夺和慢性睡眠剥夺，急性睡眠剥夺指快速的全部或部分剥夺其睡眠，持续 24 小时或几十小时；慢性睡眠剥夺指每日睡眠小于 5 小时，持续 3 个月以上。

（三）原因

现代社会，生活节奏的加快、光怪陆离的环境诱惑和工作的需要等，睡眠剥夺已成为一种普遍现象。常见的导致睡眠剥夺的因素有以下两大类：

1. **生活作息紊乱**　生活方式正成为睡眠剥夺的重要原因。在经济发达地区，人们的生活节奏较快，工作和社会压力较大，夜生活等社会活动相对丰富，时间特征等也与以往不同，因此影响正常睡眠或睡眠节奏。《2017 中国青年睡眠现状报告》（中国睡眠研究会，2017）称，电子产品已成晚睡帮凶。调查显示，93％的受访者睡前玩手机、追剧或购物消耗了大量睡眠时间，有些人甚至到凌晨 2 点，手机依然保持着非常活跃的状态。此外，沉迷于网络、沉醉于麻将等活动的人，其生活作息时间常常不规律。在"熬夜族"中，大学生比例较高，超过半数的受访学生经常熬夜。

2. **职业因素**　因工作或学习的需要引起的睡眠剥夺。医护人员等工作中的"倒夜班"，中小学生过重的课业负担，学生临考前的"开夜车"，军人的夜间行军作战，流动性质的工作，工作上的晚间应酬，以及某些特殊职业者，如公关、媒体、投行等，通常在夜间更为忙碌，睡眠剥夺者占比接近或超过 50％。

（四）睡眠剥夺与抑郁症

睡眠和抑郁之间有着必然的联系。一方面，睡眠剥夺会导致正常人精神萎靡、情绪低落，工作质量下降，效率降低，使得心理压力增大，从而出现严重失眠，引发抑郁。如果不能得到及时和有效的调整，长期失眠就可能成为抑郁症的一个危险因素。

另一方面，睡眠剥夺又成为缓解抑郁症尤其是内源性抑郁症的有效方法之一而用于临床。Vogel 及其同事在一系列的研究中证明，睡眠剥夺对于内源性抑郁症确有缓解作用。内源性抑郁症患者被一夜睡眠剥夺，次日其情绪和驱力都明显转好，几个星期的快波睡眠剥夺可以使其内源性抑郁症得到进行性的好转。Vogel 提出"快波睡眠动力学理论"来解释上述现象，认为快波睡眠剥夺促进了抑郁症患者的活动和驱力的增加。Ringer 等人通过研究又提出"生理心理节律周期延迟理论"试图解释睡眠剥夺缓解抑郁症的机制。

目前，有关睡眠剥夺对于抑郁症有缓解作用的可能机制已有多种观点，但至今尚无定论。然而，睡眠剥夺对抑郁症已失调的节律能给予调整和矫正，这一点有着很重要的生物学意义和临床应用价值。

二、失眠

（一）概念

失眠可由多种原因引起，是人们对睡眠时间或睡眠质量不满足并影响白天社会功能的一种主观体验。几乎所有人在其一生中都会经历过失眠，对于那种一过性、短暂、可逆的表现，不能称作为疾病。

失眠症（insomnia）则是指个体持续相当长时间对睡眠的质和量不满意的状况，也称"失眠障碍（insomnia disorder）"（DSM-Ⅴ，2013）。临床表现有入睡困难、睡眠不深、易惊醒、醒后不易入睡、自觉多梦、早醒、醒后感到疲乏或缺乏清醒感、白天思睡等，同时兼有头痛或头晕、心悸、健忘、易激动、烦躁不安等身心症状。

笔记

并非所有的失眠都是失眠症。对于失眠症的诊断应符合以下标准：①几乎以失眠为唯一的症状，其他症状均继发于失眠，包括难以入睡、睡眠不深、易醒、多梦、早醒、醒后不易再睡、醒后感不适、疲乏或白天困倦；②失眠每周至少发生3次，并持续1个月以上；③失眠引起显著的苦恼，或精神活动效率下降，或妨碍社会功能；④不是任何一种躯体疾病或精神障碍症状的一部分。

失眠是诸多因素引发的一个症状而已，而失眠症是与心理因素有关的心身障碍。偶尔失眠无需治疗，如若长期失眠或因失眠而忧心忡忡，影响其社会功能，则应及早诊治，以防延误或漏诊。

（二）类型

失眠可以从以下几方面分类：

1. 根据失眠是否由其他疾病导致，可分为：①原发性失眠：一般由心理因素引起，也是本章重点讨论的失眠；②继发性失眠：一般情况下是由于精神疾病、躯体疾病、药物、环境因素或不良习惯导致，也叫环境失眠。

根据失眠时间的长短，可分为：①一过性或急性失眠：即偶尔失眠，多由环境因素引起，时间小于4周；②短期或亚急性失眠：指在1～6个月之间反复发生的失眠，多由精神症状引起；③长期或慢性失眠：指6个月以上的经常性失眠。

2. 根据失眠发生的阶段和表现，可分为：①入睡困难型：即表现为从上床开始睡觉到入睡时间大于30分钟，这类失眠者就寝前后表现焦虑、烦躁，辗转反侧难以入眠，过于关注个人问题、健康状况及失眠引起的不良后果等；②维持睡眠困难型：表现为睡不安稳，睡眠觉醒次数太多或时间太长，或睡眠深度不足，夜间易惊醒和早醒，醒后多感体力恢复不佳；③早醒型：表现为觉醒过早，多于凌晨3～4点醒来，醒后无法再入睡。

（三）原因

1. 失眠可由多种原因引起 常见的原因有以下几类：

（1）情绪：因情绪激动，如兴奋、喜悦、焦虑、悲伤、恐惧等，使机体一时不能调整适应所致，多伴有焦虑和抑郁反应。各种原因引起的长期的焦虑紧张、忧愁烦闷、激动愤怒、思虑过度等均可导致失眠。当引起情绪激动的原因消除，或经自我调整后，可在1～2周内恢复正常。但情绪不良性失眠可因再遇情绪激动而复发，也可因诱因持续存在或紧张焦虑过度而使病程迁延，最终发展为心理生理性失眠。

（2）心理应激因素：单纯因持续心理应激引起的失眠，应激源包括负性生活事件、长期紧张的工作状态、睡前对良好睡眠的强烈期待、过分担心失眠对健康的危害等。

（3）生活习惯：睡前大量吸烟、饮酒、喝茶或咖啡，或者剧烈运动，过于兴奋，说话时间过长等，这些都会增加入睡难度，且使睡眠质量下降。过于频繁的夜生活、晚间应酬等，或因工作性质的需要，经常昼夜轮班、开夜车等，白天因补觉睡得过多，这种生活作息紊乱与个体生物钟不合拍而引起失眠。

（4）人格：人格特质也会影响到一个人的睡眠（Hintsanen，2014）。失眠者的人格特质包括：①尽责性水平较低：这一人格与人的自律能力和条理性有关，低尽责型者不太重视做计划（包括睡眠计划），没有固定的睡眠时间，睡眠时长经常波动；②内向者：这种人更喜欢在夜晚躺在床上时思考问题，以至于很难入睡；③高神经质水平：高神经质者情绪较不稳定，易陷入思维反刍，即反复思考某事，明知没必要，却不能遏制这种思考，进而影响自己的情绪。

（5）各种躯体疾病：疼痛、瘙痒、咳嗽、腹胀、便秘、多尿、尿潴留、哮喘等都容易引起或加重失眠；甲状腺功能亢进、睡眠呼吸暂停综合征、夜间肌阵挛综合征、不宁腿综合征等也常伴发失眠。

（6）各种精神障碍：精神分裂症、抑郁症、躁狂症、神经症以及其他各种精神疾病等会继发失眠。

（7）药物和酒精：滥用中枢神经兴奋剂、镇静安眠药以及长期依赖酒精，一旦停药后便可能发生失眠。长期服用于某些治疗其他疾病的药物，如抗癌药、抗癫痫药、口服避孕药、甲状腺制剂、糖皮质激素等，也可以影响睡眠。

2. **失眠的 3-P 模型（3-P model of insomnia）** Spielman 于 1987 年提出 3-P 模型，是解释失眠的发生、发展和持续的认知行为假说。他认为，持续性失眠是 3 种因素共同作用的结果，即：①易感性因素（predisposing factor）：指已发生失眠的个人特质，包括年龄、性别、遗传及性格特征，如唤醒能力、认知风格等；②诱发性因素（precipitating factor）：指造成开始失眠的事件，如各类应激事件，可引起失眠症状的急性发作；③维持性因素（perpetuating factor）：指使失眠延续慢性化的行为和信念，如不良睡眠习惯、错误睡眠认知等。易感性因素和诱发性因素相互作用，会导致暂时的睡眠紊乱，而维持性因素则使得个体的失眠症状持续存在。Spielman 指出，失眠治疗应该聚焦于改变或消除维持性因素。

（四）睡眠剥夺与失眠的相互作用

从睡眠量来讲，睡眠剥夺与失眠均为造成睡眠匮乏的直接因素，长此以往，都将导致健康出现诸多问题。然而，就其发生的原因和个体的主观感受等方面来说，两者是有本质区别的，前者多因职业或环境因素导致（即"不得睡"），也和个体长期的生活习惯养成相关（即"不愿睡"），属于不良的生活方式，个体对睡眠问题并不过多关注，较少有睡眠上的苦恼；而后者多由情绪、压力等问题造成，其人格表现易焦虑、抑郁，过于关注睡眠，常因"睡不着"而苦恼。因此，从心理干预的着眼点来讲，睡眠健康教育的目的就是要让睡眠剥夺者"知其（睡眠剥夺）害而惧其"以改变其不良行为，而让失眠者则"不要过于恐惧失眠和夸大其不良后果"，从而避免因"对失眠的恐惧和焦虑"而使失眠持续和加重。从学科归属上，失眠是睡眠医学研究的主要问题，而睡眠剥夺则是现代社会环境、压力的产物，属于社会问题。当然，就其发生发展过程来看，长期的睡眠剥夺极有可能发展成失眠症。基于上述，不能笼统地将两者合称为"睡眠剥夺"或"失眠"。

三、睡眠匮乏对心身和社会功能的影响

无论是长期睡眠剥夺还是失眠，均会导致睡眠匮乏，从而造成机体各个系统功能下降，情绪、认知能力等发生改变，工作绩效降低，甚至引发严重灾难等，因此，应该引起人们的高度重视。

（一）损害机体生理健康

美国抗癌协会的研究表明，每天平均睡眠 7~8 小时的人寿命最长，少于 7~8 小时的人寿命递减，不足 4 小时的人，80% 是短寿者。睡眠匮乏会打破睡眠规律，使整个机体的运作节奏发生改变，由此产生一系列健康隐患，增加患病风险，甚至导致猝死。

1. **降低细胞寿命** DNA 损伤与 DNA 修复间的这种平衡是细胞衰老的最重要指标。在高强度睡眠中，机体才能最大限度地进行检出 DNA 损伤并加以修复的工作。睡眠匮乏则会破坏机体修复过程，降低细胞的分裂增殖寿命。

2. **神经系统** 睡眠匮乏可使大脑能量消耗增加。机体特别是大脑对葡萄糖的摄取和利用发生障碍，蛋白质和脂肪代谢紊乱，儿茶酚胺浓度降低，神经对外周器官的控制减弱。脑电波减慢，反映警觉性的 α/θ 值降低。据 2014 年 9 月 3 日，美国神经学学会在《神经学》杂志上发表的一项研究表明，睡眠匮乏可能导致脑容量的快速衰退，尤其是 60 岁以上的老人。另有研究显示，睡眠剥夺和节律紊乱通过调控交感神经、氧化应激、炎症、突触活动等可导致阿尔茨海默病的发生，但不会增加血管性痴呆的风险。来自杜克大学和新加坡国立

笔记

大学的研究人员通过研究表明，成年人睡眠越少，其大脑老化速度越快。相关研究为揭示睡眠匮乏和个体认知功能下降（痴呆等）之间的关系提供了一定的研究数据和希望。

3. **内分泌系统** 睡眠剥夺后，激素水平会发生明显变化，主要对促肾上腺皮质激素、促甲状腺激素和皮质醇等产生影响。

4. **免疫系统** 连续数日睡眠剥夺或睡眠紊乱对免疫功能有严重影响。睡眠剥夺可导致机体的防御能力减弱，自然杀伤细胞（natural killer，NK）活性降低，脾分泌抗体细胞的功能降低，抗体分泌量减少，迟发性变态反应降低，胸腺依赖性淋巴细胞（简称 T 细胞）功能降低，不仅导致白细胞和淋巴细胞大量减少，并对巨噬细胞有抑制作用。

5. **癌症** 短期睡眠匮乏人群中，普遍出现了免疫力大幅度下降的症状，并且有近 76% 的人身体组织器官有轻微癌变的趋势。癌细胞是细胞分裂过程中产生的不正常细胞，细胞分裂多在睡眠中进行。如果人体长期处于睡眠匮乏状态，免疫功能下降，机体很难控制住细胞的裂变，以致在外部环境因素的作用下出现癌性突变。调查显示，经常熬夜的女性，如护士、空乘人员等，罹患乳腺癌的风险是正常作息者的 1.5 倍，而且上夜班次数越多，患癌症的风险越大。所以良好的睡眠被看作是防止癌症的重要因素。

6. **心血管系统** 流行病学调查结果显示，长期睡眠匮乏与冠心病发病相关。睡眠匮乏者的血浆总脂、β-脂蛋白和胆固醇增高，增加了动脉硬化危险。睡眠匮乏与非致命性心肌梗死形成有关，每天睡眠低于 5 小时和经常睡眠缺乏（每周 2 天或更多天睡眠低于 5 小时）的人患急性心肌梗死危险性增加 2~3 倍。45~65 岁的女性，平均睡眠 5 个小时的女性比睡眠 8 个小时的女性，患心脏疾病几率高 39%。睡眠时间过短和过长是引起冠心病事件发生率增高的独立危险因素。

7. **皮肤** 人的皮肤之所以柔润而有光泽，是依靠皮下组织的毛细血管来提供充足的营养。睡眠匮乏会引起皮肤毛细血管淤滞，循环受阻，使得皮肤的细胞得不到充足的营养，其再生和修复能力下降，因而影响皮肤的新陈代谢，加速皮肤的老化，使皮肤颜色显得晦暗而苍白，皮肤弹性降低，眼圈发黑，且易生皱纹。

8. **肥胖** 睡眠匮乏可以导致人体内消脂蛋白浓度的下降，同时能引起人体内食欲激素浓度的上升，引起进食欲望。当人体内这些掌控"食欲大权"的部门互相冲突时，大脑的决策系统就有可能做出错误的决定。慕尼黑大学一项新的研究表明，社会时差（social jet lag）对人体的所有影响中，最突出的是它能促进肥胖的发展，治疗睡眠问题或为改善肥胖的方法。

9. **糖尿病** 睡眠匮乏会影响胰岛素敏感性及血糖调节能力，胰岛素敏感性降低则通过增加胰岛素分泌来补偿，而 3 天充足睡眠便可将口服胰岛素敏感性恢复到基线水平。在昼夜节律中睡眠损失期间摄入食物会增加糖尿病患病风险。

（二）影响心理功能

1. **情绪** 情绪与睡眠是相辅相成的关系。充足且高质量的睡眠不仅能使体能得到恢复，而且也能使个体的精神状态得到调整和放松。反之，睡眠匮乏会使个体感到情绪不稳定、烦躁不安、被害感、焦虑抑郁，而这种情绪则又干扰睡眠，降低睡眠质量。

2. **认知功能** 美国密歇根州立大学的研究人员发现，当人们处于压力和睡眠剥夺状态时，更容易承认自己根本没有犯过的罪行。睡眠剥夺时，额叶的活跃程度显著降低，而这一大脑区域和执行功能、决策过程相关。研究表明，当人类处于睡眠剥夺状态时，一些主要的认知功能会减退，包括注意力、感知能力、学习记忆、判断、决策相关认知功能。

（1）注意力：睡眠匮乏会导致前额顶叶承担认知任务的注意力网络活性减少，而且其对前额皮质控制的执行功能的影响，比对其他认知能力（如知觉和记忆测验）更大。

（2）感知能力：睡眠匮乏可使近距离外隐斜视增加、调节幅度改变，会聚能力降低，影响工作时的精度和效率。睡眠匮乏也可引起内耳供血不足，伤害人的听力。严重睡眠匮乏时还可出现幻觉。

（3）学习记忆：睡眠匮乏可使 REM 减少，其学习记忆能力明显下降。

（4）思维活动：长期睡眠匮乏，大脑得不到充分的休息，就会影响大脑的创造性思维和处理事务的能力，表现出思维迟钝，判断失误等。

3. **人格**　长期的睡眠缺乏，人会变得情绪不稳定，烦躁、冲动，容易造成人际冲突，不仅影响社会和谐，还因时间的累积、固化，对人格发展也会产生影响。特别是青少年，人格正处在形成、发展期，这种影响将会更大。

4. **行为**　睡眠匮乏可导致实验动物反应时显著延长，动作迟缓，警觉力降低，易疲劳，定向障碍、作业能力显著下降。人易感且脆弱，自控力减弱。

5. **社交功能**　长期的睡眠剥夺，不但影响个体的身心功能，还有可能影响一个人正常的生活秩序以及与社会的接触，导致社会关系剥夺，从而造成其社会适应困难。

6. **引发精神障碍**　睡眠剥夺是精神分裂症发生的危险因素。德国波恩大学的研究人员通过研究发现，对健康人进行 24 小时的睡眠剥夺后，受试者的前脉冲抑制（PPI）减少，前脉冲抑制的缺陷是精神分裂症的一项生物指标；睡眠剥夺同时也导致受试者出现幻觉、思维形式障碍、快感缺乏等精神病性症状。此项研究在强调严重睡眠障碍对大脑功能产生不良影响的同时，首次表明睡眠剥夺是精神分裂症发生的危险因素。

（三）社会危害

偶尔的缺觉带来的是第二天的疲倦和动作不协调，长时间睡眠匮乏的人容易工作能力下降，力不从心，其事故发生几率较睡眠正常的人高 2 倍。驾驶期间瞌睡造成了大量交通事故。据统计，45% 的车祸与司机睡眠匮乏有关。美国瞌睡驾驶共识工作组表示，在过去 24 小时之内睡眠时长≤2 小时不适合驾驶。50% 的工伤事故与工人的睡眠匮乏有关，世界性的重大事故分析发现，一些事故的发生完全或部分地是由于事故责任者睡眠匮乏所致。据称俄国切尔诺贝利核电站核能外泄、美国挑战者号航天飞机坠毁等事故发生的部分原因，也是由于有关项目负责人睡眠匮乏、疲劳操作、判断失误所致。

第三节　睡 眠 管 理

"健康来自睡眠"。如何科学有效地改善睡眠匮乏状况、提高睡眠质量也就成为健康管理工作的新课题。

睡眠管理（sleep management）是指针对个人或人群的睡眠需要进行计划、组织、协调和实施干预，使人们能够有效地利用资源来达到最佳睡眠效果的过程。睡眠管理的工作层面包含两个，一个是政府从社会层面（如社区、医院）开展的各种与睡眠相关的健康教育和健康促进工作；一个是个体的睡眠自我管理（self-management of sleep）。

一、睡眠的健康促进

《2015 年中国城市居民睡眠健康报告》指出，我国居民睡眠情况呈现三种特点：失眠类型多样化、失眠群体年轻化、睡眠行为习惯差。近年来的其他睡眠研究均显示，导致睡眠问题的因素主要包括精神因素（紧张、焦虑）和个体行为因素（生活习惯、工作娱乐过度）。然而，超过 57% 的受访者并不了解睡眠匮乏带来的危害，仅 4.5% 的人认为失眠应该马上治疗。这些数据表明，一方面睡眠问题已成为严重影响健康的公共卫生问题，另一方面人们对睡眠问题及其危害性认识不足。

睡眠的健康促进策略从五个方面着手：①政府相关部门需要对社会不同人群的睡眠状

笔记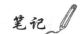

第十三章
睡 眠 健 康

况和睡眠需求进行评估和调研，找出影响睡眠健康的主要因素，明确工作目标；②与不同相关部门结成联盟，针对社会日益凸显的睡眠健康问题制定相关政策，以保证睡眠健康促进工作在政策指导下有序开展；③改进支持社会动员的策略，加强信息有效传播，鼓励社区、医院、学校等部门参与，营造氛围，创造睡眠健康促进工作良好的支持环境；④加强睡眠健康教育，通过人们（特别是青少年）对睡眠的认知态度和价值观念的转变，从而改变其不良睡眠行为和习惯；⑤广泛开展睡眠卫生知识培训，传播睡眠卫生新理念，使人们充分了解睡眠，正确认识睡眠，提高睡眠的自我管理技能。

二、失眠的心理干预

对于失眠患者，应进行必要的精神状况检查、神经系统检查和体格检查，从而全面了解和分析其失眠产生的原因。对于有明显原因的失眠，首先要从其明显原因着手。比如，如果失眠常与躯体疾病或精神障碍相伴而发生，或者就是原发疾病的症状，则应先治疗原发疾病，随着原发疾病的治愈，失眠症状就会随之消失；如果是由服用某些药物引起的失眠，则应调整用药。

短期失眠症常与明确的诱发因素有关，辨明诱因，积极治疗，对于防止短期失眠转化为慢性失眠非常重要。对于慢性失眠，则需要进行规范化治疗，主要处理措施有心理行为治疗、药物治疗、物理治疗及中医治疗等。从致病因素角度看，睡眠卫生问题和心理行为因素在慢性失眠者中普遍存在，更被现代研究认为是参与或促使失眠慢性化的重要原因。因此，目前临床上首推失眠的认知行为治疗（cognitive-behavioral therapy for insomnia, CBT-I）。

失眠的 CBT-I 主要针对导致慢性失眠的维持性因素，即通过进行睡眠卫生教育和合理睡眠观念的建立，改变非适应性的睡眠方式，减少自主唤醒和认知唤醒，从根本上矫正关于睡眠的不良信念和态度，达到治疗目的。CBT-I 是被广为推崇的、非药物治疗失眠的一种有效方法，包括睡眠卫生教育、刺激控制疗法、睡眠限制疗法、反常意向法、认知疗法、放松疗法等。

1. **睡眠卫生教育**　失眠往往与不良的睡眠卫生习惯有关，如把卧室当作工作和生活的场所、开灯睡觉等。不良的睡眠卫生会破坏睡眠 - 觉醒的正常节律，形成对睡眠的错误认知，引起不必要的睡前兴奋，从而导致失眠。临床实践证明，许多慢性失眠患者通过改善睡眠卫生，失眠的问题就能够得到缓解甚至彻底解决。睡眠卫生教育主要涉及生活方式和环境因素，如饮食、活动、饮酒，此外还有噪声、光线、年龄与睡眠的关系等等，贯穿失眠治疗的整个过程。

2. **刺激控制疗法（stimulus restriction therapy）**　它被美国睡眠医学会认为治疗慢性失眠的一线治疗方法。该理论认为，失眠是一种对与睡眠相关的时间（床上时间）和环境线索（床和卧室）的条件反应。对于大多数失眠患者来说，在床上的时间、卧室环境已经成为一个强烈的消极暗示，想睡觉却难以入睡，伴有较强的挫折感，易激惹。基于这种认识，刺激限制治疗的核心就是训练患者把入睡与卧床时间和睡眠环境等因素重新建立联系，通过减少床上与睡眠无关的活动（包括外显的和内隐的），强制执行一个睡眠—觉醒规则，即建立一个计划——减少与睡眠无关的活动，如规定有睡意时才可上床，若在 15 分钟内不能入睡则应起床离开卧室，从而训练失眠者将睡意与床（卧室）建立联系，形成新的适应性条件反射。这一方案的主要步骤包括睡眠教育、自我监测和特殊指导等。刺激控制疗法主要适用于入睡困难的慢性失眠患者。

3. **睡眠限制疗法**　睡眠效率差的人，躺在床上太久，反而胡思乱想，限制其卧床的时间，可能会提高睡眠效率。美国纽约州立大学睡眠研究中心主任史比曼发明的睡眠限制疗法（sleep restriction therapy）是一种被广泛采用的行为疗法，用于治疗心理生理性失眠。通

笔记

168

过对患者实行轻度的"睡眠剥夺"，使其在床上的时间尽量接近所需睡眠时间，以提高睡眠效率（总睡眠时间／卧床时间×100%），并使睡眠效率经常保持在80%以上。这种治疗方法简便易行，但需要有耐心，要坚持做睡眠日记，其要点是需要先做一周的睡眠日记，包括几点上床、几点睡着、几点醒等，根据日记计算出该周每晚平均的睡眠时间和睡眠效率。必须注意的是，不管什么时候上床，不论是否困倦，每天都必须同一时间起床，并且要求不在白天打盹或午睡。

4. 反常意向法　也称矛盾意向法（paradoxical intention），是德国心理学家维克多·弗兰克提出的一种简便、快速、易行的心理疗法。他认为，在日常生活中，许多心理障碍和心理疾病的症状本身并不可怕，也并不会对人产生很大的伤害，而使患者痛苦、焦虑的则是患者对症状的恐惧及对症状的看法和态度。如失眠患者对失眠的恐惧、担心和急于摆脱症状的心理状态则使患者焦虑不安的心情加剧，从而加重症状本身。反常意向法与那些设法让患者摆脱和消除症状的一般治疗方法相反，它是一种让患者努力加剧症状的治疗方法，即要求患者自己尽可能长地保持觉醒，其用意是制止执意想要入睡而通常可能产生的逆反意图。

5. 认知疗法　主要针对负性自动思维和错误认知进行纠正。认知理论认为，对失眠的恐惧往往要比失眠本身给失眠者造成的痛苦更大，而失眠者的不良自我暗示、非理性的睡眠认知则是其产生睡眠恐惧，导致失眠加重且长久不愈的关键心理因素。通过认知重构技术，如再归因训练、假设检验、再评价、注意转移等技术，对特定的非理性睡眠认知的矫正，重新形成患者更具适应性的认知与行为。患者通过情绪与行为的成功转变，从根本上树立起合理的思维模式，从此不再受异常的紧张情绪的困扰，失眠状况亦会随之而改善。

6. 放松疗法　失眠则源于大脑皮层的不适当的兴奋（警觉水平过高）。渐进放松这一类方法，主要是为了减轻患者的心身功能紊乱的症状，降低患者的心理或心理生理唤醒水平。具体方法包括：渐进性肌肉放松法、腹式呼吸放松法、冥想放松法、生物反馈训练等。实验证明，所有的放松训练，均能有效促进睡眠。也有研究认为，对于难以维持和难以集中注意力者，放松方法效果不好。

此外，对于暗示性较强的患者，通常可选用某些营养药物，配合暗示性语言，进行暗示治疗，疗效也较好。

三、睡眠的自我管理

1. 养成良好的作息习惯　正常人的睡眠-觉醒应该是很有规律的，即昼夜之间大脑的兴奋和抑制具有一定的节律性，这是人体生物钟自行调节的作用。因此，合理安排作息时间，培养和建立良好的睡眠习惯，对改善睡眠非常必要。研究认为，温度以及光线可能是人类睡眠时间和持续时长的主要调节因素，遵循自然规律的睡眠或有助于治疗现代人的睡眠障碍。对因工作等需要而无法保证夜间正常睡眠者，可午睡片刻，有助于个体的作业能力和警戒能力，避免发生事故。但午睡持续时间一般不宜超过45分钟，以避免进入深度睡眠而不能有效恢复精神。失眠患者不宜午睡。

2. 维护平和的愉悦心境　学会调节心态，保持心理平衡。首先，要做到对睡眠有正确认识：睡眠时间因人而异，只要没有严重的睡眠匮乏感，就不必为睡眠时间短而担心，也不必介意偶尔的失眠。其次，睡前要保持情绪稳定，不要胡思乱想，有事情可以留到第二天讨论，而不要带着烦恼和问题上床。

3. 营造舒适的睡眠环境　保证卧室空气清新、安静和黑暗，以及适宜的室内温度和湿度。一般认为，室内温度在18～25℃，湿度在40%～70%较适宜睡眠。卧室是私密空间，要安全卫生，没有噪声和强光的干扰，不要放置电视、音响、电脑等。睡觉时，手机等电子产品不宜带上床。

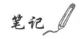

4. 坚持有效的身体调理　失眠症患者平时可坚持身体调理,有助于睡眠改善。失眠的身体调理常用方法有:中药足浴、饮食调理、经络按摩、运动调控等。

5. 学会适宜的导眠技术　自我催眠法是一种简单、便利的自我导眠方法。它是通过自由冥想,帮助人放松、入静,可使人迅速转换意识状态而进入睡眠。而自我暗示既可有助于进入催眠状态,又可有效控制生物钟的节律,使大脑进入自然的睡眠状态。另一方面,由于冥想时集中了心智,对睡眠的焦虑自然减轻,转移了人对失眠的关注。练习自我催眠并掌握一些自我暗示、自我放松等自我调节技术,可使机体在较短的时间内迅速适应环境的需要,对预防睡眠剥夺、提高工作效率大有益处。

（张　颖）

思考题

1. 正常的睡眠是由哪几部分构成的? 各有何生理特点及意义?
2. 何谓睡眠剥夺? 什么是失眠? 简述二者的异同点。
3. 睡眠匮乏对心身和社会功能造成的损害有哪些?
4. 失眠的认知行为疗法包括哪些方法? 如何操作?
5. 什么是睡眠管理? 怎样做好睡眠的自我管理?

笔记

第十四章　疼　痛

Melzack 和 Wall 曾写道:"疼痛是一个没有国界的重大难题,解决这个难题需要世界范围的共同努力。"疼痛被认为是"五大生命体征"之一,临床治疗很大程度上就是为了解决人们因疼痛而产生的健康诉求,但当疼痛难以消除的话,将对个体生活和社会工作等方面产生众多的负面影响。因此,增加对疼痛的认识,了解减轻疼痛的方法将有助于减轻疼痛所产生的负面影响。本章将重点介绍疼痛的概念内涵、疼痛相关理论、评估疼痛手段、影响疼痛的因素以及疼痛的干预方法。

第一节　疼　痛　概　述

疼痛(pain)是躯体组织有实际或潜在的组织损伤时所产生的不愉快的主观感觉、行为和情绪体验。

一、疼痛及其特点

人的一生中总会遭遇疼痛问题。欧美统计数据显示,有 35% 的人患有慢性疼痛。我国有 23.7% 的消费者曾服用过止痛药,骨骼、肌肉疼痛症状的发病率高达 20%,每年的治疗支出就超过 135 亿元。

(一)痛觉和痛反应

疼痛包含痛觉和痛反应两重含义。

1. 痛觉(pain sensation)　是一种由各种伤害性刺激引起的比较复杂的感知活动,当某些机械的、物理的、化学的、温度的以及电的刺激对机体造成损伤或破坏性影响时,就可能产生痛觉,传递危险信号。痛觉还会与其他感觉混杂形成属于个人的主观知觉体验;同时,文化环境、经验的作用、对伤害性刺激的认知以及暗示等因素也会影响痛觉。

痛阈是指受试者首次报告引起痛觉的最小刺激量。耐痛阈指耐受最大疼痛的强度,与痛阈经常出现在实验研究中,用于描述疼痛的程度。痛觉的适应性较差,在痛觉刺激持久作用的过程中,痛觉感觉阈值并不增高而出现敏感化现象,这是其他感觉所不具备的。

2. 痛反应　痛反应是指机体对疼痛刺激产生的一系列生理行为变化,表现出躯体运动和自主神经活动的系列改变,伴有情绪心理活动(图 14-1)。

反应形式包括:①局部反应:神经终末受刺激后释放出某些化学物质,直接或间接刺激引起局部出现血管扩张、组织水肿等现象;②全身反应:中枢神经系统参与下使机体做出的有规律的应答反应,如骨骼肌收缩、心率加快、血压升高等躯体和交感神经兴奋反应;③行为反应:高级脑部位参与下,带有强烈情绪色彩的反应,包括情绪反应、语言和行为。

负性情绪如恐惧、焦虑、抑郁、内疚、愤怒往往是对疼痛最主要的情绪反应,但可能也有其他情绪甚至性唤起。长期的疼痛会引起个体的焦虑、抑郁、愤怒、自我关注和孤独等体

 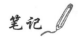

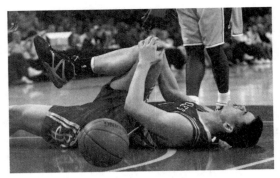

图 14-1　篮球运动员姚明疼痛倒地

验，慢性疼痛则会给个体造成巨大的精神困扰。

语言是疼痛的重要表达形式。《野叟曝言》九七回素臣"膝骨上下皮面俱已发肿……一触着他便痛入骨髓哩！"

对疼痛的表达方式因人而异，人们常用夸张或比喻形容疼痛，缺乏统一词汇，甚至医生也很难真正理解或掌握患者通过语言表达的疼痛。

疼痛者往往还有外在行为表现，如身体屈曲、坐卧不宁、躲避触摸、夸张性的保护动作、面部痛苦的表情、呻吟和大声叫喊。

（二）疼痛的特点

疼痛是一种生物学保护性反应，使机体对有害刺激产生相应行为以排除有害刺激。与其他感觉相比，具有许多特点：

1. 疼痛是一种比较复杂的感知活动　痛觉不仅包括感觉成分，还包含情感成分、植物性成分和运动成分。闸门控制学说认为，痛觉制约于中枢控制系统与闸门控制系统的作用。从周围神经接受感觉信息的脊髓细胞起着闸门作用，控制着高一级的痛觉传递细胞。接受较粗纤维的传入冲动时，闸门细胞快速兴奋，继而对传递细胞产生抑制效应，相当于关闭闸门不能产生痛觉；接受较细纤维的传入冲动时，闸门细胞不能兴奋，闸门继续开放，这些冲动直接引起传递细胞的兴奋，将神经冲动传至高级中枢产生痛觉。

2. 痛觉的适应性较差　在痛觉刺激持久作用的过程中，痛觉感觉阈值并不增高而出现敏感化现象。这一特点是其他感觉所不具备的。

3. 痛觉的性质是多样的　可以按出现的部位、特点和方式将痛觉分为很多类型。

二、急性疼痛和慢性疼痛

疼痛按病程可为急性痛和慢性痛。急性疼痛（acute pain）是指短于三个月的疼痛，属于生理症状，伴有焦虑症状，需要药物治疗，容易治愈。急性疼痛的病因往往十分明确，经过特定治疗后疼痛将会消失。

慢性疼痛（chronic pain）是超过三个月的且反复发作的疼痛，是一种常伴抑郁的疾病。而慢性疼痛的疼痛感连绵不断，甚至疾病痊愈后疼痛仍可能持续存在。造成慢性疼痛的原因主要是周围神经或中枢神经系统损伤后体内会发生持久的并发性活动。此类活动受躯体、内脏与自主神经输入信号以及认知、情绪、个性等心理因素激活下行性抑制输入信号的调节。

慢性疼痛患者的身上疼痛对个体心理的影响体现得比较明显。研究发现，长期的疼痛经历会对慢性疼痛患者的认知和情绪情感方面产生显著不良影响。焦虑症状在慢性疼痛患者中存在的比例非常高。动物实验发现，小鼠早期的慢性疼痛经历会显著提高其焦虑水平，而焦虑水平则不会受到早期的急性疼痛经历影响。急性疼痛与慢性疼痛对焦虑水平的作用不同可能是由于慢性疼痛持续时间较长,可能会导致大脑结构和功能的改变,从而影响到相应的心理功能。长期的疼痛还会对慢性疼痛患者的注意功能造成损害,影响个体信息加工的速度,使个体的认知反应变慢。另外,慢性疼痛还会影响个体的工作记忆和执行功能,也会对长时记忆产生显著的影响。

三、疼痛的临床意义

1. 疼痛是机体受伤的保护性警告信号　疼痛是保护机体的警告信号,促使个体采取措施,躲避危机,或寻求保护,寻求治疗。痛觉难以适应才会及时避免机体损伤而起保护作用,由此保持机体与环境之间有经常的信息联系。

2. 疼痛影响生活质量造成严重的心理障碍　临终患者中,有40%的人是在疼痛折磨中死去。有调查显示,中国现有癌症患者,51%～62%在体验癌痛,中重度疼痛达到60%。据估计,全世界每天至少有500万人正在遭受癌痛折磨,有69%的人认为癌性疼痛之极甚至可以自杀。癌性疼痛患者患有精神并发症(焦虑和抑郁症)的概率是没有疼痛的癌症患者的两倍。疼痛影响癌症患者的生活质量和控制能力,干扰患者对家庭和他人支持的接受能力。晚期癌症疼痛患者由此可能并存多种危险因素如抑郁、精神错乱、行为失控、自杀。

第二节　疼痛的生理基础和理论

一、疼痛的生理学基础

痛感受器是广泛分布于皮肤各层、小血管与毛细血管、腹膜及黏膜下层的游离神经末梢,主要由Aδ神经纤维和C神经纤维的游离末梢所构成。Aδ神经纤维由髓鞘包裹,与C神经纤维相比,形态长且粗大,传导速度快,存在于皮肤等表层,传导锐痛,定位较准确。C神经纤维无髓鞘包裹,形态短且细,传导速度慢,存在于肌腱和内脏深层,传导钝痛,定位模糊。疼痛感受器的分布密度随器官、组织和部位而有差异,角膜、牙髓最稠密,皮肤次之,肌肉和内脏最为稀疏。

痛觉传入神经的轴突外包裹着一层施万细胞的胞质,与组织细胞或组织液接触,是化学物质的易感区域,伤害性刺激则使受损组织细胞释放致痛的化学物质。研究发现,P物质、前列腺素、缓激肽和镇痛性内源性吗啡样物质等涉及疼痛。

在人脑中,人们发现具有吗啡活性的多肽,此后垂体内也发现多种同类物质:P内啡肽、M内啡肽、7内啡肽、强啡肽、脑啡肽等,这些类物质分属于不同系统,各有其前体。控制痛传导的重要生化物质是中枢神经系统的吗啡样因子(MLF)。β-内啡肽多半集中在垂体及下丘脑,特别是含有促甲状腺皮质激素的细胞内并与其同时释放。1979年发现的强啡肽比脑啡肽作用强730倍,在脊髓内有强烈的镇痛效应,但在脑内不起作用。此后在人脑中分离出脑新肽,并提示其也参与针刺镇痛机制。凡有MLF分布的部位均有相似的阿片受体存在,现已发现了四种类型的阿片受体。

二、疼痛理论

各种的强烈刺激,如高温、强光等都能产生疼痛体验。因此有观点认为疼痛就是细胞受损后,痛觉的感受器将刺激冲动通过脊髓传导到丘脑并最终传递至大脑皮层的过程。动物实验也表明,切断脊髓与丘脑束的联系,动物便对疼痛刺激不反应。但是,疼痛不只是单纯对特殊物理刺激的生理反应,生活经验告诉我们对疼痛的感受还强烈依赖于心理和社会因素。针对疼痛,经过人类的不断研究探索主要形成以下理论:

（一）特异性理论和型式理论

亚里士多德提出了疼痛的情绪理论，将感觉分为视、听、嗅、味、触，疼痛不在其列，是与愉快相反的情绪。笛卡尔设想疼痛系统是从皮肤到脑的直达通路，形成了最原始的特异性理论，在其后的疼痛研究一直延续着此理论。如 Frey 就曾假设游离神经末梢就是痛感受器，经痛神经纤维和痛通路，将疼痛信息投射到脑的痛中枢。

反对该理论的学说都归为型式理论。型式理论认为痛觉就是一种继续反应，从触、痒、烧灼等逐步地增强感受器的激活强度便可产生痛，代表人物 Goldscheider 提出："刺激强度与中枢总和是疼痛的关键性决定因素"。

（二）闸门控制理论

20 世纪 50 年代 Melzack 等学者开始质疑疼痛信息的传递是否如同特异理论主张的那样，从皮肤经过单一通道传至大脑的疼痛中心。同时质疑型式理论关于损伤强度与疼痛感觉之间存在一对一关联的说法。在 1965 年，Melzack 和 Wall 提出了疼痛的闸门控制理论（gate control theory），不仅解释了心理学因素对疼痛的调节作用，而且为解释复杂的疼痛现象提供了生理学依据。

闸门控制理论的主要观点（图 14-2）：

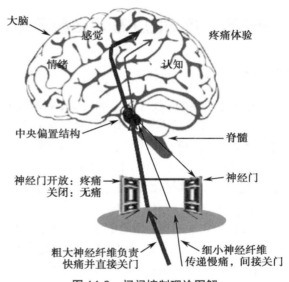

图 14-2　闸门控制理论图解

1. **有两种独立的系统传导痛觉信息给大脑**　分别是快痛信息由 Aδ 神经纤维传送，慢痛信息由 C 神经纤维传送。外周神经将疼痛信息送抵脊髓，由脊髓上行向大脑传递信息时，会遇到一座"神经门"（nerve gate）。

2. **神经门的闭合直接影响疼痛信息的传递**　当门开放时，疼痛信息易于通过，疼痛变得强烈。当门关闭时，疼痛信息被止步于大脑前，没有疼痛体验。

3. **快痛和慢痛传递脑区不同**　由粗大纤维经脊髓传递至脑，主要是丘脑和脑皮质。皮质负责高级思维活动，接受快痛信息后，迅速直接行动减轻疼痛或减轻损伤的威胁。由细小纤维传递的慢痛信息，抵达脑后，选择下丘脑和边缘系统的通道。下丘脑在身体里负责释放某些应激激素，而边缘系统负责处理情绪。这就可以解释慢痛常常与应激、抑郁和焦虑有关。

4. **内啡肽影响痛觉信息传递**　一旦疼痛信号到达大脑，脑干的某些部分能通过产生内啡肽来阻止或减弱输入的疼痛信号。内啡肽是吗啡样的物质，能在人体中自然产生。应激、兴奋和有力的锻炼都能刺激机体内啡肽的产生。

5. **神经门的调控**　闸门控制理论的核心是神经门的开放和关闭机制与调节。外周神经系统的感觉神经不仅传递来自全身的疼痛信息，还有部分神经用于处理热、冷和其他感觉信息。不同的信息由不同的传递神经纤维负责，多种信息向脊髓传递时，因相互之间存在竞争而会发生抑制现象。某些神经纤维快速将压力和触摸等感觉信息送达脊髓和大脑，压制了某些由粗大和细小神经纤维传递的疼痛信息。同时，传导慢痛和快痛的系统之间，也存在竞争关系，粗大神经以直接关门，而细小神经通过中央偏置结构（central bias mechanism）间接控制信息传递。这就能部分解释了按摩、热敷、冰镇、经皮电神经刺激、针灸（图 14-3）能有效治疗疼痛。疼痛信息由神经末梢经特殊外周神经传递至脊髓，然后抵达大脑。这些疼痛信息存在上述类型的抑制。

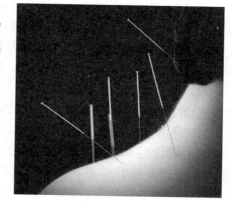

图 14-3　针灸

　　依赖闸门的作用实现对疼痛信息的控制，其控制方式包括允许直接抵达大脑、改变流向大脑的优先等级（期待的影响作用）、防止信息到达大脑（实施催眠、麻醉的影响作用）等。许多因素决定脊髓神经门的开和闭，包括疼痛信息的强度和来自其他方面输入的信息（触摸、振动和热等）。但是来自大脑的下行信号对神经门的开闭拥有优先权。幻肢痛是由于截肢，已经没有疼痛信号来自肢体，但患者感到疼痛，这是由于最复杂的大脑使用优先权的结果。

　　大脑能通过附加个人和社会意义的信息控制疼痛体验。不同情景中的个体对受损伤的意义有不同认识，如在战场上受伤的战士，疼痛体验可能比车祸中受伤程度相同的平民轻。应激焦虑时，从大脑来的信息减弱，当疼痛信号升至脊髓时，实际上放大了神经门处的疼痛信号。反之，发自大脑的冲动同样能"关闭"神经门，阻止疼痛信号到达大脑，不产生疼痛体验。

　　打开或关闭疼痛门的因素包括感觉、认知和情绪：

　　（1）能打开疼痛门而引起更大痛苦的因素。

　　1）感觉因素：损伤，静止，长时间使用麻醉品或致幻物质，身体虚弱，体质差；

　　2）认知因素：注意力集中于疼痛，因对外界事物没有兴趣而不能分散注意力，忧虑疼痛，以及其他负性思想；

　　3）情绪因素：抑郁，愤怒，焦虑，应激，挫折，无望和无助。

　　（2）能关闭疼痛门并减轻痛苦的影响因素。

　　1）感觉因素：增加活动，短时间使用止痛药物，放松训练和使用冥想术。

　　2）认知因素：对外界事物有兴趣，帮助患者应对疼痛的意念，分散患者对疼痛的注意力。

　　3）情绪因素：积极的态度和想法，克服抑郁，确信疼痛无碍的情绪，对疼痛和生命有控制感，以及应激管理。

第三节　疼痛的测量

　　疼痛的测量方法包括患者的自我报告、疼痛行为反应的测量和疼痛的生理测量。由于疼痛是一种不愉快的主观感觉和情绪体验，因此自我报告仍是测量疼痛的黄金标准（golden standard），麦吉尔疼痛问卷和视觉类比量表是比较有代表性的评估工具。

一、麦吉尔疼痛问卷

由 Melzack 和 Torgerson 创建于 1975 年，问卷以 Melzack 供职过的麦吉尔大学命名为麦吉尔疼痛问卷（McGill pain questionnaire，MPQ），分为感觉、情感和评价三个维度测量疼痛。感觉词描述了疼痛的时间、空间、压力和温度等感觉，情绪词描述畏惧、焦虑等情绪特性，评价词描述整个疼痛经历过程的强度。问卷共包括 20 组共 78 个词，要求患者对每个词用数字 1～5 进行评定。主要指标包括疼痛分级指数总分（PRI-S）、疼痛分级指数序列（PRI-R）、选词总数（NWC）和当前疼痛强度（PPI）。

MPQ 能提供疼痛的定量评估信息，并从疼痛的感觉、情绪和评价三方面的相关情况进行统计分析，能有效评估不同镇痛方法的镇痛效果，特别适合慢性疼痛的评估。Dubisson 等人运用计算机分析患者疼痛描述的反应，结果显示用 MPQ 对症群分类的可靠性达到 77%，若加上补助性资料则可达 100%，MPQ 有较高的信度和效度。MPQ 在英语国家应用广泛，由于文化和语言的差异，它在非英语国家的应用受到限制。由于 MPQ 内容过长，Melzack 于 1980 年发表了简式 MPQ（SF-MPQ），纳入了当前疼痛强度和视觉类比量表。SF-MPQ 提供五种数据，感觉、情绪、总分、PPI 总分和视觉类比分。

二、简明疼痛量表

简明疼痛量表（brief pain inventory，BPI）是在 19 世纪 80 年代由美国威斯康星大学麦迪逊分校 WHO 下属的疼痛研究小组研制的。被我国和一些非英语国家翻译使用，BPI 被设计用于癌症疼痛的评估，但也可以用于评估慢性疼痛，现在扩展到 AIDS 和关节炎的疼痛评估。BPI 由 11 个数字量表组成，涉及患者的一般活动、情绪、行走能力、工作、与他人关系、睡眠、生活乐趣等。与 MPQ 相似，强调感觉、情绪和疼痛的评价，但也评估患者的功能水平。

三、描述及类比法

这是一组量表的总称，包括如下几种：

1. **视觉类比量表（visual analog scale，VAS）** 通常是用 10 厘米长的直线。左侧起始点标记为不痛，右侧终点标记为最严重难以忍受的痛。让患者按照自己的疼痛程度在直线上标示适合的点。检查者以由左向右的距离（以毫米）计算出分数，即痛分（pain score）。亦可定时测量将各次痛分连成曲线，观察患者在疾病过程中及治疗前后的疼痛变化。VAS 简单易行，在临床和研究中应用较为普遍。

2. **言语评估量表（verbal rating scale，VRS）** 用序列数字 0、1、2、3、4 来代表疼痛强度，分别表示不痛、轻度疼痛、中度疼痛、重度疼痛、极重度疼痛。可由患者自己书写或患者口头报告给检查者。

3. **数字评估量表（numerical rating scale，NRS）** 上述视觉类比量表用数字代替，通常用数字 0～10 表示。0 代表不痛，10 代表极痛。让患者估计自己的疼痛程度，在相应数字下做出标记。

4. **脸谱评估量表（faces rating scale，FRS）** 用脸部表情代表疼痛程度。以 Wong-Baker FRS 为例，分为六个等级，向儿童解释每个脸谱意义后，让他们做出选择。

有时还需要评估患者的情绪、人格和生活质量。情绪和精神症状常用的评估工具有 90 项症状检核表（SCL-90R）、汉密尔顿焦虑或抑郁量表、宗氏焦虑或抑郁自评量表等。人格评估工具有明尼苏达多项人格调查表（MMPI）和艾森克人格问卷（EPQ）。生活质量测验涉及一般健康、生理功能、情绪、认知能力、康宁、性功能等项目，常用评估工具有医学结果研究简表（SF-36）、欧洲生活质量量表（EQ-5D）和生活质量核心量表（QLQ-C30）等。

第四节 疼痛的心理社会影响因素和心理干预

一、心理社会影响因素

除生理因素外，疼痛的质和量还与众多心理社会因素有关。疼痛的性质、程度、时间与空间的感知辨别和反应程度都与心理成分有关，并表现在疼痛各个环节上。同时，疼痛也会因人，因环境文化的不同而有所不同。

（一）心理社会因素对疼痛的影响

心理社会因素对疼痛的影响表现在以下几个方面：

1. 影响疼痛的传递过程 心理社会因素的调控可表现在疼痛信号的任何传递水平和环节上，以中枢的调控效应最为显著，对慢性疼痛的影响更大。

2. 影响痛反应过程 认知、情绪和文化环境的不同条件下，对伤害性刺激的痛反应过程有明显不同，注意力、暗示、场景的不同可明显降低或增强痛反应。

3. 影响镇痛效应 病患的信任度、医药知识水平和受暗示的程度，均直接影响镇痛效果。临床观察中发现，单纯暗示镇痛可使 35% 的患者缓解疼痛，对医药失去信心的患者镇痛效果均不满意。

（二）影响疼痛的心理社会因素

影响疼痛的心理社会因素主要有学习、认知、暗示和安慰剂、人格、情绪和社会文化等因素。

1. 学习 疼痛的情绪和行为反应主要是后天学习的结果，在生命早期出现的各种与环境的相互作用，将人的天生的反应转变为可以被环境认可的符合社会规范的行为方式。

婴儿从出生到 7 或 8 个月期间，只表现出对疼痛的反应。第一年，婴儿对于针头注射的行为反应似乎是反射性的和弥漫的。第二年后，反应就变得更具体和有目的性，保护性的和社会性的反应就会出现，会企图通过逃走、向母亲传达情绪和情感来保护自己。孩童时期当出现疼痛的场景，孩子会观察他人在疼痛发生时的情感、活动和行为方面的反应，因而深受父母及他人对待疼痛态度和对疼痛的期望的影响。早期获得的经验将会对成年后人的疼痛行为起一定的作用。早期经验对疼痛的影响也得到众多实验的证实。

2. 认知 疼痛感知是个体对感受到的刺激进行认知评估的过程。当个体认为刺激是危险的和具有伤害性时，个体倾向于认为疼痛的强度更强、感受更不愉悦，并且表现出更多的逃避行为。第二次世界大战中，Beecher 发现"在创伤与疼痛之间没有简单的直接联系，疼痛在很大程度取决于其他因素，在这里创伤的意义是很重要的。对受伤的士兵来说，创伤是一种慰藉，他们庆幸能从战场上活着回来，并感到高兴；而对和平时期的平民来说，大手术则是一件令人忧愁和不幸的事件。"

临床研究发现，疼痛控制感、应对疼痛的信心（自我效能感）、不合理的认知观念和灾难化认知等因素与疼痛的感知密切相关。

（1）疼痛控制感：是指个体对自己能否改变疼痛强度和持续时间的认识。疼痛控制感以影响个体对疼痛刺激的评估，从而影响个体对疼痛强度、不愉悦度的评价和个体的疼痛耐受性。fMRI 实验发现，当疼痛被认为是可控的时候，疼痛感知的神经活动会受到影响，前扣带回、脑岛和次级感觉皮层的神经活动会减弱。与之相反，无助感可以有效地预测慢性疼痛患者的疼痛水平，无助感和疼痛水平正相关。

 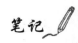

（2）自我效能感：自我效能会影响患病个体面对疼痛挑战时的行动和思维，缺乏自我效能会导致应对能力的错误评价，可以产生焦虑和行为障碍。自我效能还能影响机体的内源性阿片系统与免疫系统的活性。自我效能越高的患者，甘心忍受较高水平上的疼痛。高自我效能感的个体对疼痛刺激表现出较少的不愉悦感，并且对疼痛的容忍度和疼痛阈限都显著提升。在慢性疼痛患者的研究中也发现自我效能感可以有效地提高患者的身体和心理状态，改变自我效能感可以有效地减轻慢性疼痛患者的疼痛强度。

（3）不合理的认知观念：不合理的认知观念会增加疼痛体验，很多癌症患者因为没有感到疼痛而拖延诊治，而一旦确诊为癌症后，对疼痛感受显著增加。

Turk 等总结了与癌性疼痛有关的几个错误认知观点。①癌症必然致死。几乎 40% 的癌症患者自诊断后可存活 5 年以上，虽然心脏病的死亡率为癌症的 2 倍，是美国年死亡人数最多的疾病，但患者对癌症的恐惧还是超过对心脏病的恐惧。②癌症会导致非常痛苦的体验。对患者来说，疼痛和对死亡的恐惧是癌症最可怕的方面。实际上，像肺癌和淋巴瘤的患者，在患病期间很少或没有疼痛。③认为癌症的组织损伤和疼痛是因果关系。

（4）疼痛灾难化认知：是个体对疼痛的过度负性认知偏向。疼痛的灾难化信念与个体的疼痛恐惧联系密切，通过恐惧情绪可以影响疼痛感知。疼痛灾难化会引起个体对疼痛的其他不恰当的信念，并进而影响个体对疼痛的感知。慢性疼痛的治疗效果可通过调节认知因素来改善。相信能控制自己的疼痛、回避灾难感以及相信自己不会严重伤残的患者，他们的治疗效果一定会强于那些有此类信念的患者。

3. 注意　注意在疼痛中发挥关键作用，如果注意力集中到疼痛体验上，那么感知的疼痛要比平时强烈得多。1954 年，Hall 和 Stride 发现无害电刺激伴随"疼痛"的字样出现，就会使焦虑的受试者报告疼痛。转移对疼痛的注意能减弱或消除疼痛。比如，足球运动员或其他竞技者，在激奋的情况下，即使遭到严重损伤也可能觉察不到的情形；应用音乐及噪声的分心策略也可以有效地抑制镶牙和拔牙引起的疼痛。需要注意的是，分散注意力的策略往往在疼痛强度不变或缓慢增强时有效。当产生的疼痛突然而且强度大时，受试者可能无法用分散注意的方法来控制疼痛。

4. 暗示和安慰剂　心理暗示可以改变疼痛体验，安慰剂可以产生镇痛作用。在双盲实验中，安慰剂镇痛效应是对照药物的 50% 左右，如果对照药物阿司匹林，安慰剂的疼痛缓解率相当于阿司匹林的一半，如果用强力镇痛剂吗啡为对照，则安慰剂具有更明显的镇痛作用，约是吗啡效应的 50%。期望和认知的改变可能是产生安慰剂效应的主要原因。

5. 人格　人格可以通过知情意等多方面来影响个体对疼痛的感受。很早就有学者认为疼痛存在易感人格，但至今尚无一致研究结论。研究认为，人格中神经质水平越高的个体的疼痛不愉悦度越高，而人格的内外向维度则对疼痛的感觉和引起的情绪情感没有影响，但可以影响个体的疼痛表达。神经质人格可能会强化与疼痛有关的无助信念，外向又常与寻求社会支持信念有关。因此，人格可能是通过影响人们对疼痛的认知过程来影响疼痛感知，而不是直接影响疼痛的感觉加工过程。

6. 情绪　疼痛与情绪相互作用，疼痛会引起个体的情绪反应，情绪也会影响个体的疼痛感受。当预期发生新的或程度增加的疼痛时，痛苦情绪会增加。负性情绪较多的个体更容易将身体所受的刺激认定为疼痛。研究发现，负性情绪图片将增强疼痛感知的强度，而正性情绪图片会降低个体感受到的疼痛强度。

（1）抑郁：疼痛会引发抑郁情绪。疼痛会引起不愉快的记忆进而提高个体的抑郁水平，抑郁水平的升高加重个体的不愉快感，从而加重疼痛感受。患者由于疼痛症状突出，长期缺乏有效治疗，心理压力过大，易引起抑郁症。个体的抑郁情绪可以有效预测慢性疼痛的发生，超过一半的慢性疼痛患者会在疼痛发作时出现抑郁症状。另外，疼痛是抑郁症状的早期表现之一。特别是隐匿性抑郁症患者，经常以疼痛为主要症状就医，但被掩盖的抑郁症状得不到有效地控制，无法取得好的疗效。

慢性疼痛与抑郁症状同时存在，严重影响患者的生命质量，控制抑郁有助于减轻疼痛。疼痛与抑郁症具有的相同发病基础是两者相互并存的原因。抑郁症患者存在中枢神经系统内生物胺的平衡失调，去甲肾上腺素（NE）、五羟色胺（5-HT）和多巴胺（DA）等的紊乱。从集性头痛患者的研究发现，其脑脊液中的 NE 显著低，5-HT 功能不全，而从集性头痛患者常有的抑郁表现，可能与 5-HT 的缺乏密切相关。

抗抑郁治疗能有效减轻疼痛。由于抑郁症状可使患者持续分泌过量儿茶酚胺，引起冠状动脉及其分支发生痉挛，诱发或加重心绞痛，因此，在治疗不稳定型心绞痛的基础上，进行抗抑郁治疗，能减少不稳定型心绞痛的发作频率，甚至完全缓解。

（2）焦虑：焦虑会影响个体的疼痛感知。临床上，疼痛相关的焦虑水平会影响慢性疼痛患者的疼痛水平。当讨论个人体验时，焦虑甚至就会加重慢性背部疼痛。在急性疼痛中，焦虑情绪能加重疼痛，表现为"疼痛 - 焦虑 - 紧张"的恶性循环。骨骼肌肉系统的疾病中，常出现肌肉疼痛引起焦虑，焦虑反过来又在疼痛部位和触发点诱导长期的肌痉挛、血管收缩、局部缺血和释放致痛物质。分娩产妇因紧张造成骨骼肌收缩，加重了肌肉收缩痛。采用自发诱导松弛，可以中断紧张和疼痛所形成的恶性循环，缓解疼痛。

焦虑对疼痛的影响可能有三种机制：①焦虑使中枢神经系统功能亢进，引起肌肉痉挛、血管收缩或内脏功能紊乱，从而导致感觉过敏。②焦虑改变个体感知有害刺激的能力。焦虑降低了患者区别有害刺激和无害刺激的能力，高度的生理性应激状态，导致机体把感受的刺激知觉为疼痛反应，而不是忧虑情绪。③由患者害怕而引起的焦虑，如关于医疗过程的焦虑，会使患者对疼痛更加敏感。

（3）愤怒：愤怒会影响个体对疼痛刺激的感知，愤怒情绪能够加重疼痛强度的原因可能是由于愤怒能够增强个体的生理唤醒。调查研究发现慢性疼痛患者的愤怒和敌对情绪可以有效地预测疼痛的严重程度。愤怒也可以通过影响抑郁情绪来调节疼痛知觉，并且会阻碍个体对疼痛治疗的动机和接受程度。

（4）恐惧：恐惧会使个体对疼痛的感知产生偏差，个体的恐惧水平越高，疼痛强度越高，不愉悦感也越强。一般认为是由恐惧情绪对个体生理活动的调节造成的，并与个体在恐惧中对威胁信息的选择性注意有关。但也有研究发现恐惧会减轻疼痛感知，可能是由于不同实验所诱发的恐惧情绪水平不一样造成的。另外，针管恐惧症或幽闭恐惧症也会干扰治疗，需要及时进行心理治疗。

7. 社会文化　　文化因素在人对疼痛的感受和反应中起着重要的作用。一些民族在特有的礼仪、习俗、信仰、宗教仪式等影响下，人们对疼痛产生明显不同的行为，最明显的差异是对疼痛的耐受。

二、心理干预

疼痛的治疗一般分为药理学和非药理学两种。非药理学的方法包括：冷敷、热敷、简单按摩、针刺镇痛、改变体位，活动肢体、呼吸调整、分散注意力、气功、心理干预等。目前认为最佳的疼痛治疗方案应针对疼痛所涉及的各个方面，在传统的疼痛治疗基础上结合心理治疗。

心理治疗可向患者提供更多的支持、知识和技巧。在药物治疗的同时，配合心理治疗以达到控制情绪、转移注意力、减轻或消除疼痛，减少用药剂量的目的。通过医患之间的充

笔记

分交流,帮助患者认识到治疗是有希望的,帮助患者高质量、舒适地生活下去。

（一）疼痛的心理干预原则

1. 减轻患者心理压力和负面情绪　患者的心理压力和情绪状态与对其疼痛感知有着密切的关系。如果患者消极地看待疼痛会加重疼痛体验;反之,态度越积极,疼痛感越轻。

2. 转移注意力,改变疼痛认知信念　转移注意力可有效地抑制疼痛。根据病情帮助患者把注意力集中到某项活动上。可用音乐来分散对疼痛的注意力,根据患者疼痛原因选择对应风格的音乐来调节患者对疼痛的情绪。当刺激检测疼痛时,可以刺激痛区对侧的健康皮肤,以分散患者对患处疼痛的注意。此外,可以帮助患者转化疼痛的含义,根据患者对疼痛特点的描述,痛的感觉可转化为"压迫感"、"震动感"和"冷热感"等。

3. 指导积极想象　集中注意力让患者想象自己身处一种意境或风景中,或让患者闭眼呼吸,想象新鲜空气缓慢进入肺中,可减轻疼痛。在诱导想象之前,患者要处于心理上感到简洁舒适、空气畅通的环境。然后让患者保持舒适自然的坐位或卧位,然后根据导语指引从头到脚依次放松全身肌肉,闭目凝神,驱除杂念,平静地呼吸,以缓解紧张的情绪。这对减轻疼痛强度,增加耐痛力具有良好的作用。

（二）疼痛的心理干预方法

1. 运动治疗法　以主动的肌力和耐力运动、渐进抗阻力运动和短暂最大收缩练习为主。松弛的方法如打哈欠、深呼吸、闭目冥想等,主要目的是改善机体的生理状况,减轻肌肉紧张,提高运动能力,中断焦虑情绪,从而缓解疼痛。

2. 支持心理疗法　支持疗法需要将患者从被动接受自身困境的角色转换成积极主动康复的角色,让患者感觉到被理解、产生信任感,最终产生积极应对疼痛的效果。

3. 催眠疗法与暗示　催眠治疗促使患者的意识发生改变,诱导其从平常的清醒状态变为一种有利于暗示发挥作用的想象性投入状态。治疗性暗示主要进行治疗性沟通,把对暗示的反应表现在行为上。患者受暗示在催眠之后会感到神清气爽,精力充沛,症状改善。术后痛、烧伤痛、牙科痛、分娩痛、癌症痛、头痛、幻肢痛等多种急、慢性疼痛的治疗都可采用。

4. 认知行为疗法　改变患者对自身疼痛的负面认识,增强自信和自我控制感是认知疗法的主要目的。重点在于改变患者的信念、期望和应对能力。对于多种类型的急、慢性疼痛都有显著疗效。具体操作可采用引导想象和自我催眠等,还要指导患者改变行为(如调节生活方式,包括饮食、睡眠和运动)。

5. 操作行为疗法与生物反馈技术　操作行为疗法需识别需调节的疼痛行为和生理反应,借助生物反馈技术帮助患者学会控制部分生理活动。找出产生痛反应的刺激,确定对疼痛反应行为的奖惩方式。操作行为疗法和生物反馈技术要关注患者的正常行为,鼓励患者多做正常行为。

6. 眼动脱敏和再加工疗法　眼动脱敏和再加工疗法(eye movement desensitization and reprocessing,EMDR)把冥想、暴露、双焦点注意、放松和认知等要素整合,要求患者识别出能够改善状况的条件,并且指出与疼痛负面感受相关的问题。在关注疼痛相关负面感受时,通过引导患者实现快速眼动。过后,要求患者放松和关注感觉的改善。EMDR既能够改变疼痛的强度,也能够改变疼痛记忆。

(李晓鹏)

思考题

1. 通过学习我们认识到,疼痛的内涵和平常我们认识到的有所不同,请解释原因?

2. 疼痛的闸门控制理论被认为是当今最有指导性的疼痛理论,它与其他疼痛理论有什么不同?

3. 测量疼痛的方法有哪些? 请试比较它们之间有哪些不同。

4. 本书中,疼痛的心理社会影响因素和心理干预措施有哪些?

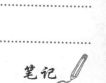

笔记

第十五章　安慰剂及其效应的应用

很多医生在治疗患者的过程中都会发现这样一个有趣的现象：患者来到医院后立刻感觉病情有所缓解，像这种没有接受到专业治疗但患者却获得与医学治疗一样的甚至更好的疗效的现象，称为"安慰剂效应"。本章将介绍什么是安慰剂，为什么会出现安慰剂效应，使用安慰剂又会涉及哪些伦理问题。

第一节　安慰剂及其效应

安慰剂（placebo）是一种无活性或特异生理作用但能改善症状的物质或治疗。该词起源于拉丁文，本意为"我（药物）能令你愉快"。安慰剂的使用历史非常悠久，几乎与临床医学同步，一直作为一种暗示性的治疗方法，广泛应用于医学实践和研究中。

安慰剂是在 20 世纪 50 年代由美国学者 Shapiro 提出，解释为："在任何治疗过程中（或某一环节中）中故意安排的有效或无效的，或只对治疗起非特殊作用的措施（包括所有机械性、外科、药物或者心理治疗），患者可能知道也可能不知道该措施是否有效。"1978 年，Shapiro 在其《安慰剂》一书中对其做了进一步解释，安慰剂是"将一种缺乏特殊活性的物质或过程赋予患者，然后对其疗效做出评价"，意为在医学领域中以一种"模拟药物"的方式存在，其外观、大小、颜色、剂型、重量、味道和气味等物理性质都尽可能与试验药物相同，而本身却无有效的药理活性物质，即安慰剂既无药物作用也无药物副作用。如含乳糖或淀粉的片剂、胶囊或蒸馏水、氯化钠注射剂等等。

一、安慰剂效应及反安慰剂效应

1955 年毕阙（Beecher HK）发表了经典著作《强大的安慰剂》，首次提出了安慰剂效应（placebo effect）。

安慰剂效应，又名伪药效应、代设剂效应或定心丸效应，是指患者虽然获得无效的治疗，但却"预料"或"相信"治疗有效，从而使病情得到有效缓解的现象。

反安慰剂效应（nocebo effect）与安慰剂效应性质完全相反，即患者不相信治疗有效，反而认为药物可能会令病情恶化。这个现象是由于接受药物的受试者对药物的效力抱有负面的态度，因而抵消了安慰剂效应，继而出现了反安慰剂效应。反安慰剂效应同样不是由所服用的药物引起，而是基于患者心理上对康复的期望。

二、安慰剂在治疗和研究中的应用

临床医学和心理学的试验结果表明，安慰剂的作用主要集中在两方面：一是用于临床治疗，安慰剂可以稳定患者紧张情绪，调节因病痛而造成的不良心态，从而调动免疫功能使病情缓解；二是用于对照研究，在试验某种新药疗效时，对受试者使用安慰剂，以排除心理

笔记

作用对药物客观效果的影响及对药物客观效果的评价。

（一）安慰剂的临床治疗作用

安慰剂在医疗中的作用可概括为以下五方面。

1. 缓解疼痛　有数据显示安慰剂有镇痛作用。一份 Meta 分析研究，纳入了 15 篇报告，包括手术后疼痛、头疼等各种类型的疼痛，发现安慰剂总有效率为 35%，其中约有 50% 的患者疼痛症状得以缓解。还有研究认为，安慰剂用于产后疼痛的镇痛效果与阿司匹林相当。安慰剂效应与疼痛种类有一定关系。大多数种类的疼痛中，35% 的患者可得到缓解，但头痛患者中可有 52% 得到安慰剂的助益，这可能是由于他们的焦虑水平较高的缘故。此外还有一些其他因素，例如，当强烈暗示患者这是一种强力止痛剂时，安慰剂的效应将大大强化。但是，重复应用安慰剂，会使患者对它的信赖感有减弱的倾向。

对各种原因的头痛以针灸和安慰剂治疗作双盲研究，结果对 33% 受试者有效。对躯干部位的疼痛，安慰剂缓解有效率为 30%～35%。而安慰剂对因口腔疾病而导致的疼痛也有较为明显的作用，使用安慰剂的受试者痛感明显低于未使用者。

2. 治疗抑郁　有研究发现安慰剂对抑郁症有效率为 30%～40%，对神经症性抑郁甚至高达 70%，与抗抑郁剂接近。

3. 稳定情绪　饱受疾病困扰的患者会对名医及特效药物抱有强烈的期待，当获得充分信任的医生施以安慰剂治疗时，往往能很快缓解患者的紧张焦虑情绪。患者求治愿望越强烈，安慰剂效果越好；施治者需具有一定的威望和经验，威望越高，经验越丰富，效果越好。

4. 减少药物副作用　慢性头疼、消化性溃疡、过敏性疾病，包括哮喘、花粉热、类风湿性关节炎、高血压、心绞痛、血管舒缩功能紊乱等的药物治疗疗程较长，大大增加产生药物副作用的风险，而且人体对药物的耐受性也会下降，此时适当地使用一些安慰剂，可以减少药物副作用的产生。

5. 增强药物作用　安慰剂效应与药物效应可相互作用。在安慰剂反应者中，药物的效应戏剧性地增大。吗啡的标准剂量虽对安慰剂不起反应的人仅有 54% 的效力，但对安慰剂起反应的人则为 95%（Lasagna，1954）。

（二）用于对照研究

理论上，任何药物都可产生安慰剂效应。为了确定一个药物作用是真正有效还是存在安慰剂效用，安慰剂被广泛地应用于相关研究的对照比较当中。尤其在新药研发时，为排除由于心理因素造成的实验误差，受试对象会被分为试验组和对照组。试验组会被给予具有针对性的药物，而对照组则会被给予安慰剂，理想状态是医护人员和受试者均不知道受试药物和安慰剂的区别，此为双盲法。试验结束，比较两种制剂的效果，这样既能排除受试者的心理因素的影响，还能有效地减少主观误差，使试验的数据和结果更有说服力和可信度，即去除掉安慰剂的影响才能确定受试药物疗效是否可靠。现在，许多新药的评估都采用这种方法，如果与安慰剂相比无明显差异，则说明该新药的疗效只是存在安慰剂效应，对此种疾病并没有显著的疗效。

第二节　安慰剂效应的机制

安慰剂效应作用机制的两个假设：受试者期望效应（subject-expectancy effect）及条件反射。

一、受试者期望效应

传统理论认为，安慰剂通过期待产生作用，即言语预期（verbal expectation），言语预期通过言语信息和说服途径告诉受试者所接受的治疗会具有明显的作用，使被试者建立起安慰剂有效的信念。因此受试者对治疗效果的期待是安慰剂效应产生的基础，受试者服用安慰剂后会有意识或无意识地认为病情得到改善，即使事实上病情并没有什么变化。学者Ader认为某些个体的信念和期望能够影响到他们自身的健康。还有的受试者因为主观的偏见使其潜意识相信病情得到了医生的关注和照料而改善，导致安慰剂效应的出现。

期望是产生安慰剂效应的主要原因。"一种积极的安慰剂反应表示着一种期盼疼痛减轻的心理状态"。"同样的，这种减轻疼痛期望，有利于患者对吗啡和其他有效药物产生较好的反应"(Lassagna，1954)。如果医生深受患者信任，止痛效果肯定是好的。同患者一样，医生对缓解疼痛的期望也会体现在患者身体上，具有强有力的治疗作用。相反，对安慰剂没有反应的患者，也不会产生镇痛效果。

期望是一种学习来的认知状态。与成年人相比，幼儿对安慰剂的反应没有那样强烈，因为他们欠缺经验。文化、背景、经验和人格也会影响成年。相信、有意愿和服从医生的欲望将会提高疗效，而对医生的敌意，则会降低疗效。对治疗专家的期望、热心和魅力，提高了治疗效果。由于实验室中实验的期望比临床实践中的期望受到更多的限制，因此，安慰剂作用的频率和强度在实验室不如在诊所明显(Beecher，1959)。

医生的积极暗示能产生安慰剂效应，影响痛觉。将糖或盐溶液等安慰剂暗示为吗啡或其他止痛剂时，约有35%的患者报告疼痛显著缓解，与大剂量吗啡对剧痛的缓解率75%相比，安慰剂镇痛效果相当高。暗示借助于患者的期望，可能是患者对药物止痛效果的期望或是对医生个人魅力和权威的期望。医生采用安慰剂治疗的实质是一种"善意的说谎"。但是，如果患者发现了自己受到欺骗，那么他们的期望就会破灭，从而产生负面影响。

学者Pollo等人做了一项研究，给接受了胸外科手术的胃癌患者实施安慰剂止痛，研究中将受试者分成三组，三组均注射生理盐水，第一组为自然历史组，该组患者只接受盐水的注射，但未被告知注射药物有无止痛效果的信息；第二组为双盲实施组，告诉患者注射的可能是止痛药物也可能是安慰剂，几率均等；第三组为欺骗性实施组，告诉患者给他们注射的是非常有效的止痛药物。然后观察受试者在注射生理盐水之后对止痛药物的需求量。实验结果表明：自然历史组要求的止痛药物最多，双盲组其次，比自然历史组降低了21%的止痛药剂量；欺骗组受试者需要的止痛药量最少，比自然历史组降低了34%。研究者认为，对生理盐水的不同描述诱发了不同的预期，从而产生不同的安慰剂止痛效应，最终导致不同条件下对止痛药物的不同需求。总而言之，安慰剂的治疗效果主要与受试者的心理期待有关。

二、条件反射

有学者认为，安慰剂效应的实质就是经典条件反射作用。有效治疗是非条件刺激，症状改善是非条件反应，而安慰剂治疗与有效治疗类似的形式则是条件刺激，安慰剂治疗引起的症状改善是条件反应。例如将大鼠放入笼中，用电刺激前爪并镇痛，在电刺激时出现音乐声。如此反复进行操作后，单独出现音乐声或只把大鼠放到原来的笼中，也能起到镇痛的作用。因为此时大鼠的脑内充分建立起内源抑制疼痛系统的条件反射。

人类的安慰剂作用与此有类似之处，人们往往基于以前的体验或获得的信息，例如注射吗啡能镇痛，所以只要有类似的药品出现，就会期待通过条件反射促进内啡肽镇痛。

具体而言，有专家对受试者进行前期训练，在训练中，当给予被试者痛觉刺激伴随安慰剂治疗时，予其低强度的痛觉刺激；当给予被试者痛觉刺激不伴随安慰剂治疗时，则予其高强度的痛觉刺激。受试者不知道真实的情况，他们认为疼痛的降低是安慰剂治疗引起的，从而达到通过前期的条件反射训练强化了安慰剂的作用的目的。这一学习过程完成之后，痛觉刺激恢复到原有的水平并进行安慰剂治疗，来检验安慰剂效应。

2006 年学者 Wager 等人进行了安慰剂对激光诱发电位的影响研究。正式实验前告知受试者将给其施加"高"强度的激光热痛刺激，但实际上给予受试者"止痛药"（安慰剂）治疗时，秘密降低了激光刺激强度，而对照条件下，即不予"止痛药"治疗时，施加高强度刺激。这样使受试者真实体验到药物"止痛"的作用，建立了安慰剂止痛有效的意识。正式实验中检验安慰剂止痛效应时，施加的都是高强度的热痛刺激，比较安慰剂条件和对照条件下对激光热痛刺激的感受，实验结果表明，在同样高强度的刺激下，实验组疼痛程度要明显低于对照组。还有专家在对受试者进行前期训练阶段，给予其有效的药物进行止痛或稳定情绪的治疗，让受试者真实地体验到了药物的作用，然后再中断有效药物替代以安慰剂治疗，但受试者被告知是同样的药物，实际上给予的是没有任何疗效的安慰剂。

2005 年，学者 Petrovic 等人给受试者在第一阶段注射真正有效的镇静药物安定，故受试者在观看能引起负性情绪的图片时确实体验到了药物的镇静作用，接着在第二阶段给予受试者注射安定的拮抗剂，受试者体验到负性情绪图片诱发了的强烈负性情绪。通过药物作用的对比，受试者真正相信了安定稳定情绪的作用。在正式实验中将安定换成生理盐水，但受试者仍然认为使用的是真正的药物，试验结果显示，服用安慰剂的被试者情绪较未服用药物时稳定。

实际上，越来越多的研究者认为受试者期望效应和条件反射对安慰剂的两种机制是互相有影响的，甚至是相互促进完成的。例如，先对受试者进行有效治疗，再给予外观类似的安慰剂替代的情况下，安慰剂起作用很可能是条件反射的结果，但也可能包含受试者期待的因素；在受试者未进行过有效治疗，直接给予安慰剂治疗的情况下，如果受试者没有之前的有效治疗经验，即对安慰剂所产生的作用没有预期，是不可能仅通过语言暗示引起条件反射的。

三、神经机制

随着人们对安慰剂效应研究的不断深入，关于安慰剂效应的神经机制受到了研究者的广泛关注。目前研究者主要研究安慰剂在镇痛、帕金森病、抑郁症和情绪方面的作用。

1987 年的磨牙拔取试验证实，身体的镇痛机制可由安慰剂诱导，同时又可被纳洛酮（阿片受体拮抗剂，可与内源性阿片类物质竞争结合阿片受体）阻断。Levine 等人发现，使用非甾体类抗炎药止痛的患者，纳洛酮能够阻断部分内源性阿片类物质的安慰剂镇痛作用，同时胆囊收缩素拮抗剂能增强安慰剂的止痛作用。

Petrovic 等人的一项 PET 研究发现，阿片类止痛药和安慰剂效应引起的脑区活动相似，这表明疼痛背景下安慰剂效应可能与阿片类止痛药的机制相似。也就是说阿片系统是安慰剂镇痛的主要的潜在性生物学机制，经疼痛模式及神经影像学证实，止痛的预期会诱导大脑相关区域内源性阿片类物质传递，从而起到镇痛作用。目前研究者基本达成共识，至少在一些情况下，疼痛背景下期待引起的安慰剂效应是由内源性阿片类物质调节的。

第三节　影响因素与伦理问题

一、影响安慰剂效应的因素

如果能识别产生安慰剂效应的易感人群，那么对科研工作和临床工作都具有重要的意义。在药物研发时，随机对照试验的目标是区分阳性干预组与安慰剂对照组的总体区别，若能从受试者中确认并排除产生安慰剂效应的个体，那么，试验所需样本量就可以大幅度减少，药物开发方面的成本也随之降低；临床上如能明确患者是否为安慰效应易感者，将非常有可能改变目前常规医疗模式,给予患者更精准更有效的药物治疗。

专家学者普遍认为,安慰剂效应是否起效不仅取决于所应用的临床背景,还取决于受试者得到的相关信息的程度,也就是说取决于受试者的心理、环境及社会背景,甚至可以说研究安慰剂效应的本质就是研究影响康复的过程与受试者相关的心理、环境及社会背景。而心理、环境及社会背景又是由众多因素共同构成,例如受试者的人格特质、安慰剂的特征和医患关系等,这些因素之间还存在着复杂的交互作用。

(一) 人格特质

20 世纪 50 年代以来,很多研究者开始关注人格特质对安慰剂效应的影响。一些专家试图确定某种人格是会发生安慰剂效应的个体,即安慰剂反应者(placebo responders),而非此种人格的个体则为安慰剂不反应者(placebo non-responders),即不会发生安慰剂效应的个体。有学者认为,乐观开朗的患者在改善睡眠方面更容易产生安慰剂效应。但当专家反复论证时却发现在一种临床背景下得到的结论往往难以在其他临床背景下重复。例如,心脏病患者的焦虑水平能够极大地影响安慰剂效应,即焦虑水平高的患者更容易产生安慰剂效应;但同样试验条件下,疼痛的患者的焦虑水平对安慰剂效应影响很小。

从人格心理学角度来说,安慰剂有效者的个性特征如下:①有虔诚的宗教信仰;②敏感多疑;③神经质;④健谈、善于交友;⑤适应能力强;⑥性格平和、不易冲动;⑦自信心不足;⑧有依赖性、易受暗示;⑨受教育程度较高或文盲;⑩女性较男性多。

(二) 社会家庭情况

研究发现,个体社会家庭关系与安慰剂效应存在密切关系。Mack Lipkin 发现骨盆大小完全相同、婴儿重量完全相等的产妇,生产时给予同质同量的安慰剂,反应却截然不同,一组产妇表现较为混乱和痛苦,另一组则相对安逸和愉悦。分析发现安慰剂效果不明显,表现极度痛苦的产妇一般认为分娩本身及婴儿将会引起家庭、社会的消极负担,而考虑婴儿出生后给家庭、社会愉悦和幸福产妇,安慰剂效果明显,从而表现出较为适切自然的情绪。

Beecher 设计了一项试验,以某次战斗中受伤的敢死队幸存者为被试,在一般情况即年龄、民族、宗教及伤情均给以配对的情况下,统计发现,敢死队幸存者在使用安慰剂后所需麻醉剂剂量远少于一般受伤士兵。还有与此类似的研究发现,体验过或充分了解手术后会出现疼痛的患者较无思想准备,对术后躯体情况不甚了解的患者所需止痛剂的剂量小。可见安慰剂的作用与环境及社会因素密切相关。

(三) 安慰剂特征

不同的安慰剂特征是影响安慰剂效应的一个重要因素。有研究显示,给受试者服用同样的安慰剂,如果安慰剂的外形进行一定的改变,例如,例如由片剂由白色改为蓝色,并且药片表面刻上字母,其效果要明显好于普通外形白色的安慰剂。有数据显示,手术操作的安慰剂效应大于注射药剂,注射药剂的安慰剂效应大于口服药物。药物的品牌、颜色、数量、使用频率、服用环境等也都会影响安慰剂效应。大胶囊比小胶囊的安慰剂效应好,注射用的安慰剂比口服的更为有效。

(四) 医患关系

一些研究者认为医患关系影响安慰剂效应。例如抑郁的患者强烈期待某一在此领域久负盛名的医生为其诊治,在候诊时其抑郁情绪能够明显缓解甚至消失。

有学者强调在临床环境下,医生的交流技巧在很大程度上会影响安慰剂效应,医生通过语言暗示引起安慰剂效应时,在良好的医患关系下,医生给患者服用无效药物,却告知其服用的是镇静剂或兴奋剂,患者的心率和血压能够发生完全相应的变化;而如果医生使用消极的指导言语,即使给患者服用有效药物,患者的症状不仅不会改善,反而进一步恶化。

在临床工作中,经常遇到由疾病而引起的疼痛时,如果医生多向患者说明疼痛产生的原因和在病程中的积极意义，并使患者理解和接受的话，则可减少吗啡的用量。还有专家发现，治疗手臂疼痛时，医生与患者相处时间的长短会影响安慰剂效应。

学者 Liberman 还归纳了安慰剂有效者对待疾病和医生的态度一般集中在以下几方面：①应激下有很多躯体不适主诉；②有一个以上躯体症状但无生命危险；③经常随身带些药品如阿司匹林、止泻剂等；④认为名医和价格较贵的药物疗效更好；⑤患者诊断为焦虑和抑郁症的几率、较高。

纵观安慰剂的使用情况，有专家总结出有效病例大致具有以下特点：医患关系越融洽，疗效越好；患者希望获得某种"特效药物"的心情越急切，疗效越好；患者对某种安慰剂期待时间越长，疗效越好；躯体症状比精神症状使用安慰剂疗效好；安慰剂有效持续时间较短。

二、安慰剂效应的伦理问题

随着科技的不断发展，医学的不断进步，安慰剂的使用已成为一种流行的趋势，不仅运用到临床治疗和试验中成为医学的一项重要而有益补充，还对心理医师的治疗有一定的辅助作用。但由于安慰剂没有药物活性或者疗效，所以有关安慰剂对照试验的道德合理性引发了诸多争议，尤其在 2008 年修订《赫尔辛基宣言》之后，这一争议变得更加尖锐。反对者认为，使用安慰剂会使患者得不到真正有效的治疗，从而延误病情，这样是置患者健康权利于不顾，损害患者利益。

所以医护人员在使用安慰剂时应考虑以下几方面因素：

1. **安慰剂对照试验必须符合合理的风险／收益评估比**　研究者应严格评估，在临床实践中根据患者的实际情况决定是否使用安慰剂，必须最大限度地减少研究参与者暴露风险，不能让患者因为使用安慰剂遭受到"永久性的不良后果"或"暂时性的不适或伤害"。

2. **在缺乏检测敏感性的研究领域，安慰剂对照试验是合理的**　也就是说不可滥用安慰剂对照试验，只有当安慰剂对照在临床试验中是必不可少的时候，它的使用才是合理的。

3. **安慰剂的使用必须在伦理审查委员会的监督下进行**　安慰剂的使用，既要鼓励医学研究，同时也要保护受试者的利益，应该坚持个体受试者利益优于其他利益的原则。

所以在使用安慰剂时应严格遵守以下的伦理原则：①慎重、准确原则；②不伤害原则和有利原则；③择优原则。

（王　娜）

思考题

1. 解释安慰剂和反安慰剂效应。
2. 解释安慰剂效应的机制。
3. 影响安慰剂效应的因素有哪些？

笔记

第十六章　心血管疾病和糖尿病中的心理行为问题

慢性疾病对我国经济发展和人民健康带来的重要影响,心理因素与疾病的发生发展互为因果关系,良好的心理不但有益于躯体的健康,而且有利于疾病的康复。本章重点介绍心血管疾病和糖尿病相关的心理行为问题。

第一节　心血管疾病的心理行为问题

广义的心血管疾病(cardiovascular diseases,CVD)包括高血压性疾病、缺血性心脏病(冠心病)、肺源性心脏病和肺循环疾病、脑血管疾病、急性风湿热、慢性风湿性心脏病以及其他心脏和循环系统疾病等,其中尤以高血压、脑卒中和冠心病危害最大。

一、原发性高血压相关心理行为因素

高血压(hypertension)是以动脉血压持续升高为主要特征的全身性疾病。2010年的中国居民营养与健康现状调查结果显示,我国18岁及以上居民高血压患病率为20.5%,估计全国患者数超过1.8亿。与1991年相比,患病率上升41%,患者数增加约9000多万,在中国每年有600万人死于高血压带来的心脑血管疾病。

高血压病具有明显的遗传倾向,但不能解释所有的高血压病。人们认为高血压病的发生也与心理社会因素有关。目前研究认为,高血压是一种由基因与环境危险因子交互作用而形成的慢性疾病,环境因素的作用大于遗传作用。高血压相关的行为危险因素如下:

1. **食盐过量**　高盐饮食是与高血压病发病密切相关的危险因素。在阿拉斯加因纽特人和太平洋岛屿某些土著居民摄入食盐极少,未发现有血压升高者。我国北方高血压患病率高的一个原因是喜欢吃咸些的菜。

2. **肥胖**　肥胖者的高血压发病率是正常人的2～6倍 肥胖儿童高血压的患病率是正常体重儿童的2～3倍。高血压患者60%以上有肥胖或超重。在体重指数正常的人群中,随着体重指数增加,血压水平也相应增加。

3. **饮酒**　长期大量饮酒是高血压的重要危险因素 虽然少量饮酒后短时间内血压会有所下降,但长期少量饮酒可使血压轻度升高;过量饮酒则使血压明显升高。如果每天平均饮酒＞3个标准杯(1个标准杯相当于12g酒精,约合360g啤酒,或100g葡萄酒,或30g白酒),收缩压与舒张压分别平均升高3.5mmHg与2.1mmHg,且血压上升幅度随着饮酒量增加而增大。

4. **情绪因素**　强烈的恐惧、焦虑、愤怒以及情绪压抑时,在中枢神经系统调控下,会出现神经、内分泌等系统变化(如促进肾上腺释放肾上腺素),这些变化最终导致高血压病的发生。不良的人际交往能力常会导致人们处于紧张情绪,这种紧张的情绪会促使高血压病的产生,相反较好的人际交往能力会使人体血压处于相对平稳的状态。研究显示良好的人

际交往能力会降低儿童和青少年患心血管疾病的风险。

5. 应激 应激事件它们常常构成高血压发生的原因,这些应激事件包括:移居、拥挤的环境、社会经济状况等,以及长期从事脑力劳动者、驾驶员、证券经纪人、长期工作在噪声环境中的工人。

6. 人格特征 A 型行为模式的人除易发生冠心病外,亦易患高血压病。研究表明,有63.6%的高血压病患者属于 A 型行为类型,进一步研究表明,敌意在高血压病的发生中起一定作用。Cottier 等人(1987)认为 A 型行为、神经质、焦虑及抑郁、缺乏应付能力可能与高血压的发病有关。被压抑的愤怒、敌意或是抑郁往往与人际交往、社会支持系统等方面存在问题有关。因此,建立良好的支持系统有助于降低患高血压病的可能性。

二、冠心病相关的心理行为因素

冠心病(coronary heart disease,CHD)是由于冠状动脉功能性或器质性改变而引起的冠状动脉血流和心肌需求不平衡所导致的心肌缺血性心脏病。

在冠心病诸多的行为危险因素中,有一些是相对固定的,如受教育的状况、社会关系、社会阶层、年龄、性别、遗传、家庭背景和种族;而有一些是可以改变的,如吸烟行为、肥胖、活动过少的生活方式,对工作压力的察觉和个性等。冠心病的主要行为危险因素是:

1. 饮食、肥胖与高胆固醇血症 脂肪是饮食与冠心病联系的枢纽,它决定了血液中胆固醇的水平,后者是冠心病的重要危险因子。挪威在第二次世界大战被德国占领期间,肉和奶制品的消费下降,同时鱼类消费上升,结果冠心病的死亡率骤然下降。随着社会经济发展、都市化及生活习惯的改变,西方式的生活方式越来越多地渗入发展中国家。国内正面临冠心病发展的上升期。

2. 吸烟 吸烟具有生理、心理、社会多方面意义,但就行为本身的确对我们的健康产生了极大的威胁。吸烟引起冠心病死亡率的增加主要是由于心肌梗死和冠心病猝死。冠心病患者中四分之一的死亡认为是由吸烟引起的。另外,停止吸烟可以使已经心脏病发作的患者的另一次发作的概率减半。

3. 缺乏锻炼 随着社会的发展,我们的生活质量在不断提高,生活节奏也在加快。交通的便利性、周围的环境、工作的压力、人际交往模式、兴趣爱好等内外因素在不知不觉减少运动量的同时带来了疾病。有学者对 45~69 岁成年男性和女性的运动指数、业余体力活动指数和工作指数与冠心病的关系进行了研究,结果显示在非黑种人中运动指数每增加一个标准差,冠心病的相对危险度在女性和男性分别为 0.73 和 0.82;业余体力活动指数每增加一个标准差,冠心病的相对危险度均为 0.78;工作指数与冠心病未见关联。经常性的中等强度体力活动均可降低冠心病的死亡率。

4. 情绪 焦虑、抑郁、紧张、颓废与恐惧是引发冠心病主要的负性情绪。冠心病起病急骤、临床经过凶险和预后不佳等,令患者担心自己随时可能再次发作而死亡,因而对生活失去信心,对自己的病情焦虑不安、忧心忡忡。他们的生活欲望减弱,工作进取心下降,疏远亲朋,甚至远离社会人群,进而产生悲观厌世的思想。前瞻性调查显示,长期处于敌对、抑郁或焦虑情绪的人更容易发生心脏病或高血压(Weidner 和 Mueller,1999)。负性情绪对心脏病的影响包括两条途径:①当人们处于负性情绪时更易采用不健康的生活方式;②负性情绪会产生生理变化从而增加对心脏病的易感性。

情绪激动非常容易诱发心绞痛和急性心肌梗死。抑郁与冠心病的关系研究结果提示持续严重的抑郁情绪是引发心血管疾病的一个危险因素。对有冠心病史的患者来说,是否伴有抑郁情绪对其预后的影响具有更加重要的意义。近年来的冠心病合并抑郁症研究结果显示,两者合并发生的患病率在 19% 左右。抑郁包括抑郁状态与重性抑郁,均会增加冠心

笔记

患者的并发症与死亡率。抑郁是冠心病病理生理进展中的一个独立的高危因素，而并非只是患病后继发的情感反应。研究表明急性心脏病前的疲惫和抑郁往往是一些潜在病毒活动及冠状动脉炎症的表现。社会交往少、人际关系差、缺乏社会支持等因素常常影响冠心病患者的情绪，也可以成为引发冠心病患者的心肌梗死的危险因素。

5. A 型行为和敌对性　20 世纪初，著名的英国医生 Williamosler 指出，典型的冠心病患者是"敏锐、有雄心的人，他的引擎指示器总是处在'全速前进'上"。A 型行为类型的人特点是性格急躁，情绪不稳定，爱发脾气，固执，急于求成。其交感神经张力过高，遇到应激性生活事件时交感神经易兴奋，结果使心率增快、心肌耗氧量增加、冠状动脉痉挛，而发生心绞痛、心肌梗死、心律失常，甚至猝死等。A 型行为性格与冠心病的发病率、冠状动脉狭窄程度、病变累及冠状动脉的范围有明显关系。A 型人格的人儿茶酚胺和肾上腺皮质激素水平经常是持续高于正常的，尤其是不紧张的时候也偏高（Pope 等，1991）。这种激素的高水平会损害心脏和血管。

目前研究表明，对环境和其他人保持敌视态度的 A 型行为者发生冠心病的危险性增加，而适应并享受、热爱生活的 A 型行为者危险性并不增加。也就是说 A 型行为类型中的"有害成分"，即愤怒（敌对）特征导致心血管高反应性，引起高血压或冠心病。

男性比女性具有更多的敌意，研究结果很好地解释了年轻女性较不易患冠心病。心血管高反应性与交感神经激活、儿茶酚胺释放、低水平迷走神经调控有关。虽然生物反应性与遗传有密切的关系，但早年孩子的教养方式同样会与敌意行为的发生有关，所以生物 - 心理 - 社会因素在敌对与反应性的形成中共同起作用。另外，A 型行为类型的个体容易超负荷工作，乐于选择进入高度紧张或挑战性职业，在社会生活中会有更多的人际矛盾，心理社会应激（紧张）可以使心血管病危险性升高。敌意个体可能伴有吸烟，饮酒、咖啡因摄入过多等增加冠心病的高危行为。

6. 应激　应激反应和冠心病、生活事件和冠心病、工作应激和冠心病之间均存在联系。瑞典的一项研究表明，患者在心肌梗死发作前 6 个月里的生活变化单位（LCU）大幅度升高，远远超过患者自己前两年的水平，可达 3～4 倍以上。Theorell 对一组心肌梗死患者进行了三个月的跟踪研究，每周测一次 LCU 和尿中儿茶酚胺代谢产物，证明两者变化的趋势是一致的，这意味着 LCU 与心肌梗死病情的变化密切相关。

无论是生活事件还是日常困扰都可以通过应激的神经、内分泌、免疫系统间的联系对循环系统产生影响，增加患冠心病的危险。生活事件的突然发生会出现明显的情绪反应，如压抑、焦虑、愤怒等，与此同时还会出现冠心病的发作，如心绞痛或心肌梗死等，严重影响人们健康。日复一日无休止的琐碎事件，如家庭不和睦，经济处于窘迫状态，工作压力、家庭成员生病、移民、城市化、缺乏社会支持这些因素使人的精神处于长期处在应激状态下，机体生理调节乏力或资源耗竭，导致冠心病的发生。有研究表明，应激管理可以减少冠心病患者的应激。

三、脑卒中相关心理行为因素

脑卒中（stroke）是脑局部血液循环障碍导致的神经功能缺损综合征，本病起病急，症状持续在 24 小时以上。脑出血、脑梗死、蛛网膜下腔出血等都属于脑卒中范畴。

2016 年脑卒中流行病学报告，我国现有脑卒中患者 7000 万人，每年新发脑卒中 200 万人，每年脑卒中死亡人数 165 万人，脑卒中的发病率和死亡率男性高于女性。从地理分布上看，总体上是北高南低、东高西低（西藏自治区除外）。脑卒中除与高血压、脂代谢异常、糖尿病等因素有关外，还与生活习惯有关，甚至是姿势的突然改变都有可能致病。消极的情绪，如愤怒、狂喜也会诱发脑卒中。脑卒中的行为危险因素如下：

1. 生活习惯　酗酒与吸烟是脑卒中的危险因素。饮酒可以使血压升高、降低脑血流量、心律失常等而导致脑卒中发生。烟草中的主要有害成分尼古丁，可引发血管痉挛及加速动脉硬化，诱发脑卒中。一些研究认为，吸烟合并饮酒者的血压更易升高。超重会增加脑卒中出现几率，肥胖所致的高血压、冠心病、糖尿病均会增加脑卒中的风险，糖尿病患者发生脑卒中的几率是常人的 4 倍。生活水平提高带来的高胆固醇、高脂肪饮食以及缺乏运动等不良的生活方式对脑卒中病的发生有重要作用。

2. 情绪因素　消极的情绪是脑卒中的危险因素。临床研究表明，愤怒、惊恐、抑郁、焦虑等消极情绪会诱发脑卒中。情绪变化可导致交感神经活动增强，使心率增快，血压增高；血中儿茶酚胺浓度的增加使血小板激活，起到调节血管和增加血小板凝集性，从而诱发脑卒中。

3. 生活事件　生活事件同样是脑卒中发病的危险因素。国内研究表明，脑卒中患者在患病前多有负性生活事件发生，无论是事件的数量还是频率都明显高于对照组。

脑卒中患者病后常常存在心理障碍，见专栏 16-1。

专栏 16-1

脑卒中患者病后的疾病历程与心理障碍

1. 否定阶段　患者对自己突然发病感到茫然，就像没发生什么事情一样，并不感到十分痛苦，也不认为自己已经残疾。

2. 抑郁反应阶段　因脑卒中后导致的社会、情感、智能障碍等多种因素作用，特别是患者偏瘫后失去独立性或降低活动能力，不能正常工作生活，导致患者害怕给家庭和社会增加负担而出现抑郁，表现为心情沉重、忧伤、无助、悲观，或伴有悲哀、痛苦、愤怒和焦虑，程度严重者可表现为精神运动迟滞。

3. 对抗独立阶段　患者不积极参加康复锻炼，心存依赖，日常生活不尽自己所能而依靠他人。

4. 承认和适应阶段　患者逐渐接受了现实。康复人员应根据患者不同的心理调整阶段进行心理治疗，运用心理评估结合访谈法及临床观察，以开放式的沟通技巧为主，让患者自由表达，交流出内心的真实体验和想法。

四、心脏介入手术的心理问题

随着医学的发展及人们经济水平的提高，搭桥术、起搏器、支架、移植已经成为心脏外科常见的手术，术后患者的情绪反应及长期再适应障碍的发生有其特点，并愈来愈受到人们的关注（专栏 16-2）。

专栏 16-2

心脏搭桥、起搏器、支架术患者术后的疾病历程

1. 手术早期（手术后到第 5～7 天）　相当于在重症监护病房（ICU）期间。术后暂时性谵妄最长可达 36 小时。有些患者呈现灾难性反应，表现为术后躺着不动、面无表情、双目紧闭、睁开时也只是凝视、被动合作、懒于交谈、始终处于高度警戒状态，可持续 4～6 天而突然停止。有些患者因为得到有效治疗而表现为欢快、并发症少、希望早日撤去输液管及装置，尽早回普通病房。

2. 手术中期　离开 ICU 后，开始下地活动，因担心身体而体验到极大的焦虑和恐惧。如果发生肺梗死、心律失常等并发症，便会出现抑郁情绪，有些患者出现角色强化，仍想继续住院。

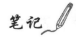

3. 手术后期　指术后 3～15 个月，是再适应与康复过程。多数患者的焦虑、抑郁、疲劳及睡眠障碍逐渐减少，健康情况得到改善。

主要的心理障碍是：

1. 由于对心脏搭桥、起搏器安装、支架术等知识的缺乏，部分患者仍然存在焦虑、抑郁、恐惧情绪；可以采用结构性或非结构性患者健康教育来减轻焦虑和困扰。

2. 个别患者存在异物心理。支架手术后少部分患者会有异物感觉，这是心理上的，医务人员应该给进行讲解，让患者了解支架的作用，让患者在家庭中能了解并防护并发症，最大限度地降低伤害，减少不必要的顾虑。

3. 依赖心理。患者对起搏器产心理依赖，从而导致为起搏器担忧，长期夜间不敢入睡，严重者出现精神失常。部分患者植入起搏器后，当出现自身心律与起搏心律的竞争心律时，患者有心悸感，误认为起搏器功能异常。这些患者不敢活动，植入起搏器的上肢活动受限，不敢进行性生活或性生活明显减少，对事物无兴趣。

五、心脏器官移植的心理问题

器官移植后患者心理反应的发生率是很高的。有研究表明，约 32.2% 的移植患者发生了不良心理反应，主要是焦虑和抑郁，也有自杀想象的发生。

心脏移植者的心理反应可分为以下三个阶段：

1. **异体物质期**　发生于脏器移植术后初期，受者常有以损害他人的健康来延续自己生命的内心感受。即使接受刚死者的器官，受者也认为自己的生存机会建筑在别人死亡基础上，因而陷入抑郁。有的患者厌恶自己依赖所讨厌甚至憎恶的人的脏器（真实的或想象的）而生存，从而导致病情恶化。有的患者关注有一种不属于自己的脏器进入体内，心理上会产生一种强烈的异物感，觉得这一脏器功能活动与自己的生理功能不相协调，自己身体的体像及完整性遭到了破坏。因此，担心自己的生命安全而恐惧不安，为自身脏器的丧失而抑郁、悲伤。

2. **认同期**　不良心理反应大为减少。此时受者到处走访打听，希望详细了解使他获得第二次生命的供者的全部历史、特征，甚至生活琐事，犹如我们所得心爱物品，总想详尽了解一样。曾有报道，供者的详情被患者了解后，患者以供者为认同对象极力模仿，供者的心理特征可能对受者的心理活动产生影响，甚至出现受者的性格、行为、声音、习惯以及饮食、爱好十分接近供者的现象。有个别的受者由于个性的敏感、情绪的不稳定、以及暗示性较高，所以更易出现供者的言行，以至于被某些人误以为心脏具有了记忆的功能。按照目前科学的解释，人类只有大脑才是心理活动的器官，所以认为心脏具有记忆的功能是不科学的。

3. **同化期**　在认同的基础上，可造成受者人格上的戏剧性改变。如女性患者移植男性心脏后，心理活动变得男性化；相反，男性患者人格亦可女性化。

有研究发现，脏器移植后的早期阶段，患者通常是以欣快和再生感为其特征，常伴有自恋情绪及"被奇迹般地治愈和复活了"的幻想。紧接着便是幻想的觉醒和抑郁。患者往往因幻想的醒悟而感到沮丧，"新生"并不是像最初幻想的那样美好，没有"从此摆脱患者状态"，仍要回医院来检查身体情况和移植器官的功能、观察和治疗并发症。此时患者可因为有体型与容貌改变的并发症出现而引起不同程度的幻想。患者会出现一种适应性策略，一是退缩性夸大狂样防御，在意识中只对移植器官部分的自我排斥有抑郁和焦虑，而对自身死亡威胁的抑郁与焦虑则被否定，此型在身心方面的预后较差。二是进展性轻躁狂样防御，一方面因对于移植器官部分发生的排斥反应而产生抑郁和焦虑；另一方面，也不排除因关注自身生命而出现的抑郁、焦虑，这种类型在身心方面预后良好。

移植心脏存活的确重要，但生命质量和整个生命本身则是更重要的。医生应在关心患者整体健康的前提下去关心心脏移植，同时关心这类患者的心理反应。做过心脏移植手术者，以及安装人工心脏起搏器或人工瓣膜者、心脏搭桥、安装心脏支架者，他们的生命完全掌握在医师手中及其使用的仪器及药物上，患者对医护人员的依赖性增加，多数采取被动服从态度，但也有持理想或敌视态度。面临疾病恶化或发生并发症威胁时，医护人员应给予仔细治疗，耐心解释；家属及社会应给予精神和经济上的支持，以减少抑郁、焦虑的不良反应。随着内脏移植的发展，器官移植的心理学知识将会进一步得到充实与提高。

六、健康促进与心理干预

对心血管疾病患者进行心理社会干预具有重要意义。通过心理社会干预可以帮助患者消除心血管疾病所带来的消极情绪，提高适应能力，矫正对疾病的歪曲认知和不健康的生活方式，促进自我的和谐与疾病的康复（图 16-1）。常用的心理社会干预方法主要有健康教育、疾病监测、心理干预等。

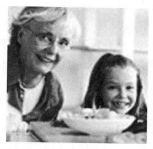
合理饮食

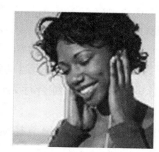
压力管理

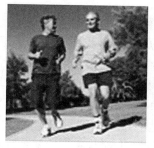
锻炼身体

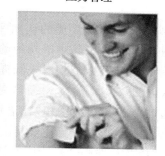
戒烟

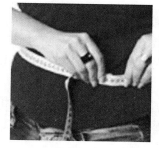
控制体重

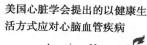
美国心脏学会提出的以健康生活方式应对心脑血管疾病

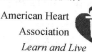
American Heart Association
Learn and Live

图 16-1　美国心脏学会推荐的健康生活方式

（一）健康促进

采取综合性的社会卫生措施，合理膳食、禁烟限酒、适量运动和控制体重。对患者进行健康教育、心理社会咨询，目的在于提高他们对治疗方案的依从性，增强适应疾病的能力，降低以后发生心血管问题的危险性。

健康促进传递的健康行为包括:①限盐增钾:WHO专家建议每人每日摄入的钠盐不超过5g。对一些特殊人群如老年人,需要时可服用氯化钾缓释片慎重补钾。②减少脂肪:减少膳食中饱和脂肪酸和胆固醇含量,增加不饱和脂肪含量,能有效地降低人体血清总胆固醇、低密度脂蛋白胆固醇水平,使得冠心病和脑卒中发病率和死亡率明显下降。③禁烟限酒。④适量运动:有规律的需氧运动不仅可减重,而且能预防和治疗高血压,降低心血管疾病的发病率和死亡率。⑤控制体重:控制饮食与有规律运动相结合是最有效的控制体重和防治肥胖的方法。

(二)心理干预

心理干预可以采用支持性心理治疗、放松训练、认知行为应激管理、自我效能管理、A型行为矫正等。

1. 认知行为应激管理帮助人们学会调整自己的情绪,正确对待来自社会、家庭、学习和工作中的各种问题。向患者提供病情和治疗的信息,通过放松训练减轻他们的压力,并且在住院期间就开展认知行为应激管理,可以减轻焦虑、恐惧和抑郁。

2. A型行为的矫正主要是采用认知行为矫正疗法这种综合矫正模式。包括:以宣传单或集体讲座的方式进行冠心病知识和A型行为知识教育,进行松弛训练,并要求TABP者将松弛反应泛化到日常生活中,用认知疗法帮助患者进行认知重建和实施自我控制,还可以结合想象疗法、行为演练、社会支持和运动锻炼等。Powell(1984)等使用集体定期咨询的方法对1012名患者进行2年期的综合行为矫正对照研究,证明患者的A型行为得到了明显改变。

3. 自我效能管理与心血管病的康复控制危险因素,培养健康行为,促进患者形成积极生活方式是心脏康复的核心内容之一。自我效能在改变心血管危险因素过程中起重要作用。

班杜拉认为影响个体对效能期望的认知评估有四种信息来源,包括成功的经验、替代性经验、言语劝导和生理状态。其中成功经验是获得自我效能的最重要、最基本的途径。医务人员应充分利用四种自我效能信息来源提高患者的自我效能期望,帮助其控制危险因素,从而提高健康教育的效果。例如,住院教育和出院后电话随访,可以增强心脏手术患者的自我效能,这是通过"成功的经验"和"言语劝导"来实现的;通过已康复的患者起到示范效应,能增强首次心脏手术患者的自我效能,是通过"替代性经验"来实现的;而有效地控制心脏术后患者的疼痛及负性心理反应则是通过"生理状态"来增强患者术后活动的自我效能。

住院患者实施病房行走计划在提高自我效能方面同样是有效的,而且更为经济。如果患者具有较高的自我效能信念,他们将更有可能在出院后自觉地有规律地参加心脏康复,表现出与积极健康结果相关的行为。反过来,因成功地坚持心脏康复计划而导致自我效能的提高又可改善心脏康复的依从性。

4. 帮助患者获得社会支持尤其是家庭支持医护人员在对患者进行积极救治过程中除了从生物学的角度来帮助患者度过危机外,还应给予精神上的支持,使患者获得更多的社会支持,并且帮助他们更好地利用可获得的社会支持。

第二节　糖尿病的心理行为问题

糖尿病(diabetes mellitus,DM)是由多种病因引起的糖代谢紊乱为主要表现的临床综合征,其特点是慢性高血糖,伴有胰岛素分泌不足和(或)作用障碍,导致碳水化合物、脂肪、蛋白质代谢紊乱。

糖尿病既可以导致急性并发症,又可以造成多种器官的慢性损伤、功能障碍衰竭。糖尿病分 1 型糖尿病、2 型糖尿病、特殊类型糖尿病,其中以 2 糖尿病为主,占到 90%,1 型糖尿病仅占 4%到 6%。

糖尿病古称消渴病。近几十年来,糖尿病患病率在世界范围内呈现出上升趋势,构成全球性重大公共卫生问题。2010 年调查显示,我国成年人糖尿病的患病率为 9.7%,前期患病率高达 15.5%,据此推测全国现有糖尿病患者 7000 万人以上。中国在短短 20 年里,就从少于 3%的低患病率国家迅速跨入世界糖尿病中等患病率(3%～10%)国家的行列。糖尿病出现了发病年轻化的趋势,可能与儿童肥胖患病率不断增加以及运动少有关。

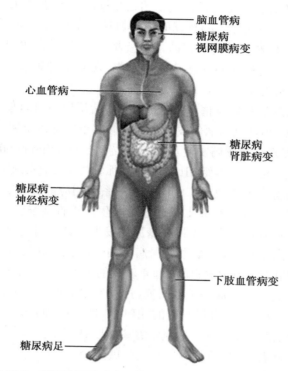

图 16-2　糖尿病可造成多种器官的慢性损伤、功能障碍衰竭

一、行为危险因素

至今糖尿病的确切病因尚未完全明确。多数观点认为糖尿病是两类因素—遗传和环境共同作用的结果。在糖尿病 1 型的病因中遗传因素起着重要性作用,2 型糖尿病的危险因素还包括早期营养、糖耐量损害(IGT)、胰岛素抵抗(IR)、妊娠次数、社会经济状况、高血压等。除上述危险因素之外,伴随着心理的紧张、情绪的激动及各种应激状态,会引起升高血糖激素的大量分泌。

1. 肥胖(或超重)　肥胖是 2 型糖尿病最重要的危险因素之一。体重指数与发生 2 型糖尿病的危险性呈正相关关系,在不同性别和不同种族之间均保持一致性。在现代社会中,人们的生活水平逐步提高,体力工作常常被机器所代替,体力活动日渐减少,由于营养过剩,肥胖者增多。目前肥胖已被认为是糖尿病的一个重要诱发因素,约有 60%～80% 的成年糖尿病患者在发病前均为肥胖者,肥胖的程度与糖尿病的发病率成正比。自 25 岁至 75 岁,肌肉组织逐渐减少,由占体重的 47% 减少到 36%,而脂肪由 20% 增加到 36%,这是老年人、特别是肥胖多脂肪的老年人中糖尿病明显增多的主要原因之一。

2. 体力活动不足　体力活动不足增加糖尿病发病的危险,活动最少的人与最爱活动的

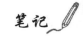

人相比，2 型糖尿病的患病率相差 2～6 倍。这种现象存在于欧洲人、美国土著人、亚洲印第安人、毛里求斯克里奥尔人等多个人群中。多项研究支持，每周运动 5 天，每天大约进行 30 分钟的中等强度运动可减少 2 型糖尿病患病风险（25%～36%）。

3. 饮食因素　高能饮食是 2 型糖尿病的重要膳食危险因素。日本相扑运动员每日摄能达 4500～6500 千卡，比一般日本人的 2500 千卡高得多。他们中 40% 发展为 2 型糖尿病。摄取高脂肪、高蛋白、高碳水化合物和缺乏纤维素的膳食与发生 2 型糖尿病有关。

4. 应激　应激对糖尿病的影响主要表现在两个方面，一方面是促进或诱导糖尿病的发生，另一方面是影响糖尿病的发展和转归。

糖尿病患者在应激情况下要消耗掉更多的葡萄糖，Goetsch 等人（1990）研究了在自然生活环境中用心算模拟应激事件，心算期间患者血糖水平显著增高，而且随着应激强度的增加，血糖升高越明显，应激事件能引起糖尿病患者的血糖变化。由于 1 型和 2 型糖尿病对应激的敏感性，特别是带有糖尿病易感基因的人群，在应激时频繁或持久地出现异常血糖反应，最终可能导致疾病的发生。

在应激时愤怒、敌意等是常见情绪反应，这些情绪反应也可以使血糖升高。虽然抑郁也是应激时常见的反应，但在糖尿病的发病中更多倾向于抑郁是疾病导致的结果。

社会支持与应对方式对糖尿病发展及其转归也有影响。Simmonds 等（1981）的研究结果显示，糖尿病患者组与健康人群组相比，更具有孤独性、无子女或独生子女、提前退休等倾向，这些倾向的共同特点就是缺乏广泛的社会关系和相应的社会支持。多元回归分析和路径分析结果表明，应对方式和社会支持通过影响生活事件而导致心理应激，进而影响糖尿病的发生。因此，应对方式与社会支持在糖尿病发生中具有间接的作用。

5. 人格因素　关于人格特征与 2 型糖尿病的关系，目前的研究结果缺乏一致性。人格特征在 1 型糖尿病转归中作用的研究结果却有较高的一致性。近 20 年来，在人格特征与 1 型糖尿病尤其是儿童、青少年糖尿病关系研究方面，有横断面的研究，也有前瞻性大样本的纵向研究。多项研究结果显示，自我发展的成熟度（冲动控制、道德发展、人际关系）与儿童、青少年糖尿病代谢控制密切相关，自我发展成熟度越高，患者对治疗疾病的自信心水平就越高，其糖代谢控制就越好，严重的并发症发生就越少。

二、健康促进与心理干预

（一）健康教育与预防

糖尿病与生活方式的关系，群体预防与干预将放在糖尿病防治工作的首位。为唤起广大群众对糖尿病的重视，世界卫生组织和国际糖尿病联盟曾以"糖尿病无知的代价"作为 1995 年世界糖尿病日主题，并推出"糖尿病教育、饮食治疗、运动治疗、药物治疗和糖尿病监测"五项综合措施。因此要强化宣传力度，使更多的群众理解社会经济发展对人群健康的正面与负面影响，使其自觉地采取健康的生活方式。在开展一级预防的同时，要重视糖尿病的二、三级预防。

（二）自我管理

日常生活中的自我管理在糖尿病的预防与治疗过程中尤显重要。通过积极的日常自我管理不但可以预防糖尿病（特别是 2 型糖尿病），还可以使糖尿病患者的病情得到较大改善。日常自我管理包括体重控制、锻炼、控制饮食、自测血糖、压力管理等方面（专栏 16-3）。以糖尿病足病为例，其自我管理主要包括：每天检查双脚，尽早发现异常；穿柔软、适宜尺码的鞋；每天洗脚，避免水温过冷或过热，更换袜子，保持清洁；使用锉刀，不适用指甲刀剪指甲；每年请医生至少检查足一次；控制血糖在理想范围，戒烟等方面。

由于自我管理内容常被视为建议性的，糖尿病所引发的问题出现较晚，以及外界诱惑等多方面原因,健康行为常难以长期坚持,影响糖尿病的控制效果。

专栏 16-3

糖尿病饮食的饮食建议

糖尿病饮食的四个"一",伸手一量就能搞定!

一只手,就能算出该吃多少!

2017 年,全民健康生活方式行动(China Healthy Lifestyle for All)由国家卫生计生委疾控局、全国爱国卫生运动委员会办公室和中国疾病预防控制中心,联合提倡科学"三减"(减盐、减油、减糖),号召实现"三健"(健康口腔、健康体重、健康骨骼);旨在通过传播合理膳食和适量运动的理念,奠定全民健康基石。

如何做到"三减三健"?

一只手,就能算出该吃多少!

1. **主食 & 水果(一顿一拳头)** 糖尿病患者,每天至少得吃 250~300g 主食,均匀地分给三餐的话,每一顿大概要吃 75~100g。简单的判断方法就是一顿吃一个拳头大小的主食。

如果血糖控制得比较好,也可以吃些水果,但每天不能超过 250g(3 拳头),不过要注意!每吃够 200g 水果,就得相应地少吃 50g 主食,换算过来,大概是每吃 3 拳头水果,少吃 1 拳头主食。

2. **蛋白质(一顿一掌心)** 糖尿病患者每天要吃 150~200g 的蛋白质,每顿吃掌心大小,小拇指厚度(50g)的蛋白质即可。

3. **油脂(一道菜一指尖)** 每天摄入油脂不超过 25~30g,大约是 3 瓷勺的量。每炒一个菜,放一拇指指尖大小的油,摄入量基本上不会超标。

4. **蔬菜(最少每天一捧)** 两只手能抓住的"一捧"(盛到盛不下那种),大概相当于 500g 的量,每天必须至少吃这一捧蔬菜,才能满足糖尿病患者身体的需求,最好能吃到两捧(1000g)。

(三)控制体重

控制体重能够改善血糖,减少药物使用剂量。根据患者实际情况进行各种体育的锻炼,合理调整患者的饮食、转变认知、纠正不良行为习惯,达到控制患者的体重,使患者恢复身体的各种功能。

(四)增强遵医行为

对已诊断的糖尿病患者进行管理,除了控制血糖,还要同时控制其他心血管危险因素,并应采取更严格的标准。通过健康教育提高患者对糖尿病的认识,采取合理的治疗手段,进行血糖的自我监测,通过规范的药物治疗,控制血糖稳定,预防并发症的发生。对已发生并发症的患者主要采取对症治疗、预防病情恶化、防止伤残和加强康复等措施,以降低糖尿病的死亡率、病死率,提高患者的生活质量。

(五)提供心理咨询与治疗

1. **支持性心理治疗** 帮助患者分析发病及症状迁延的主客观因素,让患者了解疾病症状的发生过程与机制,使患者掌握疾病状况,了解要进行的治疗的概况,并进行解释、安慰、启发、说服,去除患者的顾虑与焦急情绪,从而主动地与医务人员合作,提高依从性。

2. **改善自我效能** 目前公认糖尿病尚无有效的根治方法,糖尿病是众多需要终身治疗的慢性疾病中的一种。在长期的治疗过程中无论是生活习惯还是生物治疗都涉及长期坚持,适度水平的自我效能有助于健康行为的始动和维持。日常生活中去尝试设计合理的控

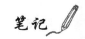

制饮食和锻炼计划,虚心向成功控制糖尿病的患者请教,接受别人的建议、支持,不断鼓励自己的健康行为,在成功的强化作用下有助于自我效能水平提升,同时将这种健康信念泛化到糖尿病的自我管理与治疗之中,将对糖尿病的治疗起到积极的意义。

3. **认知疗法**　抑郁是糖尿病患者经常出现的问题,伴随着疾病的进展问题会愈发严重,抑郁情绪会影响到自我效能、自我管理、遵医行为等,使疾病难以控制。消极的情绪可能来自于疾病本身,还可能来自于生活事件或日常困扰,因此问题解决训练,积极的应对方式有助于化解问题。患者的应激可能来源于错误的认知(包括对糖尿病),医生帮助患者挖掘自己的歪曲认知,加以分析、批判,代之以合理的、现实的认知。同时对疾病本身,既反对灾难化,又反对非现实乐观,要让他们接受疾病存在的事实,用"既来之则安之"的态度去对待。

4. **自我调整疗法**　根据一套特定的顺序,以机体的一种反应去改善机体本身的另一种反应,以改变躯体的生理状态和心理状态。其中包括松弛疗法、生物反馈疗法等,此法对具有紧张、焦虑症状的糖尿病效果较好。

（曲悠扬）

思考题

1. 心血管病常见的心理社会因素主要有哪些方面?
2. 慢性疾病患者常见的心理反应有哪些?
3. 请根据糖尿病的干预模式制定一项预防管理计划。

笔记

第十七章　癌症的心理行为问题

癌症是严重威胁人类生命和健康的疾病,造成心理危机,其发病、治疗、预防和康复涉及诸多心理社会因素,以及健康行为习惯问题。近年来,癌症心理学的(psychosocial oncology)是研究心理社会因素与癌症的发生发展、治疗、康复之间相互关系的科学。

第一节　病因:心理社会因素

癌症是21世纪人类的第一杀手,已经成为全球最大的公共卫生问题。在许多发达国家,癌症死亡率仅次于心脏病,位居死因顺位前列。在我国,癌症成为城市和农村居民的第一位死因。癌症的发生除与遗传、病毒、环境中的化学因素、电离辐射有关外,健康心理学家更侧重探讨人格、生活事件、情绪、应对方式、社会方式和生活方式与癌症的关系。

一、心理社会因素

(一)人格

人格指一个人由于生活环境、教育等背景不同而长期以来形成的对于事物的固定看法和反应形式。Temoshok 提出 C 型人格与癌症发生有关。Temoshok 和其同事对 150 例恶性黑色素瘤进行了详细的医学调查,发现癌症患者有特殊的性格特点,即所谓 C 型性格(C 型行为模式,或者 C 型人格,C 取自英文"cancer"的首字母)。它的特点是:被动、过于服从、无主见、过分耐心、回避冲突、压抑情感、不让任何负性情绪表现出来、屈从于权威,有依赖感(专栏 17-1)。

> **专栏 17-1**
>
> **C 型人格与癌症**
>
> 心理学家研究发现,癌症患者有其典型独特的人格特征,称其为"Cancer 人格",简称 C 型人格。以下是 C 型人格问卷。请对下面问题回答"是"或"否"。
>
> (1)很难公开表达自己的情绪,内心总是承受着难以解脱的压力,常常心情紧张、焦虑。
>
> (2)怕面对人群,怕被伤害,谨言慎行,"夹着尾巴做人"。
>
> (3)没有成功的做一件事时,常常自咎,懊悔不已。
>
> (4)对每一个创新的计划都持悲观态度,极怕失败。
>
> (5)患病不肯求医,认为病是自生自灭。
>
> (6)当发觉自己有可能患病时,拒绝告诉医生。
>
> (7)当觉得自己不如别人时,极度不安,怀疑别人捉弄自己。
>
> (8)不愉快的时候常强颜欢笑。
>
> (9)没有密切的人际关系。

笔记

（10）认命，认为无力改变现状。

（11）认为生活无意义，无价值，无乐趣。

（12）由于害怕失败，不肯尝试。

（13）从小就认为和家人有很深的隔膜。

（14）失意时用镇静药来麻醉自己。

（15）认为不把心事向人倾诉是强人的表现。

（16）情绪不佳时，找不到人倾诉自己的心声。

如果你在以上描述的 16 种性格特征中占有 14 项，你就属于 C 型性格；如果 5～14 项，那么你有转向 C 型性格的较大可能性；如果你占有 7 项以下，你是相当安全的。

近年来 C 型人格与癌症的研究越来越引起重视。有研究表明 C 型人格特征是女性乳腺癌发生的典型人格，这种人格的中心表现为息事宁人，过分耐心，过分合作，屈从让步，回避冲突。有的医学专家把这些特征称为"癌症性格"。专家们指出：凡是表面逆来顺受，毫无怨言，内心却怨气冲天，愤怒无助，苦苦挣扎的人，情感表达极度不良，久而在体内产生一系列的化学变化，破坏人体的免疫功能，导致免疫监控失衡致癌症的发生。当然，对这项研究工作还有待验证，对人格特征与癌症产生的关系下结论还有待研究的深入。

Richard Guy（1759）曾说过："面对生活中的不幸事件时显得较为痛苦悲伤、性格内向、精神抑郁或神经质的妇女容易患癌。"

很多研究证实癌症的发生与人格有关。南斯拉夫曾对 1353 名居民作前瞻性研究，发现易患癌症者人际交往模式具有服从性、无攻击性、自我贬低、对压抑敏感等特征。有学者对 100 例癌症患者作高级神经活动类型与气质分析，发现弱型与强不均衡型者各占 29%，而气质方面多愁善感和抑郁者占 32%，急躁易怒及好胜者占 31%。Hagnel（1938）对 2550 名瑞典人进行为期 10 年的人格前瞻性研究，他将癌症患者在发病前出现的典型性格称为癌前期性格，其特点是丧失稳定性。当情绪抑郁时因无法表达自己的情感常常转为退缩，这是人格内向的一种表现。

在乳腺癌和胃癌的研究中发现，癌症患者比一般人更抑郁，抑郁可使人易患癌症并加速其发展。癌症与愤怒的压抑有关，癌症患者比一般人更倾向于不表达愤怒，压抑愤怒并进行控制，本人在意识层面不承认自己存在愤怒情绪，但这种否定了的情绪还是存在的，有可能通过躯体化的形式表达出来。

有些人格特征有助于减少癌症的患病率。具有乐观、开朗、正直性格的人，常表现得热情、坦率和乐于助人，易得到别人的帮助和理解，人际关系好而矛盾少。当遇到心理应激反应时，也能表现出较强的耐受性，从而保护了自身的免疫功能。性格良好的人，往往具有科学的世界观、正确的人生观及辩证的思维方法，能够较好地适应工作、生活和社会环境，较少忧愁和烦恼，即便产生了不良情绪，也能很快自我化解，因此具有较为健全的免疫力。

（二）生活事件

早在 1883 年英国学者 Snow 的工作可能是生活事件影响癌症的第一份研究，Snow 发现有三分之二的乳腺癌和子宫癌患者具有"经历了失去亲人的巨大悲痛而发病"的病史，她们都遭遇了厄运（精神创伤）的打击，Snow 指出"精神因素可能是癌症病因中最强烈的一个因素"。Leheer（1980）用社会再适应量表对 40 名直肠癌、14 名胃癌和 10 名正常对照进行研究，结果显示：胃癌患者在首发症状出现前 2 年期间生活恶性事件的冲击显著提高。Chen 等认为心理和生理密切相关，生理功能也参与无意识心理冲突的表达，在许多癌症的起因中强调重大的生活变故的影响。精神刺激所伴随的绝望、难以自拔情绪体验是易患人群发生癌的主要心理社会因素。

笔记

癌症患者所遭遇的生活事件主要是重要情感的丧失，如中年离婚、老年丧偶、丧子等。个体因此长期陷入负性情绪之中，同时伴有心理生理反应，使机体的免疫功能下降，免疫监视系统不能有效地发现癌细胞，致癌细胞逃逸或异常生长，天然杀伤细胞杀伤癌细胞的能力下降，结果造成了适合癌细胞生长的机体内环境，使癌细胞有条件发生发展。

20 世纪 20 年代初，Evans 对癌症患者进行心理研究，结果发现这些患者在癌症发生前都发生过生活事件，如最亲近的人死亡、离别等，并且这种经历带来的负性情绪又没得到及时的发泄。有学者对癌症患者的心理社会因素调查后也发现了他们经历的心理社会应激，诸如家庭不幸、劳累过度、人际关系不协调、工作变化等因素，明显多于普通患者。对癌症住院患者进行的心理调查发现，癌症组患者病前有负性情绪的比例是 66.9%，明显高于对照组的 15.5%，其差异具有显著性；并且 81.2% 的癌症患者在病前遭遇过负性生活事件的打击。有学者采用生活事件量表对癌症患者进行调查，结果发现癌症患者 82.1% 患病前有负性生活事件，作为肝炎组的对照组为 67.3%，具有显著性差异。

美国国家应激研究所所长 Rosch 在《紧张与癌症》一文中指出：对双胞胎白血病的研究中发现，患者多数有过心理紊乱、动荡的事件或经历。患者多数倾向于因焦虑、愤怒、悲痛或绝望而引起的感情困惑或孤独。对妇女子宫癌的发病原因进行的回顾性调查表明，多数患者遭遇过重大不幸事件。

（三）情绪

祖国医学早就提出情绪与肿瘤的关系，《外科正宗》指出：忧郁伤肝，思虑伤脾，积想在心，所愿不得志者，致经络痞涩，聚结成核……名曰乳岩；郁结伤脾，肌肉消薄，与外邪相搏而成肉瘤。"美国克莱斯顿大学克森对产业工人中的肺癌进行研究发现，这些人在癌症查出之前，不是有绝望情绪，就是受到过极大的压抑。

20 世纪 80 年代初，康奈尔大学医学院癌症中心的 Miller 教授指出，当一个人确信了自己的癌症诊断是真的，尽管进行了早期的治疗，但病情往往迅速恶化而致死；相反，对自己的癌症诊断表示怀疑的人却常常较好；长期存活 15～20 年突然复发的癌症患者，多数在复发前 6～18 个月内有过严重的情绪应激。

情绪是机体对事物反应过程中表现出来的一种心理体验。Ravindran 等对严重抑郁症患者、典型和非典型心境恶劣患者循环系统中淋巴细胞的亚型变化进行了分析，结论是抑郁症患者的 NK 细胞水平可能升高。焦虑可降低人体的细胞免疫功能。Coplan 等认为，原发性肌纤维疼痛患者体内神经节苷脂受体和 5-羟色胺水平的升高与恐慌性障碍有关。最近的研究发现，负性情绪的压抑和不表达是癌症发展的另一个重要变量，即低水平的焦虑和高水平的防卫。

早在 20 世纪，希腊医生 Galen 就观察到抑郁的妇女比乐观的妇女易患乳腺癌，提出心理因素与癌症可能相关。Cunni 在《关于癌症心理影响》一书中曾指出：态度和心理状态可以影响癌症过程。最常见的心理因素——抑郁成为癌的危险因素。家庭关系被扰乱的人对癌症可以有易感性，情绪引起免疫功能降低可以为癌症的发生铺平道路。Blumberg 对 50 例癌症患者使用多项人格测定进行前瞻性研究后，发现存活时间短的患者具有被动、焦虑和缺乏应付紧张刺激的能力；相反存活时间长者具有开朗性格，能应付紧张刺激和减轻焦虑、抑郁的情绪特点。

Greet（1983）在癌症与社会心理因素的关系中指出，抑郁情绪以及对生活事件采取消极压抑的应付方式与癌症的发生有关。Watson 等对早期乳腺癌妇女生存率的前瞻性研究中发现医院焦虑抑郁量表抑郁得分高的妇女，5 年死亡危险性明显增加；癌症心理调整量表的孤独无援和悲观失望得分高的妇女，5 年复发或死亡危险性明显高于得分低的妇女。他认为抑郁、孤独无援、悲观失望与生存率降低有相关性。

笔记

良好的心境来源于个体对客观事物的理解，良好的情绪状态可使大脑及下丘脑等神经系统通过激素、神经肽、神经递质等信息分子，作用于免疫细胞，从而增强其免疫功能，这对防病防癌非常有利。人类部分癌症由基因遗传所致，但基因有结构基因与调控基因之分，后者可因人们良好的饮食、环境和心理状态而朝好的方向表达，从而避免癌症的发生。

（四）应对方式

应对就是处理应激的策略与方法。生活中，有些应对方式是无效或有害的，如为了逃避而求助于烟、酒、某些药物等，只能一时避免接触应激情境，但不能从根本上解决问题。正确的应对方法是增加应对资源，如通过学习培训提高技能，掌握人际交往沟通技巧，就会有效应对应激情境。Edwards 等应用应对方式量表 38 项版本对入组患者进行检查，通过因子分析没有发现患癌症的风险和个体的应对方式上有联系，对年龄及癌症家族史进行校正后发现应对本身不能减轻生活事件的应激。有学者对胃癌的研究显示，患者采取较为成熟的应对方式如解决问题和求助时，生存期较长。

应对方式与癌症转归相关。有学者研究了乳腺癌患者对其所患疾病的判断与存活期之间的关系。追踪 5 年、10 年和 15 年后发现，具有斗争精神和积极应对风格的患者比那些深感无助和被动接受治疗的患者手术后存活时间长。

（五）社会支持

良好的社会支持有利于健康，它对应激状态下的个体提供保护，能使患者维持一定的良好状态，增强患者自身的免疫功能，对癌症治疗的疗效及其预后也能起到显著的作用。社会支持系统的强弱是受一个人社交圈子的大小或在其社交圈内能否找到可信赖的个体影响的。

研究显示，80% 的癌症患者希望自己得到心理支持，其中希望得到来自家属支持的占65.4%，来自于社会、社区支持的占 10%，来自于专业人员支持的占 24.6%。Geyer 提出社会支持能减轻应激性生活事件对个体的影响。另有研究表明，在常规放疗、化疗及生物治疗的基础上合并应用一般性心理支持治疗、家庭和社会支持治疗，音乐结合肌肉放松训练及内心意念引导等常用的支持性心理治疗方法，较比单纯采用常规癌症治疗，患者焦虑、抑郁的情绪会有较明显的改善，提示癌症患者在常规治疗的同时配合心理支持治疗，有助于提高治疗效果及生存质量。

（六）生活方式

生活方式因素在癌症开始和发展阶段发挥很大作用。30% 的癌症患者涉及烟草的使用，35% 涉及饮食，7% 应归于生殖和性行为，3% 应归于酒精（Smith 等，1989）。

1. 吸烟　烟草的使用是癌症发生最重要的危险因素，与三分之一的癌症有关。吸烟引起鳞状细胞肺癌的归因危险度男女分别为 65.44% 和 53.79%。已知烟草可导致肺癌、膀胱癌、口腔癌、胰腺癌、肾癌、胃癌、喉癌和食管癌，还可能包括结肠癌。吸烟与肺癌危险度的关系与烟草种类、开始吸烟年龄、吸烟年限和吸烟量有关。

2. 饮食和水　食物结构的不合理以及与食物有关的各种致癌因素，大约导致了三分之一的癌症。动物脂肪及肉类可以增加乳腺癌、结肠癌和前列腺癌的患病机会；食物中长期缺乏微量元素和维生素 C，可造成食管癌和胃癌的危险性增加；食物的烹调不当，可产生亚硝胺、杂环胺类、多环碳氢化合物和糖醛呋喃类致癌物质。

不良的饮食习惯影响癌症的发生，变质的蔬菜及腌制的肉食品，腊肠、腊肉、酸菜、咸鱼及含防腐食品中亚硝胺类的化合物含量较高。人类通过饮食等途径吸收进入人体后可引起食管癌、胃癌、肝癌等消化道癌症。1985 年一项调查显示癌症高发地区江苏扬中居民所食的蔬菜、咸菜中硝胺盐、亚硝酸盐含量较高，约 77%～79%，高出其他地区 2.2 倍；而当地居民习惯吃煮烂的蔬菜，使蔬菜中的维生素被破坏，高浓度的亚硝胺酸胺类化合物并缺乏维

笔记

生素 C，成为癌症尤其是消化道癌发生的危险因素。过量酒精引起食管、咽、喉、肝、乳房和其他癌症。饮酒又吸烟者得某些癌症的危险性更高。

饮水可能同样与某些癌症的发生有关。对饮水中致突变、致癌可疑因素的研究已进行了多年。早期曾对水中有机氯与肝癌的关系作过研究。

3. **城市化**　癌症的分布呈现明显的城乡差别，肺癌和胃癌的城市患病率和死亡率显著高于农村。动物实验研究表明，把小白鼠放入拥挤、震荡、嘈杂的环境之中，会促进小白鼠腹腔中种植癌症的生长，明显地增加了癌症的易患性，此时对其免疫系统进行检查，结果NK 细胞功能明显下降。自身免疫性疾病的动物实验也有类似的结论。Akrat 等将兔禁闭于嘈杂的环境之中，不仅加速了疾病的进展，而且还严重地干扰了疾病的康复。同时，缺乏身体活动也是癌症的危险因素。

4. **性行为方式**　早婚多育妇女宫颈癌多发，未婚者及犹太妇女中罕见，说明宫颈癌的发生可能与性行为和性卫生有关。古老的犹太教有着割礼习俗，规定男孩在出生第八天要进行割礼，即阴茎包皮环切术，令犹太男性免遭阴茎癌伤害。

二、心理社会因素致病机制

心理社会因素可引起机体细胞水平的系列变化，导致癌症发生。心理社会因素对癌症发生发展影响的机制可以概括为：心理因素与癌症发展之间的关系可能与五个系统的作用有关：心理因素、中枢神经系统、内分泌系统、免疫系统和癌症本身。各系统之间的相互作用，涉及心理因素与内分泌和免疫系统之间的相互作用、大脑与内分泌和免疫系统之间的相互作用、以及内分泌和免疫系统之间的相互作用。具体机制如下：

（一）神经系统与癌症

在癌症的发病过程中，心理社会因素的影响贯穿始终，负性生活事件作为强烈的应激源通过神经系统对患者发生重要的影响。癌症神经学认为，癌症是以神经系统为核心的人类免疫系统条件反射、感应应答衰弱、丧失的结果。神经系统在整合传递和调节传递中出现的混乱给细菌、病毒、寄生虫等造成了可乘之机，导致了正常细胞的应急失当而变态，最终致使内环境稳态遭到严重破坏，直至生命的解体。

（二）内分泌系统与癌症

Fuad 等的研究表明癌症患者的儿茶酚胺、皮质类固醇、生长激素等与免疫功能及癌症的发展存在一定的关系。机体皮质类固醇水平长期升高会引起有害的免疫抑制作用，抑制胸腺依赖性免疫应答，其中包括抑制 Th1 细胞因子、IL-2、γ-干扰素的分泌及 B 细胞产生抗体。此外，皮质类固醇还可以促使淋巴细胞产生 β-转化生长因子，从而有效地抑制 Th1 所参与的免疫反应。而且在应激状态下，内源性皮质激素还调节胸腺细胞的凋亡。因此，持续应激状态下体内皮质类固醇水平升高，可以促进癌症的生长。

（三）免疫系统与癌症

免疫系统是机体主要的癌症防御系统，其各组成部分在防御癌症中所起的作用不同。细胞毒 T 淋巴细胞（CTL）是癌症防御中最重要的部分，自然杀伤细胞能非特异性地杀伤癌症细胞，在癌症防御中与 CTL 相互补充；此外，淋巴素激活杀伤细胞对癌症也具有一定的杀伤作用；巨噬细胞可通过吞噬或释放细胞介素来杀伤癌症细胞；细胞介素能促进免疫反应，增强癌症细胞的免疫原性及抑制癌症细胞的生长。

（四）心理因素影响癌症发生和发展的全程

1. **心理因素直接促发癌症或造成机体易感**　Fox 系统地分析了心理社会因素对癌症发展各阶段可能的影响，他认为心理社会因素可以通过改变致癌因素的物理或化学作用；或者改变机体的状态，使细胞突变的可能性增加、DNA 修复功能降低、免疫功能降低等，从而

笔记

203

增加机体对癌症的易感性。

2. 心理因素作用于中枢神经系统 应激因素则可以改变神经内分泌和免疫系统的功能，帮助物理或化学因素导致机体罹患癌症。

3. 人格因素 既可以促进也可以抑制免疫反应（Eliyahus 等）。NK 细胞和 CTL 细胞是癌症防御的主要效应细胞，心理社会因素可以改变 CTL 和 NK 细胞的功能影响癌症的发生和发展（Schlesiner 等，1991）。动物实验表明：应激使其淋巴肉瘤的生长加快（Kandil 等），群居（类似人类社会支持）饲养，其癌症生长速度较慢（Rowse GJ 等）。

三、癌症对心理的影响

1. 性问题 癌症存活者的性问题通常是由于手术、化疗和放疗引起的组织、器官损伤而致激素分泌改变而产生。Chapman 等（1979，1981）研究发现，90% 的男性存活者有精子缺乏症和性腺发育不全，出现性欲减退、阳痿和心理问题。

环磷酰胺等烷化剂治疗女性超过 9 个月以上，就会导致月经失调、闭经甚至绝经，并伴有性欲丧失。而放疗治疗宫颈癌，会引起性交疼痛、阴道敏感性降低及性交后出血（Abitol 与 Davenport，1974）。放疗的剂量直接影响妇科肿瘤、乳腺癌、泌尿系统肿瘤、男性生殖器癌等患者的性功能。

Anderson（1985）将癌症患者性问题的原因归结为：焦虑和抑郁等情绪障碍、对躯体功能的忧虑、身体形象障碍、由治疗引起的实际的生理改变。

2. 认知能力的损伤 头部放射治疗可能损伤低龄患者中枢神经系统功能和智力产生不良后效应。接受头部放疗和鞘内甲氨蝶呤让儿童智商平均下降了 10 个点（Rowland，1984）。但是，家教、个别辅导、父母支持等及早干预可能会减少认知能力的损伤（Peckham 等，1988）。

3. 心理适应问题 癌症给患者带来巨大冲击，表现为焦虑、抑郁、自尊降低和人际交往问题，但是，极早的信息沟通、家庭的心理支持和交流、患病时年龄尚低可能会改善患者的心理适应问题。

四、癌症患者心理问题的处理

延长寿命、提高生命质量、减少痛苦是患者心理问题处理的基本原则，可以采用各类心理支持、心理治疗或咨询，结合相应的药物或物理治疗。

第二节 癌症的预防

世界卫生组织在 1981 年宣布：三分之一的癌症是可以预防的。国家卫生部在 2003 年颁布了《中国癌症预防与控制规划纲要（2004—2010）》，制定了"预防为主，防治结合，重在'三早'（早发现、早诊断、早治疗）"的癌症防治战略方针。人类对癌症的认识在不断深化，逐渐意识到癌症的预防是抗击癌症最有效的武器，个人、家庭及社区更有责任帮助自我和他人防患疾病，改善环境和生活方式以促进身体及心理健康，只有将癌症预防与控制纳入到人们日常生活及工作中，才能真正起预防作用。

癌症预防的最终目的是降低癌症的发生率和死亡率。癌症预防是一个系统工程，一般可分成三级预防。一级预防也称病因预防，其目标是防止癌症的发生；二级预防是临床前预防或"三早预防"，即早期发现、早期诊断和早期治疗，其目标是防止初发疾病的发展，常用的二级预防方法有筛检、普查以发现和防治癌症高危人群，根治癌前病变，寻找生物标志物，提高诊治能力；三级预防是临床预防或康复性预防，其目标是尽量提高治愈率、生存率和生活质量,注重康复、姑息和止痛治疗。

一、预防

(一)病因预防(图17-1)

病因预防是指对一般人群消除或降低致癌因素,促进健康,防患于未然的预防措施。其目标是防止癌症的发生,其任务包括以下几个方面。

1. 鉴定环境中的致、促癌剂,保护和改善环境,防止环境污染。

2. 建立化学预防方法。针对化学、物理、生物等具体致癌、促癌因素和体内外致病条件,采取预防措施,

3. 改变不良生活方式。如戒烟、戒酒、规律运动等。

4. 合理营养膳食。注意饮食、营养平衡,减少脂肪、胆固醇摄入量,多吃富含维生素 A、C、E 和纤维素的食物,不吃霉变、烧焦、过咸或过热的食物。

5. 控制感染因素。如 HBV 感染与原发性肝癌,EB 病毒感染与鼻咽癌等。

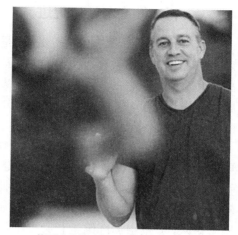

美国癌症协会提出以戒烟、健康饮食、运动、避免暴晒的健康生活方式预防癌症,以早期发现和治疗来提高生存率。

图17-1 美国癌症协会的防癌建议

6. 保持心情舒畅,及时处理负性情绪。有大量研究结果显示,长期不良情绪或与癌症的发生及复发有密切关系。

(二)筛查

癌症的发生是一个逐渐演变的过程,人体上某些器官的一些良性病变容易出现细胞异常增生,具有恶性变化倾向,这些异常增生具有癌变倾向的病变称为癌前病变。二级预防对特定高风险人群筛检癌前病变或早期肿瘤病例,从而进行早期发现,早期预防和早期治疗,其中主要措施包括筛查和干预实验。

筛查作为一种早期发现手段,在癌症防治中做出了重要贡献。由于积极治疗癌前病变,早诊早治无症状癌变,大大提高了癌症患者的生存率,并降低了癌症的发病率。国际公认的比较有效的筛查包括以宫颈脱落细胞涂片筛检宫颈癌,乳腺自检、临床检查及 X 线摄影检查乳腺癌,大便潜血、肛门指诊、乙状结肠镜和结肠镜检查结直肠癌,血清前列腺特异性抗原检测前列腺癌等。美国癌症协会建议对于 20～40 岁的人群应每 3 年进行一次防癌检查,而 40 岁后每年检查一次。

尽管政府、医疗界、新闻媒体和癌症"生还者"都称赞,及早发现癌症有好处,但是目前关于甲状腺癌的诊断和治疗却存在大量的争议。韩国癌症登记中心数据显示,在 1999—2013 年韩国甲状腺癌发病率增长了近 10 倍,美国近 40 年间甲状腺癌发病率增加了近 2 倍,我国甲状腺癌发病率在 1988—2009 年也增加了近 3 倍,甲状腺癌发病率在世界各国均升高,然而甲状腺癌病死率却并未伴随发病率增长而增加。这种互相矛盾的调查发现已引起医学界针对在甲状腺癌诊治中是否存在"过度医疗行为"的关注。Vaccarella 等学者的研究发现,由于高科技成像技术的广泛应用,在美国、意大利、法国等 12 个国家中可能存在甲状腺癌"过度诊断",特别是大部分被诊断为甲状腺癌的患者会直接进行甲状腺切除术,这又引发了可能对甲状腺癌"过度治疗"的讨论。乳头状甲状腺癌是甲状腺癌中最常见的类型,进展缓慢,许多人一生中症状都不明显,复发率低预后良好。甲状腺又是一个重要的腺体,能分泌控制新陈代谢的激素。如果切除了,患者可能会终生需要甲状腺替代治疗,

笔记

患者还要承受甲状腺素水平过低或过高的后果,包括精力和体重的波动。所以,需要加强宣教,使人们真正了解和认识甲状腺癌,避免对包括甲状腺癌在内的甲状腺结节进行过度诊治。

二、行为转变与健康促进

健康教育是医学发展的需要,也是社会的需要,同时能提高人们生活质量的需求。对癌症患者开展健康教育,不仅可以纠正患者对疾病的态度,促进患者的心身康复,可以提高患者乃至整个家庭的生活质量,还可以学习癌症相关的知识,注意癌症的早期症状。例如,肿块及生长速度,原因不明的出血或分泌物,进食时胸骨后闷胀、灼痛、异物感和进行性吞咽困难,久治不愈的干咳,消瘦等。

健康教育的内容包括提供癌症诊疗常识、防癌知识以及如何疏导情绪反应等。大力开展健康教育,加强普通百姓的自我保健意识,保持良好的心态,纠正不良生活方式和生活习惯,并通过运动锻炼、膳食平衡等各种措施来努力提高自身的抗癌能力。经常参加体育运动可提高机体的免疫水平,增加对机体恶变细胞的杀灭能力;不吃霉变、烧焦的食物,减少脂肪摄入,适量增加纤维素和必要维生素及矿物质的摄入等,可减少患胃肠癌和肝癌的几率;尽量避免与有毒化学物品接触,减少日光照射,可少得白血病和皮肤癌等;积极参加定期体检,做到早发现、早治疗,这些都能起到癌症的预防作用。

患者的健康教育是通过向患者传授所患癌症的有关医学、预防、护理及自我保健的知识,帮助患者早期诊断,早期治疗,阻止疾病发展,预防并发症的发生和减轻伤残度。通过健康教育,促使患者恢复健康的心态,对于已经确诊为情绪障碍的癌症患者,如抑郁症,焦虑症等,要根据自身躯体情况进行合理的精神科药物治疗。

(一)癌症相关知识的普及

癌症患者除了承受巨大的心理压力外,他们还急于了解所患癌症的病因,了解癌症发生、发展、治疗的情况,了解治疗过程中出现的各种副作用和并发症。患者需要了解自己疾病的科学知识,接受癌症诊断的事实,及时进入和适应患者的角色,配合治疗,使患者对治疗有较好的心理适应。癌症患者比一般患者需要更多的知识来应对疾病,所以医护人员或者相关专业人士要给予适时的健康教育,并进行解释和心理辅导。

(二)手术前的心理抚慰

手术患者承受着心理压力,可能会面临器官、截肢、内脏造瘘、颜面部改变等改变。医护人员要尊重患者,了解患者的心理需求,及时介绍术前注意事项、手术方法的选择及经过、术中配合、术中可能出现的并发症及预防措施,缓解患者恐惧心理,提高患者对手术依从性及对手术成功的信心。

(三)心理支持或指导

癌症患者通常存在不同程度的焦虑、恐惧、抑郁等不良情绪,而这些负性情绪对机体的免疫功能有抑制作用,会造成患者的组织器官功能紊乱,不利于患者的治疗和康复。医护人员给予心理支持,指导康复,建议患者接受心理咨询或治疗,可以减轻或者消除不利因素,缓解心理压力,直面生活。

(四)康复期的健康教育

化疗及放疗所致的恶心呕吐等副作用对患者的打击,会使患者感到焦虑和恐惧,脱发也是很多化疗药物常见的副作用,会使患者感到苦恼,医护人员通过健康教育,给患者及时讲解化疗的有关知识和可能出现的反应,增强患者自我心理调节的能力,积极调整自我心态,以乐观积极的态度对待面临的各种治疗。

三、癌症的社区健康教育

癌症防治的社区健康教育可以帮助人们有效地建立起健康信念，指导人们接受健康行为，改变危险行为。癌症的社区健康教育的内容主要包括提供癌症这一疾病的介绍、防癌知识、以及如何疏导负性情绪反应等。在传播渠道上，可以选择平面媒体，也可以结合网络平台和社交平台实施健康教育。

（一）确定癌症健康教育的目标人群

主要就是确定进行健康教育的范围，在一定范围内开展健康教育可以有效地进行效果评估等工作。

（二）印发癌症防治手册

手册的主要内容包括癌症的介绍，涉及癌症的高危人群的界定、癌症的诊断与治疗、致病因素等。指导辨认易感人群的人格特征。提供防治癌症的生活方式指导。建议人们接受健康检查。

对于癌症高危人群，应提高他们对癌症的认识和自我保健能力。应该要求他们不断加强身心修养，保持良好的精神状态，培养正确的人生观和价值观，指导健康膳食和锻炼方式。

加强对已经确认可以引起癌症的物质的检测、控制与消除，以预防职业性癌症的发生。例如，石棉与癌症的发生具有一定的相关性，作业人员要加强防护，避免与石棉的过多接触。

手册编制要通俗易懂，图文并茂。

发放方式可以入户发放，或者在社区中的人流量较大的地方进行发放。也可以制成电子文件，通过社交媒体推送。

（三）绘制防癌社区宣传板报

宣传板报主要内容主要根据宣传手册的内容分期进行板报的制作，主要包括前文提到的手册中疾病介绍、人格与癌症的关系、生活方式教育等三方面。

宣传板报更新采取每周一期的形式。板报要注意色彩搭配和文字的清晰整洁，社区居民经过时可以引起社区居民的注意，达到健康教育的效果。

（四）定期举办社区健康教育讲座

为提高社区居民的健康意识，普及癌症健康知识，传播健康理念，创造健康的生活环境，可定期举办社区健康教育讲座。

第三节　心理干预

癌症患者的心理问题不仅影响了治疗的效果和康复，而且还导致了癌症的恶化和复发。心理干预能让患者保持良好的心态，调动各种积极因素，缓解痛苦，提高生活质量。

一、干预原则

心理社会干预不但可以有效改善癌症患者的焦虑和抑郁等负性情绪，还能够显著地提高癌症患者的生活质量，提高患者的生存率。Cain 对个别干预组和集体干预组及对照组患者进行研究发现，到第六个月时，无论是个别干预组还是集体干预组，患者的抑郁、焦虑都比对照组明显下降。心理干预的作用机制目前认为：心理干预能改善情绪，通过神经 - 内分泌 - 免疫系统的作用，从而增强机体的免疫力，提高患者的抗病能力，使癌症患者的生活质量提高。

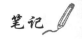

心理干预的原则如下：

1. 针对患者情况，迅速确定干预目标，立即采取相应措施。

2. 鼓励、动员家人或朋友参加心理干预。

3. 增强患者的自信心。

4. 把心理危机作为心理问题处理，而不要作为疾病进行处理。

二、干预方法

心理干预主要针对癌症患者的认知活动特点、情绪问题、行为及人格改变，同时考虑不同年龄患者的心理生理反应特点，采用综合性的干预措施。心理干预可帮助患者尽快适应自己的心身变化，配合治疗，同时可帮助患者减轻心理痛苦，提高患者的生活质量。通过心理干预可以减少癌症的复发，并延长存活期。

同时，还要帮助患者保持有效的应对方式。乐观的情绪是最有效的应对方式，通过心理干预来改变患者的不良认知，以达到消除其不良情绪和行为的目的，使患者能正确认识和对待疾病，对癌症治疗充满信心的乐观态度。

（一）支持性心理治疗

对患者的心理问题给予指导、鼓励和安慰，以消除来访者的心理问题或情绪困扰，根据患者需求，给予信息支持，可消除患者恐惧、绝望情绪，恢复心理平衡。个体支持疗法能减轻癌症患者在癌症诊断后所出现的苦恼和挫折情绪。Moorey 等（1994）做了 1 年后随访研究，发现实验组呈现较少的焦虑和抑郁继续减少，证实了简单的辅助性心理治疗对于癌症患者有益和有效的结论。

社会支持系统作为个体可利用的外部资源，能提高患者的应激管理能力。Holland 等（2003）对 56 例妇女进行了调查，发现社会支持、应对和对乳腺癌患者的积极适应有关联。该结果表示可感知的高水平的社会支持及应对策略和乳腺癌患者积极的调节有关联。社会支持使患者得到了很大的支持，尤其是情绪上的支持。做好患者家属的心理支持工作，为患者建立强有力的家庭支持系统。

（二）行为治疗

行为治疗是指以行为学习理论为指导，按照一定的治疗程序纠正个体的不良行为，建立新的适应行为的一种心理治疗方法。大多数癌症患者会出现各种情绪和行为问题，而躯体疾病和心理因素的交互影响会导致恶性循环：得知癌症诊断，出现消极情绪反应和不良行为，进一步影响生理功能，症状加重，从而情绪进一步恶化。癌症患者出现情绪问题及生理功能失调在临床上非常普遍，及时应用行为治疗技术，包括渐进性肌肉放松训练、想象放松、生物反馈疗法等，可有效地帮助患者减轻这些症状，促进疾病的康复。行为治疗主要用于减轻癌症患者的化疗副作用和降低患者痛苦的情绪。

（三）认知治疗

认知治疗主要通过训练和指导癌症患者纠正不合理的认知，建立新的更理性的认知方式来达到消除症状，改善情绪和行为。癌症患者会出现怎样的心理反应，取决于患者对癌症及症状的认识和评价，错误的认知会歪曲客观事实和阻碍疾病的康复。癌症手术治疗可能会使患者失去身体某个部分，认知干预可帮助患者减轻悲伤，可提高癌症患者的生活质量。手术造成面部损伤、截肢、内脏造瘘、器官切除而失去功能、化疗后的脱发等都可构成心理创伤。Taylor 使用认知的转变策略去改善患者的自我价值、别人交往的能力、对生活有意义的改变等。Trask 等人（2003）用认知行为干预方法治疗一组黑色素瘤患者发现，干预组患者较对照组焦虑状况明显改善，生活质量明显提高。

临床上常常采用 Ellis 理性情绪疗法和 Beck 认知治疗技术，纠正癌症患者的不良认知，

笔记

将科学、客观和正确的康复知识介绍给患者，能促进不良认知的改变。大量研究表明，凡能正确认识癌症，保持良好心态的患者，五年生存率显著提高。癌症虽是威胁人类健康的疾病，但只要及时发现、及时治疗，自身保持积极的心理状态，癌症有可能治愈；即使不能完全治愈，也可能提高生活质量。

（四）团体治疗

团体心理治疗是由经过专业训练并具有团体心理治疗资质的治疗师有目的性地把有心理障碍（精神或情绪问题）或人格改变的人组成一个团体而进行的一种心理治疗方法。Ferlic 等在两周内向 30 例癌症患者进行了 6 次 1.5 小时团体心理干预，在治疗期间在治疗师的领导下，癌症患者就大家所共同关心的癌症问题进行讨论、观察和分析有关自己和他人的心理与行为反应、情感体验和人际关系。结果发现，团体心理干预组能改进癌症患者在集体中的态度，成员之间形成真诚、相互支持的关系和氛围，他们尝试从另一种角度来看待癌症，增加对癌症和对死亡的认识，对癌症有了更深刻的认识，从而用良好的心态去面对癌症。

（五）音乐治疗

音乐治疗是运用一切音乐活动的各种形式，包括听、唱、演奏、律动等各种手段对人进行刺激与催眠，并用声音激发身体反应，使人达到健康目的。研究发现音乐治疗能够增强癌症患者的机体免疫功能，有利于抑制癌细胞生长，使病情稳定或好转。因此，可根据癌症患者不同的人格选用不同的乐曲，以达到解除忧郁、振奋精神、舒畅心理、镇静安神等功效，从而有效减轻疼痛、抑郁、疲劳、恶心呕吐以及精神压力等症状，提高其生活质量。

（王文娟　王　曦）

思考题

1. 癌症发生的心理社会因素有哪些？
2. 简述癌症患者的心理特征。
3. 试述癌症的心理干预方法。
4. 论述癌症患者需要开展的健康教育活动。

笔记

第十八章　患 者 行 为

医疗活动一方面体现在医护人员对疾病的诊断治疗工作中,另一方面也体现在患者及家属追求健康行为活动的医患互动的过程中。疾病会对患者的心理行为产生一定的影响,反过来患者的心理行为也会影响着疾病的发展与转归。因此,在生物 - 心理 - 社会医学模式指导下,正确认识患者的心理行为活动规律,把握患者的求医行为动机,改善患者遵医行为,有助于康复和提高生命质量。

第一节　患者及患者心理

患者(patient)也称"病人",是指患病的个体。它是一个发展中的概念,与疾病、健康概念密切相关,不同历史时期、不同医学模式下可有不同的理解。患者的主观不适的体征称为"病感"(illness),个体感到生病时,为了确认确诊疾病和减轻痛苦而采取的行动称为病感行为(illness behavior),包括寻求医疗或者亲属的帮助等。

传统生物医学模式认为:患者即指患有躯体疾病的人,表现为有发热、疼痛、骨折、功能障碍等明显体征。而现代生物 - 心理 - 社会医学模式认为:人体是内环境相对稳定、与外环境相协调并且心身统一的整体。患者不仅指躯体患有疾病的人,也包括心理障碍者,以及个体在工作、生活、社会活动等方面适应能力受损者。不论他们是否具有主动病感行为,均被称为患者。

一、患者角色、权利与义务

患者角色(patient role)又称患者身份,指处在患病状态中同时又有求医的要求和医疗行为的社会角色。进入患者角色后,原有的社会角色可能会丧失或者减弱,同时也享有其特殊的权力和相应的义务。

1. 患者角色的权利

(1)减免以往的社会责任:患病后,因活动受限、精力下降,社会认可减免以往承担的责任,使其便于休息。免除角色责任与病种及严重程度密切相关,疾病越严重,被免除的责任和义务就越多。

(2)享受医疗救助的权利:个体生命健康受到疾病的威胁,寻求医疗帮助是一个人最基本的权利。医疗机构和医务人员有责任和义务帮助患者,拒绝、推诿患者是法律和道德禁止的。

(3)保守个人隐私的权利:公民有权利不向他人袒露自己的内心感受、个人隐私,医护人员应尊重、保护患者的隐私权,这是医德的要求,也有法律的明文规定。

(4)有知情同意的权利:患者有权知道关于自己疾病、诊疗措施、预后等情况,在有益无害的前提下,医护人员应如实告之。患者及家属有权同意或拒绝某些医疗措施,有权选择医生和医院。

2. 患者角色的义务　主要是及时就医、遵从医嘱、遵守医疗机构的规章制度、和支付医疗费用等。

我们应该正确认识其权利和义务的关系。患者的权利和义务是同时并存的，不应该强调对权力的享受而忽略履行相应的义务。另外，当患者角色消失后，其相应的权利与义务也应该不再享受和履行。

二、患者的心理需要与满足

患者作为受疾病困扰的特殊群体，在心理需求上会发生一定的改变，显示出与一般人不同的心理需要，主要体现在三个方面：

1. 安全的需要　生存与生命质量是患者求医的最重要心理需要。因病就诊，面对疾病的预后、各种诊疗方法以及新的医院环境，患者既有恐惧感，也有茫然和无助感。此时，医护人员高水平的治疗技能、耐心细致的解释安慰、自信的工作风格；稳定、宁静、有序的医疗环境，都可以减少患者的恐惧感，增加患者的安全感。

2. 被接纳的需求　患者希望被医护人员重视、被病房病友接纳。不能及时就医、长时间候诊，容易引起患者不满；确诊后长时间院外待床，患者容易产生挫折感；进入医院病房后，渴望与病友沟通交流，并成为这个群体中受欢迎的人。

3. 被尊重的需求　患者因病处于被动求助地位，增加了自尊和被人尊重的需求。医护人员同情尊敬、一视同仁的关照，患者会感到人格的尊重和满足；如果患者感到医护人员不理不睬，会感到自尊受到伤害，也会降低对医护人员的信任感，损害医患关系。

三、患者心理变化及干预

从正常人到患者角色的转变，患者需要放弃原来的社会责任，接受别人的帮助、诊断与治疗，与人合作以恢复健康。Lederer（1965）将患者接受疾病事实的心理变化分为三个阶段，分别是从健康到生病期、接受生病期和恢复期。

（一）从健康到生病期

1. 这个时期可以突发而至，如意外事故或突发疾病，也可以慢慢产生，其主要的心理变化是：

（1）心理防御：否认或降低疾病严重程度是自我对威胁性事件的常见心理防御反应，可能采取投射、转移、逃避等防御反应。一般患者在 1～2 天内，随着对现实的反复评价，便能度过否定期。

（2）埋怨：患者在承认自己有病时，容易产生埋怨心理。埋怨家人对自己关心照顾不够，多表现为情感脆弱。

（3）自责：有些患者认为疾病是一种处罚，有负罪感，以生气来对待疾病，也可能以和医护人员寻衅、争吵来发泄内心痛苦，或者以冷漠和回避的态度对待治疗。

（4）自得：常常出现于病程不长和预后较好的患者中，患者可暂时脱岗休息、不做家务、还可受到别人关怀和照顾。所以，他们虽有病，但心理上却得到满足，情绪愉快，也愿意谈自己的病情。

2. 主要干预方法　要能敏锐地识别他们的各种心理反应，理解和施以心理支持；鼓励他们面对现实，表达担忧和内心感受。患者发泄情绪，迁怒于他人时，医护人员要意识到这是患者自己失助感的投射，千万不能针锋相对。

（二）接受生病期

1. 此期始于患者接受生病的事实并且扮演患者角色的时候。患者面临的心理问题是不能或不愿意放弃或暂停其他的社会责任，接受自己患者角色，接受别人的帮助，集中个人的精力以关心自己应对治疗。

因此，此期患者的行为会变得以自我为中心，对周围其他事情的兴趣降低，注意力集中于身体体征的变化，急于获得与自己有关的信息，甚至学习有关的医学知识。行为上患者较顺从、易合作，和医护人员的关系变得和谐和依赖，迫切希望早日治愈疾病。

2. 主要干预方法　向患者提供疾病知识和治疗信息，借机进行健康教育。良好的医患关系、倾听、耐心讲解有助于患者适应患者角色而积极配合治疗与康复。

（三）恢复期

1. 心理行为变化主要源于患者放弃患者角色，重新回到病前社会角色。

随着患者逐渐康复，对周围事物的注意与兴趣逐渐增加。此阶段适应不良的患者常常表现为依赖，拒绝角色转变。可能的忧虑有很多，如担心后遗症或迁延成慢性疾病或复发、继续长期治疗和护理带来的个人和家庭负担、担心无法胜任病前工作、怕将疾病传给亲人或同事等。

2. 主要干预方法　医务人员要了解患者出院后所关注的问题，在系统评估的基础上，制定出院指导计划。做好各方面的准备，以确保患者出院后治疗和护理的连续性，帮助患者适应角色转换。

四、患者角色障碍和干预

患者不接受患病现实，不能适应患者角色，所引起的角色适应问题被称为"角色障碍"。常见类型以及应对策略介绍如下：

1. 角色行为冲突　患病初期，患者角色与原社会角色产生冲突称为患者角色行为冲突。养病不能顾家和工作，患者内疚、有挫折感。

医护人员要给予同情关怀，细致耐心地安抚患者，并且充分调动其社会、家庭支持系统，帮助患者积极面对疾病，处理好工作与健康之间的关系，适应患者角色。

2. 角色行为缺如　患者虽被确诊，但不把疾病放在心上或者拒绝承认有病，不接受患者角色，这种情况称为患者角色缺如。患者角色行为缺如可能是客观环境中有重要因素使其不能接受患者角色，比如遇到求学、就业、婚姻等重要人生问题。另一方面的原因也可能是患者使用否认机制，以减轻心理压力。

医务人员应详细、通俗易懂地解释病情，促使其配合治疗。争取患者家属的支持，指导他们给予患者心理支持，或者提请患者工作单位、学校或所在组织团体解决患者的后顾之忧。

3. 角色行为强化　随着疾病得到控制或治愈，患者仍沉溺于疾病角色而不能向原来的社会角色转化，表现为疾病角色行为强化。患者过分看待疾病和其严重性，敏感多疑，行为上表现出退缩和依赖性。

对角色行为强化的干预要首先帮助患者树立自信心，正视担心；其次，可将患者已经病愈或病情不如患者想象中那么严重的实际情况告知患者家属、同事以及其他有关人员。最后，要正确对待患者的要求，以免患者继续从"病"中获得精神和（或）经济上的利益。

4. 角色行为异常　患者因无法承受患病的挫折和压力，出现抑郁、绝望、麻木等应激情绪反应障碍，这种异常行为可能导致自杀、冲动等意外事件的发生。

医务工作者要观察患者的行为异常，劝解、鼓励，动员患者家人、亲友、同事，加强社会支持。必要时请心理科或精神科会诊，以保障有关人员的人身安全，并防止患者自虐、自残或自杀。

第二节 求医行为

求医行为（health-seeking behavior）指个体因疾病困扰而导致的寻求医疗帮助的行为。正确的求医行为有利于个体尽早治疗康复，节约医疗资源。

一、求医行为的类型

根据不同的个体主观感受及采取行为的态度将求医行为分成下列五种：

1. **主动求医行为**　一个人确认病感而主动采取的寻医问药行为。患者以治疗疾病维护健康为出发点积极主动寻求医疗帮助，是大多数患者的行为方式。

2. **被动求医行为**　在他人的要求下或帮助下寻求医疗帮助的行为。它分为：个体有病感却由于各种原因无法主动就医者，如婴幼儿、意识障碍者；或个体有病感，但对疾病认识不够，由他人发现疾病，被督促劝告就诊者，如精神疾病早期。

3. **强制求医行为**　属于特殊被动求医行为，患者无求医动机，甚至拒绝求医，但其疾病的性质和严重程度（烈性传染病、重症精神疾病等）可能给社会、家庭带来重大危害，为了保护患者及周围群众，就必须采取强制求医的措施。

4. **延迟求医行为**　一般有两种情况：①患者有病感，碍于各种条件，例如偏远地区缺医少药或因经济困难无钱看病的贫困人群，而导致无奈地被动延迟求医行为；②患者明明知道患病，却讳疾忌医，主动回避就医。见于难以接受患病事实以及患病后果的患者；或是感到患病丢人，害怕被人歧视；或是自觉症状不严重，没有必要找医生诊治的患者。

5. **过度求医行为**　它是主动求医的特殊类型。见于如下情况：①受"继发性获益"心理支配，如果疾病能使自己摆脱责任，减轻义务，获得同情，得到公费医疗、营养补贴等，患者倾向于过度求医，多见于工伤、交通事故及斗殴致伤时，被称为"赔偿性神经症"；②受疑病心理支配，格外珍惜生命，害怕失去健康，草木皆兵，兴师动众，容易小病大医，浪费医疗费用和医疗资源。

二、影响因素

患者觉察到自己患病或被别人发现患病，应该尽快寻求医疗帮助。然而实际情况并非如此。许多患者从患病到寻求专业医生帮助，有时会经历很长时间，往往失去最佳治疗时期。下面将影响求医行为主要因素介绍如下：

（一）个人因素

1. **对疾病的认知水平**　主要指生活经验中获取的疾病知识，包括症状的性质、频度、对疾病的忍受程度。如一些普通的疾病如痔疮出现便血，但因症状明显，则求医要求强烈。相反，一些威胁生命的严重疾病，如直肠癌早期便血，患者因病感不强，则求医愿望不强。

2. **既往求医经历**　患者及他人以往求医经历影响求医行为。2008年，我国第四次卫生服务调查发现：我国城乡居民两周患病就诊率18.9%（城市22.2%，农村17.7%），22%患者认为医疗费用过高、10%患者认为医疗条件和就医环境差。

3. **个体的年龄、性别、性格、文化特点**　儿童、老年人和女性对一些疾病耐受性差，看医生次数相对其他群体多。个性敏感多疑、依赖性强的个体求医行为相对较多，而孤僻、独立性强的个体则求医行为较少。有文化者对疾病知识了解较多且寻医问药方便，更愿意接受治疗。

笔记

213

（二）社会文化因素

1. **社会文化差异** 主要是特殊地域、种族和文化形成的对疾病和健康认识所构成的亚文化健康信仰模式的差异。一些偏远地区认为患病是"中魔"，去寺院烧香拜佛；一些地区孕妇生产后就可劳动，有些地区产妇要"坐月子"休养数周。有些人信守养生之道，注意民间偏方治疗。有些人持宿命观念，认为生死是"命"中注定，患病也不医治。

2. **信息引导及广告效应** 利用新闻媒体加强人民群众的卫生知识教育，引导民众理性求医行为。但某些违规医疗广告借助中用"国际认证"、"祖传秘方"等煽情字眼和概念诱导患者，利用专家访谈、名人做代言来夸大疾病治疗效果，误导民众的求医行为。

3. **医疗保障制度** 医疗保障制度的覆盖面以及保障水平对患者是否采用求医行为有一定的影响。我国第四次国家卫生服务调查中，城市地区居民拥有各种社会医疗保险比例为71.9%，参加城镇职工医疗保险的比例为44.2%；农村地区拥有各种社会医疗保险人口的比例达到92.5%，89.7%的调查居民参加了新型农村合作医疗。我国城乡居民医疗费用补偿水平得到不断提高，将有益于促进患者采取正确的求医行为。

三、筛查、体检、免疫接种与健康管理

第13届世界卫生大会发出呼吁，要求到2000年，在全世界范围内实现"人人享有健康"的目标，并由此提出了"健康管理"的概念。筛查、体检、免疫接种和健康管理同样是疾病防治的重要环节，是实现"人人享有健康"的目标的重要途径。

（一）实施预防性筛查、体检的重要意义

1. 有助于早期发现身体潜在的没有明显症状的潜在疾病，实现早期治疗，如对35岁以上妇女作宫颈刮片检查可以早期发现宫颈癌。

2. 评估自己的健康状态。第一种状态是健康，此时需要的是健康促进；第二种是亚健康状态，身体内存在某些致病因素，需要健康管理，消除致病隐患，向健康转归；第三种状态为疾病状态，个体出现疾病症状，需要上医院就医，改善症状，减少病痛。

大部分的慢性疾病，如高血压、高血脂、糖尿病等，体检可为这类患者敲响警钟，通过改变生活方式和健康管理，减缓疾病的进展。

3. 用于职业或生育体检，是发现某些职业禁忌证或某些传染病。婚前体检和优生筛查是减少遗传病，实现优生优育的重要途径。

（二）健康管理

健康管理（health management）是以促进人的健康为目的，以预防医学理念为基础，以健康筛查、健康教育、健康干预为手段，为个人或群体提供全方位健康管理的服务过程。

健康管理是20世纪50年代末最先在美国提出，主要应用于医疗保险机构通过对其医疗保险客户（包括疾病患者或高危人群）开展系统的健康管理。健康管理通过健康体检，建立健康档案，给出健康状况评估，并有针对性提出个性化健康管理方案，由专业人士提供一对一咨询指导和跟踪辅导服务，使客户从社会、心理、环境、营养、运动等多个角度得到全面的健康维护和保障服务。健康管理属于一级预防的范畴，针对个体及群体的生活方式相关的健康危险因素，通过系统的检测、评估、干预等手段持续加以改善，以达到预防和控制疾病发生与发展，起到降低医疗费用，提高生命质量为目的。

第三节 遵 医 行 为

患者的遵医行为是提高疗效，促进健康，维护健康的一个非常重要的因素。患者如果

笔记

不按医嘱治疗则达不到预期的疗效,甚至会出现一些不良反应,或造成卫生资源的巨大浪费,因此,患者治疗的依从性成为医学及公共卫生研究的重要课题。

一、遵医行为

(一)遵医行为的概念

遵医行为(compliance behavior)是指被确定为患者的人,在求医过程中,服从医护人员的安排,配合检查治疗,按时服药,改变不良生活方式等遵从医嘱的行为。遵医行为是医患沟通有效性的直接体现。遵医行为一般与求医行为同时或在其后发生。

依从性(compliance)或称顺应性、顺从性,是指患者对医嘱(治疗、护理方案或健康生活方式指导)的执行程度。依从性与遵医行为是密切关联的,依从性是遵医行为重要的内核,遵医行为是依从性的外在表现。疗效与患者的依从性关系密切,可以用下列公式表示:疗效 = 医疗水平 × 依从性。因此,提高患者的遵医行为是提高疗效的重要途径。

(二)遵医行为的分类

临床上根据患者对医嘱的依从性将遵医行为分为三种:

1. **遵医行为** 患者有求医行为,在求医过程中,表现为完全依从性,并且严格遵守各项医嘱,多见于危重、急性患者、器质性疾病住院患者。

2. **部分遵医行为** 患者在求医过程中,表现为部分依从性,并不是完全地遵从医嘱,有时拒绝某些检查、治疗,或故意减服某些药,常见于门诊患者、慢性疾病患者。

3. **不遵医行为** 患者有求医行为,表现为完全不依从性,求医过程中拒绝执行各项医嘱。有些因患者对医护人员的敌对、不信任所致,有些是患者确实因为经济原因无支付能力,常见于精神疾病患者、贫困患者。

准确地评估患者遵医程度是一项复杂的工作,医生主观判断和患者报告都倾向于过高报告依从性,实际上通常是有些患者有完全遵医行为,有些患者根本不遵守医嘱,大多数患者只有部分遵医行为。

二、影响遵医行为的因素

医生们一直坚持认为,患者也明明知道遵从医嘱有利于康复,但医疗活动中不遵医行为的发生率是令人吃惊的。研究表明:急性病短期治疗而服药的平均遵医率78%,长期慢性病治疗的平均遵医率则仅为54%。产生不遵医行为的原因是多方面的,归纳有以下多种原因:

(一)患者自身因素

1. **人口因素的影响** 患者的年龄、性别、信仰、教育程度及经济状况对遵医行为都会产生影响。年龄对遵医行为会产生较大影响,年龄越小遵医行为越差。女性因体重、美容等要求会减少对服用某些药物的依从性。一些民族的信仰习俗不提倡服用药物或是夸大药物的毒副作用,拒绝服用西医药物。自身文化教育程度高者,能够较好理解并执行医嘱。过高的治疗费用对于经济困难者,往往是产生减药或提前停药的原因。

2. **自身疾病特征的影响** 疾病的性质和严重程度影响患者的遵医行为。疾病严重威胁患者生命或者可能致残时,如重大外伤、脑部疾病、肿瘤等,患者有强烈的求治欲望,就会表现较好的遵医行为。那些认为疾病不严重者或者是慢性疾病患者,就只有部分遵医行为。此外,患者的遵医行为一般随治疗的时间延长而降低。

3. **心理因素的影响** 一些不遵医行为是患者疏忽或遗忘无意造成的,但更多的是患者有意行为,或称为理性的不遵医行为。表现为:①角色障碍常常导致患者主动停药,如果不承认患病,也就确信不需要药物;②患者心理准备不足,如药物的不良反应过大,患者往往

笔记

无法继续服药；③患者对疾病的信息了解程度过少，无法完整记忆医嘱内容；④对医生的不满意，缺乏信任感，认为治疗方法欠妥，即使已经购药，也不服用。

4. 求医主动性的影响　主动求医的患者遵医程度高，强制求医的患者遵医程度较差。强制求医的患者常不按指导服药，服药剂量、时间不当，或提前停药，也可不遵守食物配方、生活方式调整或与酒（毒品）同时服用等。

（二）医护人员因素

1. 专业因素的影响　随着科学的进展，医学的专科越分越细，呈现高度的专业化，疾病诊断的名词繁多，另外关于辅助检查程序、治疗周期、治疗费用、药物副作用等，都有大量难懂的专业术语。因此，没有医学基础知识的患者往往难以理解。研究表明：医嘱越复杂，患者的遵医行为越差。故医护人员应该尽量用浅显易懂的语言，少用专业术语和名词，力求将复杂的医嘱简单化，并可以采用书面、图表等形式给患者讲解。

2. 医患沟通的影响　医生和患者之间成功的沟通是非常必要的。医生应该使用清晰、条理、简明的语言解释医疗信息，并且评估患者是否知晓或者理解这些信息。如果医务人员表达医嘱条理性差、语言不当，患者遵医行为就会受到很大的影响。医患沟通时间过短也会影响遵医行为。另外，医生在与患者交流时，会更多地关注患者的诊断问题，而只花很少时间向患者传达有关疾病和治疗的信息。因此，医护人员面对患者时，既要看到他的疾病，又要关注他的心理感受，保证交流的时间，视患者为亲人或朋友，提高人际沟通技巧，减少患者的不遵医行为。

3. 医师有时不能据实告诉患者　在法庭上，法官要求证人不仅要说实话，还要说出"所有实情，只说实情"。但是，这种状况并不适用于医生，尽管许多人认为成年人有权要求医生透露全部实情，然而，若以此要求医生，则可能导致许多误解。例如，医生告诉一位年轻的白血病患者，他患了严重的慢性疾病，但没有提及癌症，那么医生所说是实情吗？当然是，但不是全部。（专栏18-1）

专栏 18-1

为什么医生不说出全部实情呢？

首先，医院不同于法院，有些因素可能会导致医学欺骗。比如安慰剂效应，说明心理作用与患者的期待对健康和疾病产生有一定的影响。强烈期待康复的患者比无望的患者恢复得更好，医生为患者制造出一种积极的期待，也是医学治疗中的一个重要环节。在患者的意识中，癌症总是意味着绝症，如果医生据实告诉患者患上了癌症，可能会对患者造成伤害。当然，现在世界卫生组织提倡告诉癌症患者真相，关键是告诉真相的同时给予信心，至于怎么告诉、告诉到什么程度，则要因人而异。

其次，医生经常不对疾病做诊断，冠之"待查"或"可疑"的结论，也被患者认为是一种欺骗。其实，在医务界，告诉患者不确定的坏消息，会被视为严重的治疗错误。在没有确实证据前，医生不愿做出推断，采取模糊策略，但临时诊断常具有某些暗示意义。

另外，医生不能实话实说的另一个原因，是医学知识可能太专业了。人们对"在谋杀当夜，你在死者房间吗？"的提问含义非常明白，但对于疾病，许多人可能所知甚少。因此，医生没有办法把"全部实情"告诉患者。

患者对医生不说实情感到愤怒，主要是不理解医生为什么不说实话。因此，患者的不满情绪是可以理解的。如果医生与患者关系融洽，双方沟通良好，医生不说实话通常不成为问题。因此，面对患者的知情权，医生只要处理好医患关系，就能满足患者的要求。

（三）社会因素

1. 社会经济状况、医疗保障系统治疗费用对患者的遵医行为也会产生一定影响，在发展中国家和落后地区这往往成为遵医行为率低的主要原因。第四次国家卫生服务调查显示，医生诊断需住院而患者未住院的主要原因是"经济困难"，占70.3%；住院患者中，36.8%的患者是自己要求出院的。在自己要求出院的患者中，经济困难或花费太多而要求出院的患者占54.5%，该情况主要发生在农村地区。"看病难、看病贵"成为社会关注的重大民生问题。2009年以来，国家通过实施全民基本医保、基本药物、基层医疗卫生服务、基本公共卫生服务四大制度体系建设及公立医院探索全面推进，全民医保基本实现，基层服务能力明显加强，基本医疗卫生服务的可及性、公平性显著提高。

2. 社会支持系统因素遵医行为与社会支持系统亲密切相关。患者的朋友和家属对执行治疗方案采取积极态度，有利于提高患者的依从性；相反，如同事、家属对长期服药的不理解，害怕配偶知道病情，害怕影响怀孕或哺乳，都会使患者过早停药；一些糖尿病之友会、抗癌明星联谊会等社团组织，社团成员同病相怜，彼此关心爱护，互相提供信息和鼓励，有利于提高共同的治疗依从性。

三、提高患者的遵医行为

产生不遵医行为的原因是多种多样的，针对产生不遵医行为的各个环节，进行必要的干预，可对提高遵医行为产生积极的作用。

（一）医生的沟通技能，恰当传递医学信息

医生在提高遵医行为干预中占有重要地位。要改变传统的"以医生为中心"的沟通方式，采用"以患者为中心"的沟通方式，强调医患之间的商量互动。有时患者从医生得到的医疗信息并不明确，有调查表明：大约一半的患者不知道还应该服用多长时间药，1/5的患者不知道服药的目的和时间。因此，医生把治疗方案解释清楚并且确信患者已经理解，可以减少不遵医行为发生。医生解释治疗方案时可采取的策略有：针对不同年龄、性别、教育程度可采取相应的表述方法；使用具体直接的语句简化医嘱；把复杂的治疗方案分解成几个部分来完成；使用简单的图表来说明等。

（二）向患者普及医学知识，改善患者的认知及行为

Boyle（1970）调查了患者对不同疾病定义的理解，只有85%能正确定义关节炎，77%能正确定义黄疸，52%能正确定义心悸，80%能定义支气管炎；他还调查了患者对器官位置的认知，发现只有42%的人能正确指出心脏的位置，20%能指出胃，49%的人能指出肝的位置，这表明患者理解疾病的能力很低。Roth（1979）调查了大众对得肺癌的原因的想法，发现虽然知道肺癌是由吸烟过量引起的人很多，但50%的人很少有吸烟引起的肺癌的预知。Roth还发现30%的患者相信高血压可以治愈。因此，大力开展健康教育，普及医学知识，可以改善患者对疾病和诊治的认知，从而提高患者的遵医行为。

（三）加大社会支持力度

社会支持对患者的依从性影响很大，尤其是当治疗方案是长期的，或者需要改变生活方式的。医疗保障制度的完善落实可以提供更多的社会经济支持，减少因贫困无法就医者的经济困扰，扩大患者的就医面。开展患者家属教育也非常重要，家属和朋友也可以通过对治疗的积极态度来提高患者的依从性，受到鼓励、赞扬提示的患者依从性更好。有效的社会支持也可来自于自助性组织，大力倡导建立如糖尿病之友会、抗癌明星联谊会、戒酒同盟会等患者组织，这些组织可以给患者一种归属感，可以提供更多的信息和援助，有利于提高患者的自尊，增强患者的遵医行为。

（吴俊端）

笔记

思考题

1. 简述患者的心理需要和满足。
2. 患者从健康到生病期心理行为的变化有哪些？如何指导其正确应对？
3. 如何指导患者建立正确的求医行为？
4. 提高患者遵医行为的措施有哪些？

第十九章　医患关系

医学史学家西格里斯曾经说过:"每一个医疗行动始终涉及两类当事人,医生和患者,或者更广泛地说,医学团体的社会,医学无非是这两群人之间多方面的关系。"

医患关系是医疗活动中最基本的人际关系,影响着整个医疗活动的开展与治疗质量。学习和认识医患关系,了解医患沟通模式和医患沟通的影响因素,学习建立融洽的医患关系,提高患者的满意度,是每个医务工作者的重要任务。

第一节　医患关系及其对健康影响

医患关系(doctor-patient relationship)是指医务人员与患者在医疗过程中形成的特殊人际关系。取得良好治疗效果的重要基础是通过沟通建立医患双方良好的信任关系(图19-1)。

医患关系作为一种特殊的人际关系,既有人际关系所有的共性,也有其特殊性。在人类与疾病斗争这个医学科学的基本矛盾中,疾病是患者和医生共同面对的敌人,作为矛盾的一个方面,医生与患者天然结成盟友,医患关系

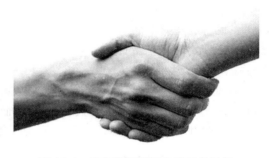

图 19-1　良好沟通是医患信任的桥梁

既体现利益双赢的一致性,又存在盟友间双方权利与义务多层次的冲突。共同的利益使医患双方彼此友好、信赖,多层次的冲突又容易造成医患双方关系紧张,使本应亲密无间的"盟友"关系变得脆弱、敏感,甚至弥漫着几许"火药味"。因此,重新认识、评价医患关系有着重大的现实意义。

一、医患关系的特征

医患关系是人们在医疗活动中发展起来的,它既具有一般性人际关系的特点,同时又因为是一种专业性人际关系而有其自身的特点。

1. 目的的专一性　以治疗疾病、维护健康为目的医疗活动是医患关系的主要特征。医生在医患交往中为患者提供特定的医疗服务,医生和患者所有的交往活动都以患者的疾病治疗、健康维护为目的,以满足患者的生理和心理需要为中心,因此医患关系有明确的目的性。

2. 特殊的亲密性　患者在求医的过程中,出于诊治的需要,可能会将个人的一些隐私、秘密等告诉医者,对医者表现出高度的信任。医者也会以诊治疾病为根本,认真听取患者与疾病有关的隐私,从而构成了医患之间特殊的亲密关系。在一般的人际交往中,彼此之间的信任要以长期的交往为基础,而且个人隐私他人无权了解,个人也没有向他人透露的义务。因此,在医疗过程中医方应当为患方保密,这是医方应恪守的义务。

3. 地位的平等性 医生作为一种社会职业，从个体的生存和发展的角度考虑，在给患者提供医疗服务的过程中，医生既可以满足生存需要，也会在职业活动中获得成就感和价值感，从而满足了尊重与自我实现的需要。患者作为社会的特定角色，也是有人权、有价值、有情感、有独立人格的人，应得到尊重、理解和接纳。医生要满足患者相应的医疗需求，患者在接受医疗服务过程中，需要承担相应的医疗成本，医患双方在医疗活动中的地位是平等的。

4. 医生的主导性 在医疗服务过程中，虽然医患双方地位是平等的，但是医生掌握着专门的医学知识和医疗技能，特别是在医学科技迅猛发展、高度分化与高度综合的今天，任何人都不可能精通各方面的医学知识，所以医生相对于患者而言处于主导地位。从这个角度来看，医患关系的和谐与否就取决于医生一方。医生在与患者接触中，能够理解患者的感受，尊重并关心患者的体验，满足患者的心理需要，双方就会建立起良好的人际关系。相反，如果医生对患者表现不友好，不真诚，不尊重，不考虑患者的心理需求，就会引起患者的不安或反感，双方关系就会受到影响。

5. 关系的有限性 与其他类型的人际关系比较，医患关系有一个明确特点就是时限性。从患者求医到疾病治疗结束，医患关系经历了建立、发展、工作及结束的不同时期。当患者的疾病治疗工作结束后，医患关系也就结束了。鉴于诊疗关系的特点，医生应该遵守特定的职业规范，在给患者提供医疗服务过程中，不要与患者建立超出医患关系范围以外的人际关系。

6. 关系的动态性 医患关系并非一成不变，随着医疗服务的过程和结局，医患关系也发生着变化。良好的医患关系，可能因为疾病治疗不理想而转变。患者对医生的不信任，质疑，也可能随着疾病治疗的有效性而转变为积极的，和谐相处的医患关系。此外，在医患交往的过程中，来源于社会、医院，个人的多种因素，以及文化、心理因素，都会影响着医患关系的发展变化。

医患关系贯穿医疗活动的整个过程，除了以上特征外，医患关系还具有鲜明的社会特点，反映一个时代人文、社会关系总的特征。随着社会经济文化的发展，法律的进一步完善，人们对健康新概念的理解，医患关系还会出现新的特征。

二、医患关系与健康

良好的人际关系如一杯清茶，可以帮助心灵去除杂质，维护健康，而不良的人际关系会给人身心带来压力，进而影响健康。美国加州大学洛杉矶分院的科学家用 122 名健康的年轻人进行跟踪观察研究，根据他们的日记来判断其心情状态和周边人际关系后发现，保持积极向上的心态，周围人能跟自己相处良好且没有竞争关系的状态，更容易让人保持身体健康，避免生病。

医患关系对健康的影响主要表现在以下几个方面：

1. 获取准确的患者信息 医患关系是所有医疗活动开展的前提，医患关系的目的是解决患者的健康和疾病问题，虽然医患之间从根本上目的是一致的，但是，患者对自己的疾病症状比医生了解得更清楚，而医生对疾病的治疗更清楚，这些医患信息的不对等，使得医患必须协同合作才能更有效地与疾病抗争。而不良的医患关系将会在这个过程中设置重重障碍，使得疾病不能得到有效的治疗，阻碍健康的恢复。例如在疾病诊断的过程中，良好的医患关系，可以帮助医生更完整准确地采集病史，做出更准确的诊断，如果由于患者对医生的不信任，而刻意隐瞒病史，可能导致诊疗方向的错误，影响疾病的康复。如果一个有着过敏史的患者，隐瞒了自己的过敏史，有可能发生医疗事故，甚至危及生命。

2. 减轻患者心理压力 良好的医患关系使得医患双方都能够保持积极的状态面对疾病。首先，良好的医患关系可以调节患者心理状态，消除患者因疾病产生的不良心理反应，

笔记

调节情绪状态,并通过心理生理反应提高抗病能力,使得疾病尽快痊愈。其次,良好的医患关系可以增强患者对医生的信任,提高患者对医嘱的依从性,患者更积极主动地配合治疗,从而促进健康的恢复。最后,良好的医患关系也有利于医生以更积极的情绪状态从事临床医疗工作,提高诊疗的准确性。

3. 提高患者的依从性,促进康复和疾病行为转变 随着医学技术的发展,人类疾病谱发生了显著变化,心脏病、高血压、肿瘤、肥胖、糖尿病等已经成为威胁人类健康的重要因素。这些疾病的形成常常与不良的行为相关联,良好的医患互动,可以改进这些不良的行为模式,有效地预防疾病的发生,促进健康的维护。此外,这些疾病的治疗过程也是缓慢的,更加需要医患之间的良好配合。并且,这些慢性疾病临床痊愈后,防止疾病复发也是一项重要的任务。尤其心脑血管的疾病,每一次的复发都会导致病情加重一次。良好的医患关系,会使得患者更愿意与医生保持定期的交流,复诊,而不是回避就医或者在不同的医院重复就医,从而更积极有效地防止病情反复,促进健康。

总之,医患关系贯穿于医疗活动的始终,建立和维护良好的医患关系,不仅仅是医生的责任,也应当被患者所重视,医患之间建立盟友般的伙伴关系,二者处于平等地位,兼顾双方合法的权利义务,相互理解,相互信任,共同维护健康。

三、医生角色

医生因其所具有的良好的职业道德——医德,以及悬壶济世的技能——医术,历来被公认为高尚的、受人尊敬的社会职业。虽然医患沟通和医患关系是医患双方的事情,但医学本身的特殊性决定了其主导方在于医生,把握好医生的角色是处理医患关系的重要途径。

(一)医生与医生角色

医生与医生角色是两个不同的概念,医生是一种社会职业,是就一个人所从事的职业而言,是一种职业称谓,它与社会生活中其他职业人并没有任何本质的不同,只是服务对象和内容有所差异而已。医生只有处于诊疗过程中,对患者承担着特定的诊疗责任,才充当起医生角色。医生角色是指在医疗保健系统中掌握医疗卫生知识和技能,进行疾病防治的专业工作人员。掌握医学知识和医疗技能是医生角色的必要条件,防治疾病、维护健康是社会赋予医生角色的职责和任务。

医生按技术级别可分为医士、医生、主治医生、副主任医生、主任医生。医生还可以按专业分为:内科、外科、妇产科、儿科等医生。随着科学的进展,各个专业分化越来越细,以内科为例又分为:循环、呼吸、消化、肾脏、内分泌、风湿免疫、神经、血液等专科医生。

医务工作是一项高风险、高技术含量的服务工作,人们看到的往往是医生风光的一面,而对他们所承担的各种心理压力却知之甚少(专栏19-1)。

专栏 19-1

医务人员的工作压力

1. **超负荷工作的压力** 日夜不分的 24 小时"轮班制",以及无规律的随时加班加点地抢救患者,使医务人员的生物节奏紊乱,导致精神高度紧张。他们既要在嘈杂的环境中独立完成繁重的工作,还要时刻警惕防止患者发生意外,大脑的高度紧张和躯体的疲乏使很多医生免疫力低下,出现各种生理和心理问题,如失眠、头痛、胃病、心律失常、易激惹、焦虑、强迫症状等。

2. **个人专业成长方面的压力** 量化的绩效考核制度如评职晋升中要涉及课题、论文和获奖等,也增加了医生的心理压力。医务人员在社会公益性与市场营利性的夹缝中,既要为患者提供"质优价廉"的医疗服务,又要考虑经营创收、生存、发展、晋升等问题,这无疑

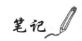
笔记

成为了医务人员的另一个重要精神压力来源。

3. **职业环境的压力** 医务人员每天所面对的是躯体和心理存在各种障碍的特殊人群，经常处在疾病、伤残、死亡和悲伤等应急场景，患者及家属痛苦、焦虑、绝望等负性情绪不断刺激医务人员的神经。医务人员在尽了全力之后仍然不能使所有患者转危为安，也可能产生内疚、沮丧、成就感降低等心理问题。加之经常面对患者、家属对疾病诊治期望过高而无理的施压，使医务人员心理感受大起大落，心境恶劣，易激发焦虑、抑郁等心理问题。

（二）医生角色的职业特征

按照帕森斯的理论，医生角色的职业特征如下：

1. **技术上的专业性** 掌握专门的医学知识和医疗技能是医生角色的内在特质和根本条件，这是对医生角色的基本要求。

2. **职能的专一性** 医生的工作就是治病救人，医生的职责应该是围绕患者和疾病展开，从生物、心理、社会几个方面帮助患者解除痛苦，而不应该和患者及其家属产生其他方面的纠葛。

3. **情感的中立性** 医生要理解患者的感觉，不应该对其疾苦无动于衷。在临床中，如果医生对患者的情感不够投入，缺乏应有的关心和热情，势必会影响其诊断效果。然而，如果医生对患者的情感过于强烈，亲情关系过于密切，以情用事，也会产生一定的副作用。如医生给自己的亲属诊治，往往顾虑重重，举棋不定，想确诊反而误诊。所以，医生对患者只能同情而不能动情，应当与患者保持情感上的中立，不能将自己的是非好恶标准掺到治疗关系中。

4. **对象的平等性** 医生的服务对象是全体大众。在医疗过程中，患者是各种各样的，生理方面有老少、美丑、男女之分；社会方面有地位、文化水平高低之别；病情有轻重、缓急之分，对于这些年龄、职业、种族、地位等方面不同的患者，医生都应一视同仁，平等对待。

第二节　医患关系的模式及其影响因素

一、医患关系的模式

医患关系模式是医患之间关系或联系的标准形式，医患关系的模式是在长期的医疗过程中逐渐形成、并被学者总结固定下来的。美国学者 Szasyt 和 Hollander 依据在医疗措施的决定和执行中，医生和患者各自主动性大小以及重要性，提出了医患关系的三种模式。

（一）主动-被动型（active-passive mode）

这是一种受传统生物医学模式影响而建立的医患关系。特征是："医生为患者做什么"，模式的原型是"父母-婴儿"。医生在医患关系中占主导地位，医生作为专家的权威性不会被患者怀疑，患者及家属对诊疗方案一般不会提出异议，处于被动的、接受医疗的从属地位。

这种模式过分强调医生的权威性，忽视了患者的主观能动性。但这种医患关系的模式适用于某些特殊患者，如严重意识障碍的患者、婴幼儿患者、昏迷或休克患者、智力严重低下或某些精神病患者。此类患者部分或全部失去正常的思维能力，失去了表达意见和主动性的可能，只能一切由医生决定。此时需要医生有高尚的医德、高度的责任心和娴熟的技术诊治患者，尽量避免对患者造成损害。

（二）指导-合作型（guidance-cooperation mode）

这是一种以生物-心理-社会医学模式及疾病治疗为指导思想而建立的医患关系。其特征是"医生告诉患者做什么和怎样做"，模式的原型是"父母-儿童"。医患双方都是主动的，但医生仍然起主导作用，最终的决定权仍然是医生。患者可以向医生提供有关的自己

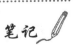

疾病的信息及治疗感受等,接受医生的指导,按照医生的决定行事,密切配合。

这种模式允许患者参与到自己疾病的治疗过程中,尊重了患者的主观能动性。主要见于意识清楚、能配合的患者,此类患者对疾病的治疗、康复知识了解甚少,需要依靠医生的指导教育,才能更好地配合治疗。需要医生有良好的医患沟通、健康教育技巧。

(三)共同参与型(mutual participation mode)

这是一种以生物-心理-社会医学模式为指导思想而建立的医患关系。这是一种双向、互动性的医患关系模式。特征为:"医生帮助患者自我恢复",模式的原型是"成人-成人"。在医疗活动中,医生充分尊重患者的知情同意权、选择权,医患双方的关系建立在平等地位上,互相尊重,互相协商,健康和谐的医患关系,充分调动患者在治疗中的主动性和积极性。

这种模式的医患关系更加重视尊重患者的自主权、选择权。这种模式主要见于:在一些慢性病的诊疗过程中,患者对疾病的治疗、预防知识比较了解,并且主动要求参与个体化、人性化治疗方案制订,医患双方彼此信任,患者对医疗服务较为满意。

以上模式是以医生和患者各自主动性大小以及重要性为依据的。此外,由于医患关系的相互防范性,而产生了一种极其特殊的医患关系模式,其特征为:医患之间缺乏信任感,双方都采取防御或保守的态度。由于种种原因,导致医患关系紧张,双方互不信任,在态度和行为上采取戒备、敌对的方式,这种关系模式直接影响双方在诊疗过程中的积极性,并造成恶性循环,受损害的不仅仅是患者,医务人员也不能免受其难。这种情况主要见于:不良的行医环境下,医患缺乏基本信任感,医患关系紧张;或医疗服务纠纷处理过程中,不冷静的医患双方。古人云:医乃仁术。医务人员应该主动化解矛盾,以德报怨,从自身工作找缺点,努力以良好的医德、高超的技术赢得患者及其家属的信任,在法律允许的框架内保护双方合法的权益。

医患沟通模式不是固定不变的,随着医患关系发生变化,医患沟通模式也可以发生相应的变化。强调患者的知情同意权利,构建双向、互动性的共同参与型沟通模式越来越受到医生和患者的欢迎(专栏19-2)。

专栏 19-2

医生对患者的痛楚感同身受

一项研究显示,医生可能比你想象的更加在乎自己患者的痛楚。

来自马萨诸塞综合医院、贝丝·伊斯雷尔女执事医疗中心及哈佛大学医学院的研究人员采用功能磁共振成像扫描技术,研究了18名对扮演患者的工作人员进行疼痛治疗的医生。

每位医生和患者带着扫描仪进入一个房间。医生被分发给一台可以启动疼痛缓解仪的遥控器。房间内装有镜子,以便医生能与"患者"进行眼神交流。随后,医生操作遥控器进行治疗,但医生不知道实验人员已经事先做过手脚,该遥控器并不能遥控疼痛缓解仪。医生们注视着他们的患者在"感到"疼痛和痛楚减轻时的面部表情。在整个实验过程中,研究人员记录下医生大脑的活动图。

研究人员重点关注大脑中与感知疼痛有关的两个区域:右腹外侧前额叶皮层和吻侧前扣带皮层。前一个区域与疼痛减轻有关,后一区域与奖赏有关。当患者接受安慰剂治疗或认为自己要获得某种好处时,两个区域通常均变得更为活跃。

研究人员认为,当医生认为自己正在为患者提供有效治疗时,医生大脑中的同样区域也被激活。

这项研究可能会为医生与患者建立一种更加相互理解的关系提供基础,这会让医生们成为更好的医务人员。(源自:美国《时代》周刊1月30日报道:医生能感觉到自己患者的痛吗?)

笔记

二、医患关系的影响因素

在医疗服务过程中，建立和发展良好的医患关系是适应医学模式转变的需要，也是医患双方有效对抗疾病的重要环节。了解和分析医患关系的影响因素，趋利避害，对促进医患和谐是非常有必要的。医患关系的影响因素众多复杂，有来源于社会、医院的，也有来源于个人的；有道德、法律的原因，也有文化、心理的因素，本文主要归纳为以下几个方面。

（一）专业知识水平

医患关系建立在医疗基础上，因此，具备很强专业技能的医生很容易获得患者的信任并建立良好的医患关系；而良好的医患关系会让医生更好地发挥专业能力。

在医学诊疗过程中，由于医学知识特殊的专业性，使医患双方存在着医疗信息分布和掌握的不对称，信息不对称直接影响医患之间沟通的效果。患者由于缺乏医疗知识，在选择就诊医生和方案的时候，更倾向于选择表面上态度好的医生、自己能理解的治疗方案。医生在治疗方案的选择上，更倾向于选择很少发生纠纷、患者易接受和理解的治疗方案。患者自愿选择的治疗方案和医生，只是符合他自己的主观意愿和感觉，可能不是治疗其病情的最佳方案和人选，一些可能对患者更有利但是有较大风险的方案不被采纳。这种信息不对称可能通过"逆向选择"作用带来不利影响，古代名医华佗为曹操治病反被杀，就是一个例证。华佗向曹操推荐，"开颅"手术是治疗他头痛的最佳方案。但曹操却认为华佗要加害于他，下令处死了华佗。"逆向选择"不利于医学发展，甚至可能阻碍医学的发展。

医务人员使用专业术语也是导致医患沟通障碍的一个原因。患者常常不理解医生所说的话，为什么医生只说"检验结果未见异常"，而不直接表达检查正常呢？在医院，"功能性"意味着没有器官的实质性损伤，"禁忌"是"不能做"。过去，当医生在查房时，用英语说"tumor 或 cancer"时，意味着患者患有绝症。

（二）职业操守和服务意识

1. 职业道德　医生良好的职业操守会赢得患者的尊重，促进医患关系。但是有些医生道德滑坡，破坏了医患关系，甚至出现对患者不够关心，态度冷漠的现象，背弃了医生"救死扶伤"的天职。医生必须拒绝收受"红包"和"回扣"。

2. 服务意识　以患者利益为先会促进医患关系。一个热情、自信、友善的医务者通常被视为高尚且有能力的，而一个漠然、不友好的医务者则不受患者及其家属的欢迎。因此医务人员既要努力掌握先进的医学科技，又要加强职业道德修养，改善服务态度，充分尊重患者的知情权、选择权，促进医患关系和谐发展。

另外，现代医学模式要求医生既要医好患者的病，更要了解患者的心理，满足患者的合理需求，使者在就诊过程中有一个良好的心境，体会到温暖，增强对医务人员的信任。医务人员也要对患者进行相关的宣传教育活动，如与疾病相关的知识、医院的规章制度、医务人员的权利和义务、患者的权利和义务等等，让患者也了解医疗工作的特殊性，了解患者不只享受权利还要履行义务，医患双方共同努力，维护健康。

（三）患者

在医患关系中，医生掌握医学信息和专业技能，处于相对优势地位。作为医疗服务的付费方，患者希望获得更多的知情权，并希望介入决策过程。下列因素常会影响到医患关系。

1. 医疗期望水平　医疗是复杂系统工程，病程中常会发生始料不及的变化；人类对有些疾病认识表浅；有些疾病还能自然痊愈。因此，患者对医疗效果要有客观的认识，保持适度的期望水平，如果对医疗效果期望过高或不切实际，一旦结果与预期不符合，就会发生医患纠纷。

2. **对医生的信任度**　患者的信任是良好医患关系的基础。医生的专业技能和服务水平是获得患者信任的前提。患者因为病后造成的焦虑、恐惧等消极情绪，对医生的举止非常敏感，会担心医生年轻而经验不足，因心理防御过度而产生防范心理。医生看病追求经济效益是当前失信于患者的重要原因。

3. **疾病产生的压力**　癌症、慢性病长期不愈，患者产生不满、绝望心理，不良心理向外投射，常常会迁怒于医务人员。一些患者还会出现角色障碍。

4. **求医动机**　一些患者就诊总想不花钱或是少花钱看好病，常见患者欠费、逃费情况，甚至想看完病后再从医院捞一笔。由于目前处理医疗纠纷时，法律要求举证倒置，医院顾及声誉不愿上法庭，更多使用庭外"私了"方式解决，一些患者借机恶意要挟钱物，民间就有这样的流传："要想富做手术，做完手术告大夫"。

（四）医院管理

长期以来，卫生机构的资金来源主要是由国家投入。近年来，国家投入相对下降，资金投入有限，各地区经济发展不均衡，医疗卫生资源配置不合理，医院逐渐从事业单位不断"蜕化"成企业单位。医院为了自身的生存与发展，不断追求利益最大化，在医疗服务中有时会出现乱开处方、检查、滥用高新仪器设备和药物的现象。医疗服务价格的增长，使患者负担加重，经常引发医患冲突。医院管理方面的缺陷，管理制度不完善，忽略以人为本的医疗观念，也会引发患者和家属的不满，从而造成医患冲突。

（五）社会文化

社会文化中，一直强调医务人员的无私奉献精神，把医务人员比作"白衣天使"，忽视医务人员正当经济利益的保护。在处理医患纠纷及医疗事故时，个别舆论媒体大肆渲染、追求轰动效应，对医务人员一味指责、全盘否定，医务人员由"不食人间烟火"的"白衣天使"，变成"无恶不作"的"白衣魔鬼"，对医务人员妖魔化的宣传结果，加剧了医患关系紧张。审理案件时，各地采用的法律不统一，有的地区使用《消费者权益保障法》进行判决，曾有轰动全国"天价"赔偿案。由于适用法律不当，医务人员的积极性受到伤害，以致常常处于提防、戒备状态，工作中如履薄冰，不求有功，但求无过。

第三节　医患沟通的改善

沟通是信息的传递和交流过程，是个体与个体之间的信息交流以及情感，需要，态度等心理因素的传递与交流。医患沟通是医生在解决患者疾病与健康问题上，与患者之间的专业性的信息交流方式。医患沟通是影响医患关系的重要因素，国内的一项调查研究发现90%不良医患关系是由于医患沟通不良造成的，由于医患关系中医生的主导性，使得在医患沟通中，医生的作用也尤为重要。作为医务人员，善于沟通是其必备的素质。一名优秀的医务工作者除了有娴熟高超的技能、高度的责任感之外，还应该学会与患者进行有效沟通。沟通是一种能力，通过学习、实践就能掌握。医患沟通是医患之间不可缺少的交流，改善医患关系就要从改善医患沟通开始。

一、提高沟通技能

（一）基本素质的改善

医务人员在日常工作中要注重个人的职业形象，因为个人形象不仅仅代表着个人而且代表着整个医院的社会形象。医务人员可从以下几个方面强化基本素质：

1. **得体仪表与举止**　医务人员的仪表服饰能引发患者的心理活动，对患者的治疗、康复也会起一定作用。因此，在医疗过程中应着工作装，着装要整洁、得体；仪容端庄，女性

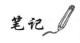
笔记

不化浓妆,男性不留长发;工作时不佩戴饰物,不用或用淡香水;坐立身直,举止稳重。如果一个医务人员上班时衣冠不整、邋邋遢遢,可能导致患者对其失去信任。因此,医务人员的仪表除了应遵守一般的着装规则外,还要体现出医务人员职业特有的要求。医务人员仪表修饰的总体原则是"整齐清洁、简约端庄",衣、帽、鞋、袜等的穿戴都要给患者以端正、庄重、高雅的感觉。

2. **提高专业技能** 这是医务人员的"看家本领"。患者及其家属非常重视和关心为他们诊疗的医务人员是否"有水平"、"有本事"。医学知识丰厚、诊疗技能高超的医务人员让患者认为是可以放心依靠的人,是可以将生命依托的人,他们自然会乐于接受沟通,依从性好,甚至"言听计从",这自然是十分有利于诊疗的。

3. **学会理解与宽容** 准确理解患者的心理与行为是医患沟通的重要前提。由于人的个性差异和社会文化因素的影响,人们在表达意思时,通常不是直截了当的,这就需要作为主动沟通者的医务人员,能领会出他们的真实意思。这是一种悟性,既是先天能力又需要后天实践中的积累。医务人员除了理解患者的心理与行为以及他们的感受外,还要有一颗宽容与包容的心。患者受疾病影响,有时思维异常,情感失控,表现出狭隘、猜疑、计较、过分的言行等,这需要医务人员心胸开阔,宽容大度,不与这些异常言行"碰撞",引导患者及其家属向着有利疾病治疗的方向。

(二)学习沟通技巧并实践

医务人员与患者接触的过程中,了解患者有关信息、收集资料、实施医疗活动等,都必须借助言语沟通才能达到目的。掌握言语沟通的技巧,对更好地开展医疗护理工作具有重要意义(专栏 19-3)。

专栏 19-3

医生,请学会"说话"

最近,一名大连患者反映,他的亲属因患急性心肌梗死,被送进医院。由于周末没有专家出诊,只好在重症监护室住了两天。周一上班后,一位科主任看完患者后,说:"放不放支架,给你十分钟考虑时间。"然后,转身就走,没有一句解释。面对突如其来的问题,家属茫然无措,只好四处打电话问熟人。最后,还是硬着头皮答应了。

希腊医学先驱希波克拉底曾说过,医生有三件法宝——语言、药物、手术刀。但遗憾的是,这句古老的格言已经被很多人淡忘了。技术和人文是医学的两翼,二者相辅相成,缺一不可。医学是一门极其复杂的科学,一个人即便穷其一生,也只能略窥一斑。即便是医生,也只能专注一两个专业。在医生面前,患者永远是一个"小学生",而医生理应像老师一样循循善诱,用最通俗的语言把最复杂的医学道理讲清楚。这不是对患者的恩赐,而是医生的基本职责。

医生不会"说话",折射出对患者知情权的漠视。在医疗纠纷中,九成以上是医患沟通不当造成的。反思很多患者杀害医生的恶性事件,医患缺乏沟通都是重要诱因。其实,人心都是肉长的,对于那些用心沟通的医生,即便发生了医疗意外甚至事故,患者和家属往往也能理解。因此,一个医生只有充分尊重患者的权利,才能最大限度减少纠纷的发生。

那么,外国医生是如何与患者沟通的?有位中国医生到日本进修,遇到一名心绞痛患者准备做冠脉造影。检查前,医生和患者及家属坐在一间谈话室里,桌上摆着心脏模型。医生从心脏血管的解剖结构说起,再解释心绞痛是怎样形成的、最新的治疗方法是什么、可能会有什么风险,最后才签署知情同意书,整个过程大约 45 分钟,患者和家属欣然离去。中国医生问,有必要说那么细吗?日本医生回答:"在不能保证百分之百做对一件事之前,任何一步看似无意义的铺垫,都可能在将来的某一刻变得无比重要。"

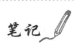
笔记

我国的《侵权责任法》规定："医务人员在诊疗活动中应当向患者说明病情和医疗措施。需要实施手术、特殊检查、特殊治疗的,医务人员应当及时向患者说明医疗风险、替代医疗方案等情况,并取得其书面同意;不宜向患者说明的,应当向患者的近亲属说明,并取得其书面同意。医务人员未尽到前款义务,造成患者损害的,医疗机构应当承担赔偿责任。"因此,一个不会"说话"的医生,很可能会官司缠身,付出沉重的代价。(改编自:人民网 - 人民日报,2010-07-08)

1. **避免术语,用患者理解的语言交流** 使用行话及频繁使用专业术语是妨碍医患沟通的重要因素。研究表明,大多数患者都听不懂医务人员在专业领域里使用的复杂术语。医学知识对于多数没有接受过正规医学教育的患者及社会人群来说,深奥难懂,他们需要通俗的解释,需要简单形象的描述,需要确切的说明,否则与他们无法有效沟通。医务人员要注意了解患者的文化水平和受教育程度,尽可能避免使用患者不懂的专业术语,讲解病情要通俗易懂、形象生动。

2. **提高表达的艺术性** 语言表达是一门艺术,技巧性很强。医患沟通的语言表达技巧性就更强。医务人员的工作语言具有治疗性、原则性、礼貌性、知识性、委婉性等特点。医务人员语言的治疗性体现在能使患者得到心理上的慰藉,能使患者保持轻松愉快的心境,对患者的康复起积极作用。医务人员语言的原则性指有的话不能说,有的话一定要说;有的话不可以直说,有的话一定要直说;在诊断、治疗、预后上的问题,语言一定要谨慎。医务人员语言的礼貌性是尊重他人的具体表现,是医患关系的敲门砖,多用礼貌用语,不仅有利于双方气氛融洽,而且有益于医患沟通。医务人员语言的另一个重要功能就是知识的传递,要言之有物,注重知识性。当医务人员需要向患者传递某个坏消息时,学会使用委婉性的语言能够提高信息接收者的承受度。

3. **学会赞美** 每个人都有得到他人肯定和尊重的需要。选择恰当的时机和适当的方式表达对对方的赞许是增进彼此情感的催化剂。称赞是对他人的肯定,医务人员用赞美的语言交流,使患者有被关注与尊重感,"良言一句三冬暖,恶语伤人六月寒"。适时地赞美会转移患者的不良情绪,使其心理上得到平衡,特别适用于自尊心脆弱的患者。一个有敌对情绪的患者可能会因为医务人员几句诚恳赞扬的话,而使气氛完全缓和。

4. **掌握一些说话技巧**

(1)初次见面的常用技巧:医务人员给患者的第一印象非常重要,一声称呼用词是否得体,会影响到医患交流。医务人员称呼患者的原则是:要根据患者身份、职业、年龄等具体情况因人而异。以尊称为上,比如,某患者刚从某单位局长职位退出,对其最好仍以"X 局长"称呼,患者感觉备受尊重。避免直呼其名,特别是床号代替称谓。根据情况自然使用礼貌用语:"您好","请坐","谢谢您的信任(合作)","对不起,请稍等一会","对不起,让您久等了","您慢走",等等。新入院患者对环境陌生,医务人员应主动地向患者介绍,让患者感到亲切、融洽。

与患者交谈时,应掌握好开场白,理清思路。首先问候患者,从饮食、睡眠等日常生活中谈起,以创造温馨和谐的气氛。然后针对要了解的问题进行直接或间接提问,对性格开朗的患者,可给他们多一点的讲话机会,让其说出自己的意见、观点和感觉,以得到更完整、全面的资料;对沉默寡言与不愿谈及疾病和有关真实情况的患者时,医务人员应用引导的方法,主动讲解有关疾病的知识,用讨论方式进行引导或重点询问。常可采取下列方式:①问候式,如:"您今天感觉怎样?";②关心式,如:"这两天来冷空气了,添点衣服,别着凉了。";③夸赞式,如:"你今天气色真不错。"等等。这些开场白的技巧既可以使患者感受到医护人员的关心爱护,又可使患者自然放松,消除紧张戒备的心理,以便能自然地转入主题。

笔记

（2）提问技巧：提问是交谈的基本工具，善于提问是医务人员能力的体现。提问可有开放式和封闭式两种。

开放式提问通常使用的疑问词有："什么"、"如何"、"为什么"等。用"什么"提问，可使医务人员获得一般的事实、资料；用"如何"提问，可以牵涉到某一件事的过程、次序；用"为什么"提问，能引出对原因的探讨。开放式提问可使医务人员获得有关患者的较多信息，但需要较长的交谈时间。

封闭式提问通常使用的疑问词有："是不是"、"对不对"、"要不要"、"有没有"等词，患者用"是"或"否"作答。封闭式提问常用来收集资料并条理化，澄清事实，获取重点，缩小讨论范围，但话题容易局限，医务人员难以得到提问范围以外的其他信息。过多使用封闭式提问会使患者陷入被动回答中，其自我表达的愿望和积极性就会受压制。因此，要和开放式提问结合起来使用效果更好。

（3）倾听技巧：倾听是指全神贯注地接收和感受对方在交谈时发出的全部信息（包括语言的和非言语的），并做出相应的回应。倾听，是沟通的好方法之一。对沟通而言，善听比善言更重要。当医务人员全神贯注地倾听患者诉说时，实际上向对方传递了这样的信息：我很关注你所讲的内容……。对方便会毫无顾忌地说下去。如何倾听，医务人员可从以下几方面着手：

首先，要有足够的时间和耐心倾听患者的诉说，不要轻易打断患者的谈话。偏离交流的话题或者必须结束时，要注意巧妙地使用结束语或者引导转向语。

其次，倾听时要使用一些非言语行为和简单的应答。如与患者的目光保持接触，适时地点头示意，使用"嗯"、"哦"、"是的"等语言来应答患者的谈话。倾听时东张西望、心不在焉、做小动作等容易让对方感到你对他的不关注。

最后，必要的重复和澄清。重复和澄清是医务人员在倾听过程中，为了核实自己对所听到的话语理解是否准确而采用的技巧。例如，"您刚才说半夜常常感到恐惧不安，是吗？""我还不太明白您的意思，请您再说清楚一点。"重复和澄清是一种反馈，体现着一种关心和负责精神。

（4）沉默技巧：在交谈的过程中，沉默本身也是一种信息交流，即所谓"此时无声胜有声"。在医患沟通中，恰到好处地运用沉默，可以给患者时间考虑他的想法和回顾他所需要的信息或资料；使患者感到你是在真正用心地听他讲述，感到你能理解他的情感，他的愿望得到尊重，也给医务人员一定的时间去组织进一步的提问及记录资料。如当患者因情绪受到打击而哭泣时，医务人员保持沉默是很重要的。如果医务人员过早地打破沉默气氛，可能会影响患者内心强烈情绪的表达。许多医务人员在沉默时可能感到不自在，但作为帮助者的医务人员，必须学会使用沉默的技巧，能适应沉默的气氛。

（三）非言语沟通技巧与训练

非言语沟通是相对于言语沟通而言的，是指通过面部表情、身体动作、体态、空间距离等方式交流信息、进行沟通的过程。非言语沟通在医疗工作中有着极其重要的作用，患者对非言语沟通是十分敏感的。因为医院的陌生环境和对自身疾病的关注，会使患者特别留心周围的信息及医务人员的非言语暗示，以作为了解情况的办法。同时，医生对患者的非言语行为也应给予关注，从患者的面部表情、姿势、手势等非言语性行为中观察和评估患者状况。

1. **目光接触**　目光接触（眼神交流）是面部表情中非常重要的部分，传达的感情常常比语言更深刻。在医疗工作中恰当地运用眼神，能缩小医患间的心理距离，促进交流。目光的接触通常是希望交流的信号，表示尊重并愿意倾听对方的讲述，此外还可以通过目光的接触来判断患者的需求指数。医生与患者的目光接触可以产生许多积极的效应。如医生镇定的目光，可以使恐慌的患者有安全感；医生热情的目光，可以使孤独的患者得到温暖；医

笔记

生鼓励的目光,可以增强沮丧患者的自信;医生专注的目光,可以给自卑的患者带去尊重。医生要从短促的目光接触中,判断患者的心理状态。

目光接触应注意避免如下方式:

1)扫视:从头到脚看患者,好像审查对方。

2)斜视:面无悦色地斜视患者,让人产生有鄙视的感觉。

3)环视:倾听患者讲话时,四处张望,心不在焉,给人以不尊重之感。

2. 面部表情　表情是非言语沟通中使用最为广泛的一种形式。医务人员亲切自然的表情、得体的姿势,会给患者留下良好印象,并使患者对医务人员的医疗活动产生信心。医务人员应该意识到自己面部表情的重要性,并且尽可能去控制那些容易引起误解或影响医患关系的表情,如不喜欢、厌恶、敌意等,因患者时常会仔细观察医务人员的面部表情,并且将它与自己的需要或焦虑相联系。当然医务人员也必须掌握从患者的面部表情了解到患者的状况,如患者担忧时可能会出现皱眉,患者恐惧时脸上可能会显得很恐慌,患者疑问时可能出现怀疑、焦虑,患者疼痛时会出现非常痛苦的面部表情等。医务人员掌握了这些知识,有利于把握患者病情的变化。

在医患沟通中,最常用、最有效的表情是微笑。医务人员的微笑能消除患者的陌生感,缩短医患间的心理距离。患者焦虑时,医务人员的微笑就是"安慰剂";患者恐惧时,医务人员的微笑就是"镇定剂"。

3. 触摸　触摸是一种普通运用的非言语技巧,在人类的成长及相互关系的发展及疾病治疗中起到特别重要的作用。触摸可以产生关怀、同情、安慰、鼓励和支持的作用。在患者经受痛苦折磨时,医生轻轻握住他的手或拍拍他的肩部,既可表现出职业的关注,又可稳定患者的情绪,消除恐惧。如当患者痛苦呻吟时,医务人员主动靠近患者站立,且微微欠身与其对话,适当抚摸其躯体或为其擦去泪水,会给患者以体恤、安慰的感觉。医务人员紧握重症或垂危患者的手,或搀扶行动不便的患者,用手轻触高热患者的额头等都会使患者感到安全、愉快、舒适;当患者焦虑害怕时(如手术台上)医务人员握握患者的手,表达"我在你身边,我在帮助你",可使患者减少恐惧,情绪稳定;在儿科病房,必要的抚摸、拥抱、轻拍可使烦躁、啼哭的婴幼儿安静下来,同时可消除他们的"皮肤饥饿",促进其身心的健康发展。

需要注意的是,触摸受性别、社会文化、触摸形式及双方关系等因素的影响,若使用不当,反而会引起不良结果。

4. 沟通距离　距离因素与沟通关系密切,因此,在沟通交流时要注意保持合适的距离。医患交流、收集资料、采集病史或向患者解释某项操作时,应采用个人距离方式,以表示医务人员对患者的关切、爱护,也便于患者能听清楚医务人员的嘱咐,同时也使医患双方都感到自然舒适。在查房中站着与患者对话,常用社交距离。对老年患者和儿童,沟通距离可近些,以示尊敬或亲密,与年轻异性患者的沟通距离不宜太近,以免产生误会等。

二、改善患者心理状态

医患沟通中,理解、把握、调整患者的心理状态非常重要。正常人患病进入患者角色有其独特的心理特点,其心理感受往往比躯体疾患感受更加敏感强烈。有些重病症的折磨也会使患者变得情绪急躁,容易产生焦虑、怀疑、抑郁、恐惧、愤怒等负性情绪。医务人员及时了解患者的心理需求,尽可能消除影响身心康复的因素,造就良好的心理氛围和情绪反应,帮助患者树立战胜疾病,促进康复的信心。

三、提供良好医疗大环境

医患沟通离不开所处的社会环境,医患关系反映的是社会的人际关系。

笔记

首先,政府要加快卫生事业发展,调整医疗发展结构,避免资源的不合理分布。优先发展农村和城市社区卫生事业,加大财政对医疗保障体系、社会救助体系的投入,最终形成一个覆盖全民且付费分担合理的社会保障体系。解决卫生事业发展中"以药养医"的问题,转型为"以医养医",解决群众的基本医疗需求,解决好群众"看病难、看病贵"问题。

其次,加快法制建设,尽快建立、完善各种医疗法规,明确医患之间在法律上的责任和义务,使处理各种医患纠纷、医疗事故有法可依。

再次,应提高医务人员的社会地位,减轻医务人员工作负担,合理配比医疗机构,提高医务人员生活待遇,吸引更多社会优秀人才投入医疗工作。同时提供相应的保障措施为医务人员创设良好的工作生活环境,让大家能够心无旁骛地投入工作,精神饱满地面对每一位患者。

最后,应该强调新闻媒体在舆论监督、营造法制社会的作用,呼吁全社会要正视医疗行为的风险性,增加对医务人员的理解、尊重。理性地对待医疗风险,强化人们通过法制化和规范化的途径解决医疗事故的观念。作为有社会责任的媒体,应该准确、全面、客观地报道事实,尤其是在对待类似医患关系等敏感话题时,更应该以事实本身的是非曲直作为报道取向的依据,不能人为地偏向于任何利益相关方。引导全社会合理看待诊疗过程中的一些问题,倡导和谐的人文精神。

四、避免医疗纠纷

医疗纠纷的原因是复杂多样的,有社会的、医院的原因,也有患者的、医方的因素;有道德的、文化的影响;也有制度的、法律的不完善等原因。尽量避免医疗纠纷,医务人员可以尝试以下做法。

1. **加强医患沟通,减少医疗纠纷** 很多医疗纠纷是由于医患之间没有很好的沟通造成的,研究表明,医患纠纷中90%是由于医患沟通问题所引起的。医务人员要提高服务意识,融洽医患关系,树立"以患者为中心"的服务理念。同时加强健康教育和医学宣传,加强与患者及家属的沟通,以朋友和亲人的身份出现在医疗过程中,增强患者对医务人员的信任感和依赖感,从而优化医患关系,化解医疗纠纷。

2. **加强医学宣传,争取患者理解** 患者自门诊至入院及整个治疗过程中,医务人员要通过良好的沟通,了解患者对疾病治疗结果的期望值,如果患者期望值过高,要给予说服、解释,让患者了解医学本身具有风险性、不可预料性,同时对所患疾病的治疗也应有正确的认识,将过高的期望值降低,使之可以主动接受一些并发症、合并症的发生,对治疗结果有明确的认识,以起到减少医疗纠纷的效果。

3. **尊重患者权利,消除纠纷隐患** 在医疗工作中,有效地维护患者的合法权利,并在医疗过程中充分地尊重患者,同时告知应配合治疗的义务。例如,患者对病情具有知情权,医生就应该把疾病的现状、需要接受的检查和医疗费用的多少、可供选择的医疗方案、自觉接受承担医疗所产生的后果等内容明确地告知患者。此外还要尊重患者的隐私权,在语言上要严格谨慎,坦诚亲切,让患者感到踏实。在整个诊疗过程中做到既保护患者的利益,又保障正常的医疗工作。

4. **加强专业学习,提高技术水平** 医疗技术人员必须掌握自己的专业基础知识,了解与之相关的最新发展动态,站在医学科技的最前沿,不断更新知识调整知识结构,以提高业务水平。只有这样,医务人员才能自信,才能给患者以安全感和信任感。同时通过学习业务知识,也能够整体地提高医务人员素质,让患者放心,让家属满意。另外,医生不是全科的,对于超出自己研究领域的、不熟悉的病情,需要及时转诊给其他医学专家,或请会诊。

(张丽丽)

思考题

1. 医患关系有什么样的特点?
2. 医患关系的模式有哪些?
3. 影响医患关系的因素有哪些?
4. 在医患沟通过程中医生应如何掌握非言语沟通的技巧?

笔记

第二十章　医师和医院

"有时去治愈,常常去安慰,总是去帮助"(美国结核病医师、公共卫生领域的先驱特鲁多墓志铭)。

医师在医疗机构依据医学知识和技术为患者提供医疗服务的过程称为医疗活动(medical activity)。医疗活动的主要服务对象是有生命、思维和情感的患者,患者对医疗结果有较高的心理预期,医疗活动的意外风险高,医师承受着巨大压力。创造良好的工作环境,减轻医师的压力,会直接或间接提高医疗服务质量。本章介绍医师的压力、有效的决策策略,以及与医师健康有关的医院。

第一节　医师、应激源与应对

一、医师

医师是指依法取得执业医师资格或者执业助理医师资格,经注册在医疗、预防、保健机构中执业的专业医务人员。

医师与医师角色是两个不同的概念,医师是一种社会职业,是就一个人所从事的职业而言,是一种职业称谓,它与社会生活中其他职业人并没有任何本质的不同,只是服务对象和内容有所差异而已。医师只有处于诊疗过程中,对患者承担着特定的诊疗责任,才充当起医师角色。医师角色是指在医疗保健系统中掌握医疗卫生知识和技能,进行疾病防治的专业工作人员。掌握医学知识和医疗技能是医师角色的必要条件,防治疾病、维护健康是社会赋予医师角色的职责和任务。

二、医师的应激源

医疗工作具有风险高、强度大、专业性强、工作复杂、社会预期高等特征。从而使医师承受长期、高强度的工作负荷。2013 年,涉及九省市、45 家医院的调查发现有 76% 的医师感到压力大(张新庆,2014)。

医师的压力源主要来自外部环境、工作负荷、职业发展和职业道德约束等方面。

(一)外部环境

1. **医疗活动本身的高风险**　风险主要来自如下几个方面。首先,医学领域面对许多未知领域和未解难题;其次,诊断治疗存在很大的不确定性,存在病情恶化、残疾、死亡、医疗意外等"健康风险";最后,患者对医师"包治百病"过高心理预期与实际效果的差异,从而可能导致医患关系紧张,甚至对立。

2. **医疗活动的保障尚不健全**　涉及医疗活动的政策和法规中,需要有条款清晰表述医院与医师的劳务关系,界定各自的权利和责任,并加以监管。医疗责任保险制度需要完善,

笔记

对无法挽回的医疗失误,对患者给予适当的经济补偿,同时,也要保护医师为挽救生命所做尝试和努力。医院的激励机制不利于培养优秀的临床医师。

3. 缺乏客观宣传 医疗活动涉及大量医学专业知识与技术,文字或视频新闻很难客观和全面地介绍给受众。为博眼球的新闻,损害医师的形象,恶化了医患关系。

4. 医院文化的建设仍比较落后 忽视对以医师为代表的人力资源的开发和管理,不能满足医师的需要。工作环境卫生、休息条件较差,医师满意度低。医院管理水平低,表现为总体目标与个人发展目标冲突;考核评价与激励制度不能体现多劳多得的公平原则;用人而不培养人、医师缺乏归属感。

(二)工作负荷高

医师、护士与患者之比过低,工作时间长、处理的问题复杂、睡眠不足。在从事医疗工作的同时,还要从事大量的科学研究、行政事务、教学工作。

工作与家庭的冲突是医师的另一项重要的压力来源。由于工作负荷太大,很多医师很难顾及到个人或家庭生活。50%的医师在工作日与家人相处的时间不足两小时/天,只有7%的人超过4小时/天;超过50%的人从未享受过年假。

(三)职业发展

职称晋升是个人职业发展的一个重要指标,是个人价值、声望和专业水平的体现。在我国,职称晋升不仅需要专业的医疗知识和技能,还需要在繁重的医疗工作之余,进行相关科学研究,承担科研课题并撰写科研论文。这使得医务人员分身乏术,在个人职业发展的道路上举步维艰。

(四)现实问题与职业道德的冲突

"值此就医师职业之际,我庄严宣誓为服务于人类而献身……我一定把患者的健康和生命放在一切的首位"(《日内瓦宣言》)。而现实中,医师的合法收入与所肩负的责任并不相称。坚守职业道德与追求美好生活想法成为医师的重要心理冲突。

(五)女性医师面临更大挑战

在现代医学发展之初,女性是在相关行业求职中饱受歧视的一个群体。1540年英国亨利八世国王授予成立"外科医师公司"的时候,明文禁止女性加入,断绝了女性接受正规培训的机会,但其中仍有部分人坚持行医。现今,女性医疗工作者所占比例大幅上升,据"美国医学院协会"统计,医学院女性毕业生的比例,从1983年的26.8%上升到2010年的48.3%。2012年全美执业医师中,30.4%为女性。住院医师或者进修医师中女性占到46.1%。在我国卫生系统中,女性超过全体工作人员的70%。但是,医疗卫生行业是一个高风险职业,从事医疗行业的女性医护人员一方面在单位承担着与男性医师同样的工作,另一方面也要承担照顾家庭、养育子女的重任,这导致女性医护人员在社会、工作及家庭方面承受着巨大的压力。

三、应对压力

上述职业压力远远不是个体自我调节所能解决,需要从社会制度、医院等关联方系统规划和解决。

(一)营造有利于医疗活动的宽松环境

《"健康中国2030"规划纲要》明确了分级诊疗优先发展,优质医疗资源将向基层倾斜,落实基层医务人员的工资政策。依法严厉打击涉医违法犯罪行为特别是伤害医务人员的暴力犯罪行为,保护医务人员安全。创新人才评价机制,不将论文、外语、科研等作为基层卫生人才职称评审的硬性要求,健全符合全科医师岗位特点的人才评价机制。

医院的管理机制和激励机制要保护正常的医疗活动,建立积极向上的工作氛围和绩效考核标准,为医师创造理想的工作环境,为患者建立舒适就医氛围,公正处理纠纷。

医院要对科室实行精细化管理,促进内部安全和谐氛围。所谓精细化管理,就是通过各种管理方法和手段将管理工作的每一个执行环节做到精确化、数据化,提高组织的执行力和效率,从整体上提高组织的效益。科室坚持长期性的安全教育,增强医护人员法律意识、风险意识,提高落实医疗安全措施的自觉性。注重培养医护人员从患者及家属的切身利益出发的思维方式,并从对患者系统、细微、连贯的病情观察中及时发现问题,及时解决。

(二)争取社会支持

医师作为社会网络中的一分子,也需要来自家庭、亲属、朋友、组织乃至患者群体的社会支持。客观、公正的舆论宣传,能让公众了解事件真相,展现医师的职业素养及社会认同感。

2018 年 8 月 19 日是首个中国医师节,体现了社会的尊重和支持。

(三)医疗责任保险

医疗责任保险是院内调解、人民调解、司法调解、医疗风险分担机制有机结合的"三调解一保险"制度体系中的重要一环。医疗责任保险在国外已经非常成熟,能分散执业风险,减轻医师的压力,缓解医患关系,促进创新技术和治疗方法。

(四)员工援助计划

员工援助计划(employee assistance program,EAP)是由组织单位提供或者资金支持的持续的、系统的、有组织的咨询、建议和帮助服务项目,旨在帮助员工及其家庭解决由工作压力及其相关原因所致的问题及困扰。

EAP 起源于 20 世纪 50 年代,用于美国企业中帮助员工戒除酒瘾,在维护员工身心健康、稳定员工生活、提升工作效率方面成效显著。随后 EAP 在欧洲乃至全球的企业、政府、军队和学校等组织中开展起来,用于员工的职业发展、岗位适应、身心保健、挫折应对等方面。

(五)改善非医学技能,提高医疗活动的质量,减少医疗纠纷

WHO 提出 5 星医师,强调医师扮演医疗活动提供者的传统角色外,还要做患者的医疗决策者、知识传播者、社区健康倡导者、健康资源管理者。

医疗决策是根据患者症状、体征及预后提出适合其病情的多个治疗或护理方案,供患者选择。决策分析应遵循真实性、先进性和效益性原则。

决策是一个复杂的过程,除了科学的计算方法外,还包括真实可用临床信息的获取、临床决策分析的有效解释等。通过沟通建立的良好医患关系是医学决策的前提,医师的知识水平和临床经验是临床决策分析的基础。患者是临床决策的最终决策者和受益人,以患者为中心的临床思维是科学临床决策的保障。决策中要充分考虑社会环境因素,考虑患者从中获取的各类信息(专栏 20-1)。

专栏 20-1

决 策 树

男性患者,50 岁,体检发现左颈动脉硬化,但目前没有任何临床症状。现有证据表明,颈动脉硬化者发生脑卒中的危险性升高。因此对于该患者是选择暂时性临床观察,还是选择颈动脉内膜切除术?这就是一个临床决策问题。

绝大多数决策分析都采用决策树的方法对问题进行结构化。决策树是一种能够有效地表达复杂决策问题的数学模型,按逻辑、时序把决策问题中的备选方案及结局有机组合并用图表罗列出来,犹如一棵从左到右不断分支的树,包括一系列节点与分支。节点又可分为决策节点与机会节点,前者以小方框"□"表示,后者以圆圈"○"表示。决策节点处分成可谓决策者所控制的几个决策选项,而机会节点处则分成决策者所不能控制的一个或几个

相应事件。在决策树末梢，可为各方案的最后结局，各种结局必须定量描述。在每一个机会节点，其后相应事件的概率之和必须为1，也就是说，每个机会节点之后的事件必须涵盖所有可能的情况，只有这样才能保证分析的有效性。对于结局而言，结局可以是生或死，也可以是其他治疗可能带来的任何收益或风险。

基于上述原则和对临床问题的分析，该案例可以绘制如图20-1的决策树。

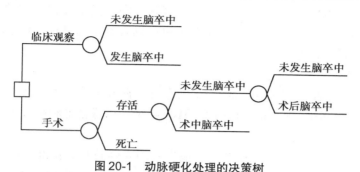

图 20-1　动脉硬化处理的决策树

第二节　医　　院

医院以"一切以患者为中心，促进患者身心健康"为医疗活动的宗旨。医院在提高医疗活动质量的同时，如何促进医患双方身心健康？

一、营造优质医疗环境

医疗环境是医院从事医疗保健所处的一切外部条件。优质的医疗环境可以满足患者各种医疗、护理、生理及精神舒适的需要，使患者产生并保持愉悦的心境。医院环境应该力争整洁、安静、舒适和安全。在市场经济规律的作用下，患者自主择医成为必然，那些就医环境处处体现"以患者为中心"的医院必会成为首选。可见，医疗环境已经成为现代化医院、诊所最直观，最不可缺少的条件。下面我们从物理环境和社会环境两个方面进行详细阐述。

（一）物理环境

医院物理环境包括医院的建筑布局、风格、内部设置及绿植分布状况等，是医院的硬件组成。功能齐全、布局合理、流程科学的医院环境具有一种非介入性的、非药物的、不可思议的心身疾病治疗疗效，具有恢复和增进人体健康的作用。医院物理环境是医院形象的代表，其优劣是衡量患者满意度的重要组成部分，也是医院在市场竞争中的重要筹码。

1. 建筑布局　现代化的医院建筑应是实用的审美的统一，要符合现代医学模式转变的需要，建筑造型简洁、明朗，具有朴素、典雅的行业特点，空间环境应符合当地民俗特点。现代医疗服务提倡方便患者和提高工作效率，要求能够适应现代社会快节奏的生活方式，因此要有严格的时间安排、紧凑的诊断治疗程序，要求在医院的规划布置中减少相关功能科室之间的距离，以便尽可能方便患者。

2. 医疗流程的便利性　首先，医疗部分的门诊部、医技科室、住院部要有方便的内、外交通和联系路线。门诊部是医院对外联系最频繁的部门，一般门诊部每天要有数百名到数千名患者。因此门诊部应有直接的对外交通路线，与医技科室和住院部也要联系方便。医院各部分的密切联系，要求建筑组合紧凑，尽量缩短彼此的空间距离；各部分的相对位置符合医疗程序和医院内部工作流程的要求，成为使用方便的，高效能的有机体。

其次，必须建立明确的地图或简单的指示牌，以便患者及探视者易于辨认身处位置和选取方向。由于患者及探视者不太了解医院运作，因此尽量减少业内术语标牌，应用简单或图像化的标准为佳,而且设于显眼位置。

3. 内部设置突出温馨、舒适和功能的合理性 房间布置和装饰要突出温馨、舒适、高雅,使住院患者有在家的感觉,有高格调的享受。随着时代的发展,昔日南丁格尔式的大病房已不再是设计的主流,取而代之的是单人小病房,这完全是出于以患者为本考虑的结果,尽管增加了医护人员的工作量,但患者的干扰少了,私密多了,有利于患者的心理放松。国外医院很注重患者的心理状态,如日内瓦老人医院考虑到老年人怕孤寂的特点,在病房设计上把病房的窗台同病床一样高,患者在床上也可以看到窗外景色,室内灯光设计接近自然光,天花板呈淡棕色以减少患者单调感。

(二)人文环境

医院是社会的一部分,人的生、老、病、死都与它有密切的关系。为了保证患者能获得安全、舒适的治疗性环境,得到适当的健康照顾,必须为患者创造和维持一个良好的医院社会环境。

1. 人际关系 医患关系是医疗过程中最重要的人际关系。良好的医患关系不仅能使医师与患者互相沟通、信任,最大限度地减轻患者身心痛苦。病房内的患者关系是医疗活动的中人际关系的重要组成部分。患者间相互理解,和睦相处,可以增加患者的社会支持,促进患者在共同的治疗康复生活中病情的恢复。

2. 医院的规则 每个医院根据各自的具体情况制定院规。院规既是对患者行为的指导,又是对患者是一种约束,会对患者产生一定的影响。协助患者熟悉院规,可帮助患者适应环境。

二、建设和谐温馨的院内文化氛围

医院文化是指一所医院在其创建和发展历程中,在其一定的社会历史条件下及长期医疗实践活动中所形成的、为医院多数员工接受并共同遵守的具有本医院特色的最高目标、基本信念、价值标准和行为规范,以及与之相适应的理念形态文化、制度形态文化和物质形态文化的复合体。

医院文化的基本结构为由里到外的理念形态层、制度形态层和物质形态层所构成的同心圆结构。医院文化构成系统是一个生态系统,三个形态层互相关联、互相作用。医院文化结构的生态系统表明医院文化体系是一个具有自我调节、自我完善、自我更新能力以及具有不同层次的完整系统。

理念形态文化建设是医院文化建设的核心,体现在医院医师共同遵守的基本信念、价值标准、职业操守、医德医风和心理面貌的建设。文化建设有利于提高医师的工作积极性。

总之,医院文化建设要以高尚的医德、精湛的技术、优质的服务及优美的环境,来实现治病救人的目的,是新形势下医院主动适应社会环境,坚持正确服务方向,充分履行工作职责,推进医院改革,寻求发展之路的良好举措。

(孟肖路)

思考题

1. 如何理解医师的职业压力?
2. 如何舒缓医师的职业压力?
3. 医院如何促进医患双方身心健康?

第二十一章　女性行为与健康

　　女性的生理结构特点和生育的社会职责，决定了比男性需要更多的适应，而女性的心理活动特点也有异于男性，"女人是绝对不会有错的，即使有错，聪明的男人也不要说出来，最好把它揽在自己的身上"（泰戈尔）。尽管女性预期寿命已经超过了男性，但在健康质量方面仍不容乐观。本章介绍影响女性健康的心理行为特点，女性特殊的生理变化，以及健康行为的形成对预防女性疾病的积极意义。

第一节　健康的性别差异和原因

一、寿命和死因的性别差异

　　女性预期寿命高于男性是当前全球普遍现象。WHO在2016年和报告显示，2015年全球人均寿命是71.4岁，其中男性69.1岁，女性73.8岁；其中有12个国家达到了82岁或者更高，但仍有22个国家在60岁以下；日本女性平均寿命86岁，为全球第一，寿命最短的是非洲的塞拉利昂，只有50.1岁。但在历史上，男性曾经比女性寿命长约8年，1930年以后这一差距逐渐缩短，到20世纪80年代以后，女性寿命超过男性，发达国家女性预期寿命比男性多4至10年。

　　女性预期寿命比男性长涉及很多原因，性别差异是重要方面之一。寿命的性别差异从受精卵开始就存在，妊娠中的男孩对环境中的有害物质敏感，易受辐射和污染伤害。到了婴幼儿时期，男孩的死亡率比女孩高20％。性别还影响到疾病易感性，男性冠心病死亡率一直高于女性，即便女性在50岁后出现雌激素消退，冠心病的死亡率随年龄而迅速升高，也只是接近但没有超过男性死亡率。

　　在死亡原因方面，女性孕期和分娩是重要原因。WHO统计，每天约有830名妇女死于与妊娠或分娩有关的并发症。2015年有30.3万名妇女在妊娠和分娩期间及分娩后死亡，发展中国家的孕产妇死亡率是239/10万，而发达国家则为12/10万。15岁以下少女的孕产死亡风险最大，妊娠和分娩并发症构成大多数发展中国家少女死亡的主要原因。

　　在北京、天津、上海等城市中，肿瘤是15～49岁的育龄妇女死亡的头号杀手，排在第二位的不是心脏病，而是意外死亡，大约占9.6％到13.5％，其他原因还有心脑血管疾病、精神障碍等疾病。农村只是在肿瘤与意外死亡的排列的次序上倒置而已。肿瘤在女性总死亡原因中占到50%左右，肿瘤类型不同于男性，乳腺癌、消化道癌和肺癌位列三甲。上海市金山区的育龄妇女死亡率为84.58/10万（朱晓云，2010），比世界育龄妇女死亡率低限51.83/10万高，但低于全国城市育龄妇女96.70/10万的死亡率。

二、健康性别差异的心理社会因素

　　除生物学因素外，现代女性健康水平高于男性还有心理社会因素的影响。

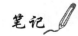

1. **生活方式**　全世界每年吸烟导致五十万以上的妇女死亡，并将继续增长。据估计1950至2000年间，有一千万妇女死于吸烟。在美国和英国，吸烟已经成为最重要的一个可预防的导致个体提前死亡的因素，死亡人数在35到69岁人群中的至少占到三分之一。

现代人生活节奏快，起居没有规律也是致病的主要因素。我国传统医学认为，"起居有常"是长寿原因之一，《内经》说："上古之人，其知道者，……食饮有节，起居有常，不妄作劳，故能形与神俱，而尽终其天年，度百岁乃去"；"起居无节，故半百而衰也"。男性社会交际广泛，应酬多，起居也很难有规律，通常比女性有更多的健康问题。

2. **认知差异**　认知差异会影响人们的压力评价、健康信念、依从性和就医率等，也会影响人们对行为和生活方式的选择与改变。

1）思维差异：男性在视觉空间任务和数学任务上的认知能力占优势，且两性之间的性别差异大小与年龄有关（Petersen，1985）。男性偏于抽象思维，在判断问题时有较高的逻辑性，能客观地理解事物的本质；女性偏于形象思维，判断问题往往带有强烈的主观色彩，容易受自身感情和外界暗示的影响（阿普罗伯赫）。

2）感知差异：女性在感知觉的灵敏度、言语生成、情节记忆、面孔识别任务和手指操作的灵巧性上占优势；女性的知觉速度快，能快速准确地把握细节，注意力容易集中；女性的记忆要强于男性，在机械记忆和形象记忆能力上比男性强，而男性的逻辑记忆强。

3）归因差异：性别差异也表现为归因模式的不同。成功会令女性感到自豪，也增强了自我效能，但她们很少将成功归功于自己的能力强，而更多地归结为外部原因，其原因可能是出于社会压力的考虑。在认知方式方面，女性的认知活动是场依赖式的，而男子则是场独立式的。

4）控制源差异：根据健康控制源理论，不同性别的个体对自己的健康受内外控制程度的认知不同。通常女性更倾向于外控制源，也就是说，女性更相信健康受命运、运气、机会等决定；而男性则更倾向于认为自己能够把握健康，认为自身的健康状况取决于自己的人格特征和行为。

5）面对外界评价的差异：女性更重视他人对自己的评价，重视自身健康，就医及时，倾向于选择轻闲工作，回避成瘾物质。

女性的长寿，伴随着生活质量的一般化。妇女享受卫生保健服务的水平及其健康状况受经济和社会发展水平的制约。

3. **性格差异**

1）攻击性行为：男性比女性更具有攻击性。女性则以微妙、被动形式进行攻击。女孩以拒绝或排斥新成员的加入，作为对他人的"间接"攻击。从动机角度看，女性与男性的攻击性并无差异，只是由于女性受到其性别角色的限制，抑制了自身攻击性的表现（Phares，1991）。

2）支配性：支配性是人们指使他人为自己服务的心理特征。一般情况下，男性比女性更具有支配性，比如丈夫对妻子的支配性，以及在兄弟姐妹中也总是男孩支配女孩。相反，如果父亲软弱而母亲具有支配性，那么男孩会表现出更多的女性化气质。

3）自我意识和自我效能：男性自我意识主要来自于自己擅长领域的成绩，或者是职业的自我确定，自我评价多由自己取得的具体成绩决定；女性自我意识中，家庭比职业更受重视，更多根据人际关系来评价自己。男性以拥有职业为自我确定的标志，否则很难感觉自己是个成年人；女性则可以用别的标志来证明自己有资格作为一个成年人了，例如，已经有人认真地向她求爱了等。男女的性别差异在气质上也有体现（专栏21-1）。

专栏21-1

双性化：理想人的气质？
男性气质主要包括坚强、自信、具有攻击性和社会成就取向。女性气质主要指温柔、善感、依赖和同情心等。现实生活中，每个人都具有两性气质的一些特点，其差异仅在程度深浅而已。两者各居一端连成轴线，人在其间的某一点上，一个人兼有男性化与女性化的气质，称为"双性化"。

男女双性化是一种理想的性别角色模式，男女相互学习，摆脱传统文化对性别的束缚。如果一个人兼有双性化者气质就具有高自信、高适应性。当气质适应男性气质时，他们便男子气魄十足，当气氛适应女性气质时，他们又女人味十足了，这种人就是最理想的男人和女人了。

现实生活中，理想的男人或女人是难以实现的。因为在传统的性别角色定型中往往有许多矛盾存在，如雄心勃勃与情意绵绵，有领导力与依赖性强，活跃与羞涩、攻击性强与温柔等等。这是因为人们已经人为地将这些气质分别标上了男女的记号，并将它们绝对化了，似乎女性温柔，男性就自然要粗暴，男性豁达，女性也必然是小心眼了。最令人担心的是，该温柔时粗暴，该显示领导力时却表现为优柔寡断。

"双性化"要特别注意不是"中性化"，在一些选秀节目的误导之下，男孩女性化，变得越来越阴柔，而女孩男性化，变得越来越"假小子"了，真正的双性化概念被扭曲和误读。

具有典型女性特征的女人和具有典型男性特征的男人，要比那些性别特征不明显的人，更加快乐（图21-1）。

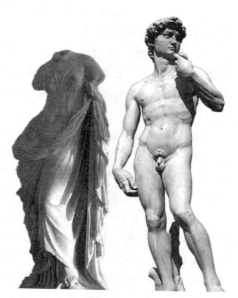

图 21-1　西方的美女希腊爱神和帅男大卫

自我效能是自我意识的一部分（第二章）。男性会过高地估计自己的能力，这使得他们有更多的机会去尝试新鲜事物，也有更多的机会去提高其完成各类任务的技能，得到社会对其行为的承认与强化。女性倾向于低估自己能力，可能会限制其活动的范围及视野，减少其获得社会肯定的机会，最终可能会制约其潜在能力的发挥。

4）敌意：敌意是 A 型性格的核心特点之一。在 45～64 岁年龄组，不论男性还是女性，具有 A 型性格的人在 8 年内缺血性心脏病的发病率都高于其他条件对等的 B 型性格的人。

4. 社会地位、经济水平和教育程度　除了性别差异外，国家的发达程度也是影响人们预期寿命的一个重要因素，而且具有相当强大的影响力。欠发达国家妇女的平均预期寿命为58岁；发达国家的妇女预期寿命为77岁。

研究发现受教育时间低于 8 年的女性，发生心脑血管疾病的危险是受教育 12 年以上女性的 4 倍。从儿童开始就生活在社会经济地位低下环境中的女性，发生或死于心脑血管疾病的危险是对照组的 2 倍和 4 倍。

5. 情绪

女性与男性心理特征最大的差别是女性比男性更富有感情，这是因为女性的神经系统具有较强的兴奋性，对任何刺激反应都比较敏感，无论是愉快还是悲伤，都会通过表情和姿态表达出来。两性在沟通方式上也有差异（专栏21-2）。

专栏 21-2

沟通的性别差异

男女大脑神经在出生时就有差别。女性主导听觉和语言的大脑部位神经细胞的密度和

笔记

数量多于男性,所以女性平均的语言流畅性比男性好。早在 1973 年,Robin Laloff 就开始研究语言与性别的差异,她在 1975 年出版的《语言与女性的位置》一书激发了语言学界的兴趣。她认为语言与性别的差异表现为如下几个方面:

1. 语音　女性讲话速度快、声音高、语言流畅、富于表现力,讲话时多用升调表示礼貌、客气或婉转。而男性声带长而厚,振动频率比女性低,因此说话声音偏低,言语停顿次数多于女性,强音使用频率多于女性。

2. 语法　女性在语法方面更喜欢附加疑问句、模糊修饰语、复合祈使句和附加疑问句,男性则更多使用单纯的祈使句。

3. 交谈风格　女性属于"感受型"风格,认为在交谈时对方应表示认可和赞赏,期待倾听者的肯定,她们把静静地听理解为没注意听。而男性属于"信息型"风格,希望在信息发布中展示个人能力、建立自我地位,他们认为倾听者的肯定和搭话是干扰、冒犯和缺乏注意力。

女性在谈话时话题一般局限于个人的感受及朋友间的交往、日常生活琐事或家庭事务等方面。而男性则往往喜欢谈论汽车体育、时事政治等。女性也更多使用"可能"、"也许"、"我觉得"等不确定词,表达方式更含蓄、模糊、委婉。男性则倾向于直截了当地表达自己的情感,更多使用粗语或诅咒,借以表达阳刚之气的性格。

4. 话语量多少　人们普遍认为女性健谈,实际上在家庭和朋友的聚会上、街头聊天、各种会议、电视节目、体育比赛等多数场合中,男性讲话更频繁、持续时间更长。这是因为男性比女性的社会地位高,谈话时打断女性或岔开话题的次数更多,女性处于服从地位,所以经常使用模糊修饰语,尽量避免与别人意见相反或对立。但是,在非正式场合涉及社会情感交流时,女性话语量就会上升,因此人们通常觉得女性讲话较多。

1)情绪的表达:男性和女性在同一情境中产生的情感体验的数量是相同的,只不过女性更倾向于把内心体验外显出来,过度情绪化的女性患抑郁、焦虑和其他情感障碍的风险会升高。血清素是调节情绪的关键物质,含量过少容易引起焦虑,德国学者发现,和母亲隔离的时候,雄性主管情绪的部位血清素上升,雌性则下降,推测小女孩更容易出现焦虑倾向。

2)情绪对健康的危害:愤怒是男性患心脑血管疾病(CHD)的主要独立危险因素,女性绝经后,敌意是 CHD 的独立危险因素。抑郁症可能是心脑血管病的原因或者结果,两者双向关联。抑郁症常见于糖尿病患者中,女性抑郁症占到 28%,男性占 18%,抑郁的糖尿病女性能更快地发展为 CHD;女性情绪表达明显,甚至最小的不幸也会使女性哭泣;感情的持久性短,哭泣的女性能够较容易地止住眼泪,而一个痛哭的男人很难平静下来。女性更多地报告她们的害怕、恐惧和焦虑情绪。女性焦虑症的患病率高于男性。

3)情绪的识别:女性具有情绪识别优势。这在行为上表现为女性对情绪内容更快速,更准确地识别;而在脑活动层面表现为信息加工速度,注意资源卷入,神经网络的激活,与半球偏侧化等方面的男女差异。女性在情绪记忆能力上存在优势。这在行为上表现为女性对情绪事件更快的回忆速度以及对情绪线索更强的敏感性,而在脑机制上主要表现为情绪记忆过程中女性有更多边缘皮层的参与。

4)情绪的易感性:情绪易感性是指个体感知情绪能力的大小,及其认知过程容易受情绪影响的程度。因此,在非临床研究中,情绪易感性常被称为情绪感受性或敏感性,它与个体的身心健康密切相关。已有研究表明,情绪易感性存在显著性别差异,主要表现为男女人群在积极情绪易感性相似的同时,女性人群更易感于负情绪事件的影响。男性则倾向于内敛、果断和冷静,而压抑情绪的男性则患高血压等躯体疾病的风险较高。

6. **职业**　与家庭妇女相比,白领工作预防 CHD 的作用比蓝领明显。职业对女性自身及其生活所带来的更多是积极的影响,有助于女性完善自我,促进心身健康。而妥善地安排好家庭生活,会更进一步提高女性对生活的满意感。

有孩子的女性患病风险加大。因为负担加重,控制力下降更易产生愤怒和挫折的情绪。如果抚养孩子的数量多时,无论职业或家庭妇女的患病危险均增加。

7. **应激的性别差异**　在遇到的应激源的数量、应激反应的强度、应激反应的类型等方面,男性与女性均有差异。女性通常比男性经历数量更多的大的和小的应激源(Davis 等,1999)。尽管也许女性更愿意诉说她们经历的应激,但也可能是真实情况的反映,因为女性既要工作,又要承担大量的家务。

一般情况下,在应激发生时,男性比女性表现出更大的反应性。Kirschbaum 等(1992)以演讲和计算作为实验性急性应激源,以唾液类固醇为指标,发现男性在应激所激发的下丘脑 - 垂体 - 肾上腺皮质轴上的反应性要强于女性。但是,男女性的反应差异还与男性和女性对应激性事件的认知评价的差异有关,当能力受到挑战时,男性比女性表现出更大的反应,而当友谊或爱情受到挑战时,女性比男性显示出更强的反应(Simith 等人,1998)。

在应激反应的类型方面,女性比男性更倾向于表现出"互助 - 友好(tend-befriend)"反应,而不是"战斗 - 逃跑"反应。所谓"互助 - 友好"反应是指在遇到应激源时与其他人合作和寻求社会支持的行为,这些行为体现在女性身上,可能有利于自我保护和保护后代(Taylor 等)。

在应激的情绪调控方面,Martin 和 Dahlen(2005)发现女性在应激后会比男性更多使用积极评估策略,就是以积极的态度发现事件中的有利因素及对个人成长的帮助,而男性则在应激后更倾向于采用反社会的、具有攻击性且缺乏自信的策略,从而增加挫败感。

第二节　女性生殖健康

女性的妇科构造决定女性生殖系统容易感染,比如子宫连接输卵管,输卵管直通盆腔,而宫颈又是子宫的一部分,宫颈连接阴道直通外部,经期孕期极易感染,而身兼多种社会和家庭角色的女性将会面临更多的压力,从而造成内分泌与神经系统的失衡。

一、月经期的主要心理行为变化

月经初潮并不说明女性具有生育能力,大约初潮两年后女性才排卵,但在家庭亲友间会传播这个消息,这是少女成熟的标志。

1. **压力**　可能使月经推迟或使之骤然来临。许多二次大战期间被关入集中营的妇女都停止了行经。面对同样的学习压力,居住在同一宿舍的女生月经周期都非常相近(麦克林托克,1971)。

2. **情绪**　妇女会随着月经周期的不同阶段而经历情绪变化,把行经前的三、四天内发生的情绪变化称为"经前紧张",大约为月经周期的第 23 到第 26 天或第 23 到第 28 天(弗兰克,1931),主要表现为情绪消极,包括忧郁、焦虑不安、烦躁易怒以及自信度低等。

3. **运动**　尽管有 31% 的女运动员报告说月经前后会出现运动成绩的下降,但是,对力量型的举重运动员和速度型的游泳运动员的实测结果,并未支持主观报告。

4. **认知**　妇女总是倾向于夸大她们在月经周期之间所产生的身体状态的变化。当她们认为自己正处在经前期时(受到诱导),所报道的麻烦事比认为自己处于月经周期的要多得多(鲁布尔,1977)。

5. **性行为**　社会文化因素可能影响到妇女月经周期中的情绪变化。在许多原始社会和原始宗教中,行经期妇女被视为不洁净,不能去烧饭,甚至被其他成员隔离开来。现代社会中,妇女行经期间禁忌性生活。

6. 性成熟与自慰　青春期少女随着性生理的成熟,会更关注书刊、影视作品中的性爱场景,进而出现白天的性幻想和夜晚的性梦。由于青春期少女体内性激素水平骤然增加,容易对异性产生强烈的爱慕和渴望,但出于道德、法律等限制又不能和异性发生性行为,这种强烈的欲望通常被压抑着,有时也会通过自慰来舒缓情绪。曹汉宾等调查了 600 名大学生发现,79.5% 有过手淫,手淫者中有 73.9% 有自卑心理,13.4% 担心将来影响性功能和生育。

青春期的性梦和手淫是少女成熟过程中的正常现象,但过分沉溺其中也可能对身心产生不同程度的危害。手淫本身应该属于一种自然的性行为,但过度手淫可能诱发女性盆腔充血和妇科炎症,严重的可能以后对正常的性生活缺乏兴趣。

二、流产与避孕

流产(abortion)是指妊娠不足 28 周、胎儿体重不足 1000g 而终止妊娠。自然因素导致的流产称为自然流产,妊娠 12 周内采用人工或药物方法终止妊娠称为早期妊娠终止(或人工流产)。

一般认为,妇女会因决定做流产手术而陷于严重心理压力,并产生某些心理问题(索弗斯格埃等,1972)。但大多数妇女报告说流产后感到心情愉快,如释重负,只有不到 10% 的妇女会发生后继的心理问题,其中的大多数在怀孕和流产之前就已存在着各种心理不适,女性的放松心理可能与女性终于摆脱困扰有关。

1. 流产的心理影响

(1)未婚女性流产后的心理状态:全世界 15 岁至 19 岁的女孩每年有近 400 万人进行了很不安全的流产,而少女流产会给她们的身体健康带来严重损害。20 世纪以来,女性初潮年龄从 15 岁降到 12 岁左右,学制延长、婚期推迟、媒体渲染都造成了少女妊娠、流产的增加。

她们对流产后可能产生的不良反应很敏感,焦虑、自责、抑郁,甚至选择自杀等极端方式。

(2)已婚女性流产后的心理状态:如果是孕妇本人不愿意要孩子,那么流产后的焦虑和负罪感会较轻,而且会有解脱感。但是如果本人非常想要孩子,不幸发生流产,则会给孕妇带来很大打击,尤其是已经有过数次流产经历的女性,更是雪上加霜。

2. 预防流产　自然流产其实是自然淘汰不健全的胎儿,健康的胎儿是不容易自然流产的,大多数不明原因的流产往往都是胚胎遗传基因缺陷,因而不可避免地以流产告终。但是,孕妇的情绪急骤变化、受到重大事件刺激,可引起孕妇体内环境失调,促使子宫收缩引起流产。

女性为了保持自己和孩子的健康,就要采取健康的行为方式,以预防流产的发生。具体方法如下:

(1)选择合适年龄怀孕:早婚早育者因身体发育不成熟容易引起流产,怀孕时年龄过大也会因生殖功能衰退,染色体发生突变而造成流产,最佳的生育年龄一般在 23~28 岁。

(2)远离危险源头:怀孕后避免接触有毒物质,如水银,铅,镉,DDT,放射线等,怀孕前后应避免接触猫,狗,鸟等宠物,以免感染弓形虫;避免不洁性交而感染支原体,衣原体,单纯疱疹病毒,淋病,梅毒等。

(3)避免人流:如果暂时没有怀孕的打算,应采取避孕措施,避免意外怀孕后人工流产对子宫的损伤(专栏 21-3)。

笔记

专栏 21-3

避 孕 方 式

如果双方目前不准备要孩子，那么则应采取科学的方法避孕。常见的避孕方法如下：

1. **口服避孕药** 避孕成功率99.9%。避孕药根据避孕作用时间的长短又分为长效、短效和速效3种。避孕药是通过抑制卵巢排卵，使宫颈黏液变稠、干扰子宫内膜发育、改变输卵管蠕动、抑制或杀死精子等几个环节起作用的。

2. **男用避孕套** 避孕成功率80%～98%。是年轻人中最普遍使用的方法，最大的优点是丝毫不干扰妇女生理，还可以防止性传播疾病。

3. **外用避孕药** 避孕成功率70%～80%。包括避孕药膏、药膜，它主要含杀精子药物的可溶性药膜，减低精子的活性。在性生活前，将药膜团成一团放入阴道，溶化后可起作用。但是，膜放置的情况每人不同，避孕效果也不同。

4. **宫内节育器** 避孕成功率95%以上。宫内节育器一般是采用防腐塑料或金属制成，有的加上一些药物，可以防止受精卵在子宫着床。但是放环后可能会月经量增多，经期腹痛，子宫穿孔，或诱发炎症，多用于产后妇女。

5. **安全期避孕** 避孕成功率70%～89%。是推算卵巢排卵一般在月经14天的前后2天内，所以安全期大约为月经后10天内，和月经后第20天之后到下次月经来潮，距离行经期越近，避孕的可能性就越大。

6. **永久避孕法** 避孕成功率99.9%。是男性结扎输精管，女性结扎输卵管。但是一旦结扎很难恢复，需要慎重。

（4）人流后先恢复身体：流产发生后不要急于怀孕，应间隔半年以上，使子宫得到完全恢复，全身的气血得以充盛后再怀孕，否则身体尚未完全恢复就怀孕容易导致流产的再次发生，欲速则不达。

（5）避免带病怀孕：急性传染病须待痊愈后一段时间方可怀孕。慢性病患者则应治疗到病情稳定并经专科医生认可后才能怀孕。

（6）积极就医，遵从医嘱：有流产史者要先就医，甲状腺功能减退者，要保持甲状腺功能正常后再怀孕，孕期也要服用抗甲低的药物。

三、妊娠与分娩中的心理问题

1. **情绪状态** 孕妇情绪状态与孕期有关，在怀孕前三个月中，常见忧郁与疲劳；中三个月的情绪最为乐观的；怀孕后三个月，焦虑多见，主要是因为孕妇开始担心分娩和孩子的健康。妊娠期间，拥有较多社会支持、较高收入、中产阶级、经历生活事件刺激来的妇女，具有更好的心理状态（谢尔曼，1971）。

分娩二天后，产后抑郁症状的女性会感到心神沮丧、痛哭，持续一或二天（Hopkin 等，1984）。约13％的产妇会出现轻中度的抑郁，表现为沮丧、失眠、流泪和无力应对、易怒和疲劳，持续6至8周（O'hara 等，1996）。

产后情绪问题来自于抚养孩子的责任感、缺乏丈夫支持、生理疲惫和激素水平下降。其实62％的父亲在这个阶段也会出现抑郁情绪（Zaslow, 1985）。

2. **母乳喂养** 母乳是婴幼儿"最理想的食品"，为孩子提供合理的营养混合物，含有保护作用的抗体，营养价值优于牛奶和其他合成食品，皮肤接触会满足孩子的心理饥饿。但是，如果没有专业人员的呼吁和支持，母乳喂养的比例就会下降，1994年，美国的母乳喂养率为58％，英国和西班牙分别为61％和67％。母乳喂养除了对孩子有好处外，对母亲也有

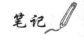

笔记

好处,能帮助子宫恢复,减少再次怀孕的可能性,有些人还发现哺乳期间母亲会出现性高潮。

3. 社会支持 心理和社会因素对孕期和产后综合征有一定的影响。孕妇表现出的欣喜与盼望有一个孩子的强烈愿望有关,同时,家庭成员积极的支持,和对孕妇无微不至的关怀,满足了她的要求。但对于不想要孩子的孕妇或家庭而言,怀孕成为消极事件,没有心理准备、惧怕分娩出现意外、害怕承担抚养义务、应该得到家人照顾的愿望落空,甚至孤单住在医院里、离开丈夫和家庭、没有吃到可口饭菜等小事有关,也会造成消极情绪。在孩子出生后,医院中规定母子分开照料,也会引起母亲不安(克兰斯等,1972)。

四、更年期

更年期主要指女性卵巢功能从旺盛状态逐渐衰退到完全消失的一个过渡时期,包括绝经和绝经前后的一段时间,中医称其为"围绝经期综合征"。现在研究发现男性也有更年期(专栏21-4)。

专栏21-4

男性有更年期?

男性更年期综合征是指男子在 50~60 岁间,骤然发生的各种反常心理状态,并由此产生的各种各样、轻重不同的临床表现,轻者可没有感觉,重者反应较明显。目前称为中老年男子雄激素部分缺乏综合征。

人类衰老和性腺功能关系密切,男性在 45~55 岁之间或迟或早将出现睾丸功能由盛而衰的缓慢退化,它往往发生在其他脏器衰老之前,下丘脑、垂体、肾上腺、性功能等问题都与睾丸衰老有关。虽然生理功能的改变要到 50 多岁才会显现,而性功能减退的主观感觉则要早得多,这就是自我感觉和临床症状之间的不一致性。总之,踏入更年期的男子性功能衰减很可能是向老年过渡和随后各器官衰退的最初征象。

因此,处于更年期的男性要注意控制压力,保持愉快和稳定的情绪,减少精神创伤,控制工作量,但又要保持一定运动量。切忌在办公桌边度过自己的白天和夜晚,因为过度疲劳后非但不能休息,反而会因异常兴奋不能入睡。在饮食上要限制脂肪和糖类食物。

更年期综合征多发于 40~50 岁之间的妇女,主要的生理变化是卵巢功能衰退,缺乏雌激素分泌,会出现自主神经系统功能失调综合征;生殖器官和乳房的萎缩。至少有 50% 的妇女在不同程度上会出现不适的绝经期症状,但其中只有约 10% 受到严重影响。

女性进入更年期后,不仅会出现月经紊乱等现象,心脏病的发病率也突然上升。因为,女性在进入更年期之前,体内的雌激素有保护心脏的功能,它可以增加女性体内的高密度脂蛋白,减少血液中的脂肪沉积物,避免动脉粥样硬化,保持血管通畅和富有弹性。在进入更年期之后,女性患心脏病的风险就会赶上男性,75 岁以上的女性患病率与男性相同(Brannon 和 Feist,2004)。

1. 影响更年期综合征的心理因素

1)性格:心理社会因素原因 性格上多疑敏感、沉默寡言、谨小慎微、顾虑重重的女性心理生理反应较为强烈。

2)生活事件:丧偶或突然发生重大不幸事件之后,闭经会明显提前;相反,压力小、情绪稳定和心理健康的女性,反应更年期综合征较轻,持续时间也较短,无需求医即可平稳地度过更年期。

3)情绪改变:心理反应主要表现为情绪。忧郁、烦躁易怒、焦虑神经质、大声喧哗、精力不集中以及窒息感。在极端情况下,那些先前从未有过精神病史的妇女,其忧郁也可能极为严重（更年期忧郁症）。据统计在绝经期间大约有 10% 的妇女有不同程度的心神沮丧。绝经期间轻度的心神沮丧也随处可见。当然，由于这时的女性处于"空巢综合征"阶段，女性的这类情绪反应不具有特异性。然而，Golub（1992）的调查发现，有 85% 的女性在更年期内没有过抑郁，只有 10% 有轻度抑郁，只有 5% 有长期抑郁的感觉。

4）文化因素：在崇尚年轻的社会中，衰老过程本身可能就是一种心理压力。绝经期有力地提醒妇女她正在日益衰老。绝经同时也意味着这个妇女不可能再生育。

2. 健康行为管理

1）开朗乐观：陶冶情操，使心情舒畅，自觉地减轻负担，排除精神紧张、焦虑、猜疑等不良情绪干扰，努力培养兴趣爱好，以保持身心健康。

2）适度性生活：更年期坚持适度性生活有益无害，不仅有助于增强夫妻感情，增强信心，消除心理上的孤独感，而且有利于身体健康和长寿。

3）增加活动和锻炼：旅游、散步、跳健身操、扭秧歌等活动和锻炼可以促进血液循环和呼吸功能，并能改善睡眠质量，提高工作效率。

4）加强交往：更年期人群要克服以自我为中心，少一点猜疑，多一点理解，才能够保持人际和谐、家庭和睦，对于女性更年期心理健康也非常有益。

5）学习健康知识，做好心理准备：中年人在进入更年期之前多读一些相关书籍，为步入更年期做好心理准备。

第三节　女性疾病

一、乳腺癌

乳腺癌是女性排名第一的常见恶性肿瘤。北京、上海和天津等城市，乳腺癌是女性最常见的恶性肿瘤，且发病率呈逐年上升趋势。

北欧、北美等国家是乳腺癌的高发地区，发病从 20 岁左右开始出现，在绝经期即 45～50 岁之前保持快速上升势头，大约年龄每增长 10～20 岁发病率上升 1 倍，绝经期后上升相对缓慢，75～85 岁达到最高。而在亚洲等低发地区，一般乳腺癌的发病高峰在 45～55 岁之间，乳腺癌的发病率在绝经后会略下降，即使移居到西方国家，发病率仍保持原居住地特征。

病因学研究表明，遗传、病毒感染和不合理饮食是乳腺癌的重要原因，日本和罗马尼亚低脂饮食习惯的国家，乳腺癌的患病率是高脂饮食国家的一半；吸烟可以增加有遗传背景者的患病危险。

数十年来，国内外在治疗方法上虽然经过了多方面的种种改进，但其病死率未见明显下降，最主要原因是就诊较晚。因此，通过加强健康教育，提高自检和就医率，有助于早期发现和早期治疗。

1. 如何提高自检率　女性自检应保持每月一次，避免在月经期进行，因为月经期乳房会有正常的硬块。心理学因素会影响自检。很多女性不做自检是因为对发现肿块的恐惧，不知道早期治疗的良好效果。

按照健康信念模式理论，要提高女性乳房自检率要注意以下方面：

（1）增加疾病知识：增加女性关于乳腺癌易患性的信息，让她们了解到乳癌家族史（母亲和姊妹）、月经初潮过早（小于 12 岁）或闭经过迟（大于 50 岁）、大于 40 岁未育、一侧乳房曾患癌等是非常重要的危险因素。

（2）了解预后：促使女性知晓乳腺癌的预后，尤其是中、晚期的不良预后，从而产生威胁感。

（3）提供技术支持：提供关键信息，帮助女性分析费效比，增强自我效能，促进产生自检意愿和早期诊治并采取行动，通过加强健康教育减少女性对发现肿块和治疗的恐惧。包括：使女性知晓正确操作自检、发现肿块后的处置和就诊、及早发现和治疗的益处、乳房切除术后整形手术的效果，对经济困难者要介绍诊治费用和医疗保障所能提供的服务，以减少她们的经济顾虑。上述措施都可增强自我效能，促进女性产生自检意愿和行为，并早期诊治。

2. 乳房切除术后的心理调整　乳腺癌和切除乳房是对女性巨大的心理打击，一方面是癌症本身造成的心身创伤，另外，失去乳房后的女性面临的是更大的外来压力。

人类有崇拜乳房的文化，从出土的古代文物中得到证实。失去乳房沉重打击了女性对自己身体和性魅力的自我意识，以至于不愿面对切口、瘢痕和缺失的乳房而更衣或暴露给伴侣。术后的生活适应包括睡姿和着装的改变，而来自婚姻和性爱方面的适应更令人揪心。抑郁成为术后最典型情绪反应，可能会持续 1 年，并且常伴有焦虑和愤怒，多数女性能逐渐从打击中恢复过来。心理治疗能帮助术后女性和伴侣更快地做出调整，适应生活中的变化。

二、宫颈癌

宫颈癌是全球妇女中仅次于乳腺癌和结直肠癌的第 3 个常见的恶性肿瘤。2008 年全球估计新发宫颈癌病例 52.98 万，死亡病例 25.51 万人，其中 85% 新发病例在发展中国家（Jemal，2011）。随着宫颈癌筛查的开展，发达国家宫颈癌的发病率及死亡率明显下降。我国宫颈癌的发病率还有明显的地区差异，主要分布在中部地区，农村高于城市，山区高于平原，高发区有江西铜鼓、湖北五峰和陕西略阳。与乳腺癌一样，早期诊治宫颈癌的预后很理想。子宫颈涂片检查是早期发现宫颈癌的重要方法，20 岁以上的女性每年都应该进行一次涂片检查。

1. 宫颈癌发生与性行为　性生活过早（指 18 岁前即有性生活）的妇女，其宫颈癌的发病率较 18 岁以后开始性生活的要高。始于青少年的性行为是重要危险因素，与过多的性伴侣增加了病毒感染的机会。单纯疱疹病毒Ⅱ型、人乳头瘤病毒、人巨细胞病毒以及真菌感染可能与宫颈癌的发生有关。另外，男性包皮过长或性伴侣过多也容易导致妻子宫颈癌的发生。

2. 改变行为预防宫颈癌的要点

（1）定期检查：已婚女性每 2～3 年应做宫颈细胞涂片一次（国外建议 20 岁以上的女性都要定期体检），45 岁以上的妇女每年应作 1 次妇科检查和宫颈刮片诊断，以便早期发现，尽早治愈。影响宫颈细胞涂片检查的因素有教育水平、文化影响形成的顺从和宿命感、贫困、社会阶层和医患关系，而对于宫颈细胞涂片检查过程需要使用器具和取材的恐惧和对结果的担心影响了女性定期检查。

（2）改变危险行为：预防宫颈癌最好是晚婚、晚育，20 岁以前结婚或发生性行为的女性，患宫颈癌的比例比其他女性高 2 倍，18 岁以前结婚生育者则高 3 倍。减少性伴侣，避免不洁性交，性生活紊乱者患宫颈癌的危险性要高 2～3 倍。

（3）尽早治愈慢性妇科疾病：宫颈慢性炎症、糜烂、白斑、滴虫和真菌感染等都可能诱发宫颈癌，应积极治疗，减少宫颈癌发生的危险。

（4）保持卫生：男性在性爱前要清除包皮污垢，减少伴侣患病风险。

三、心血管疾病

美国心脏病协会发布的报告（2003 年）显示在 1979 年～2000 年间，男性心脑血管疾病病死率呈下降趋势，同时，女性逐渐呈现上升趋势，而女性心血管疾病病死率在 20 世纪 80

年代就已经超过男性。

1. 心理行为危险因素

（1）低社会经济地位：受教育低于 8 年的女性，发生心脏病的危险是受教育 12 年以上女性的 4 倍。从儿童开始就生活在低社会经济环境中的女性，发生或死于心脏病的危险是对照组的 2 到 4 倍。

（2）职业：男女有职业者的健康水平均高于无工作者，但白领职业降低了女性患心脏病的危险。有孩子会增加女性患病风险，因为负担加重，控制力下降而更易愤怒、挫折。抚养孩子的数量与职业或家庭妇女的心脏病危险呈正相关。暴露于工作和家庭双重应激中的女性发生心脏病的危险增加 2 倍，抚养残疾和生病配偶的女性也是患病的危险因素。护士协会调查发现，每周工作超过 9 小时的女性发生心肌梗死的危险明显增加，并与年龄、吸烟、运动、饮酒、体块指数、高血压、糖尿病等无关。

职业压力对女性患心脏病的影响存在争议。10 年追踪研究（Framingham Offspring Study）并没有发现工作压力加重了女性发生或死于心脏病的危险。但是，对男性为主导的部门（工程类）工作的女性进行的调查发现，她们发生心肌梗死的危险比在女性为主导的部门工作（护士）的女性高出 2 倍。

（3）生活事件和社会支持：两者的缺乏加重了职业压力，是产生愤怒和抑郁的导火索，是心脏病和发病和致死，但是，对男性影响明显，对单身母亲和家庭妇女则是危险因素。

（4）A 型行为：核心是敌意与愤怒。愤怒是男性而不是女性患心脏病的独立危险因素，在女性绝经后，敌意是患病的独立危险因素。

（5）疾病行为：疼痛的表达男女有别，影响到对心脏病的描述。女性对急性心肌梗死引起疼痛的症状描述很复杂，常报告有腹痛、呼吸困难、恶心、颈背疼、消化不良或心悸、疲劳，而男性描述则易于识别。在及时就诊方面，女性易低估心脏病的危险，因为公众仍以为心脏病是男性专利。年长而独居女性则缺少援手而耽误诊治。女性在心脏病的诊治中表现出低依从性、高脱落率，可能与低自尊和经济因素有关。

（6）抑郁症：抑郁症可能是冠心病的原因，或者是结果，两者呈现双向关联。初患冠心病者中，重症抑郁是主要心理性危险因素，男性和女性的危险比对照组高 1.5 到 2.0。而在心脏患者群中，女性抑郁症患病率为男性 2 倍。而年龄小于 60 岁的女性中患抑郁症的危险是男性的 3.1 倍。女性有过童年期受虐待经历者易患冠心病。

心肌梗死和冠状动脉侧支手术后，女性抑郁症状发生率高于男性。单身对于男性来说是危险因素，而未婚或长期独居并未升高女性患心肌梗死的危险，可见对男性来说，家庭是重要的保护因素。

2. 行为预防要点
美国心脏病协会提出妇女心脏病的三项预防策略，以健康生活方式生活、评估自己患病危险、安排适当的疗程。

（1）健康行为建议

1）定期检查：20 岁以上的女性应该定期看医生，评估患心脏病的风险。

2）健康的生活方式："最理想"女性只占十分之一，表示没有实际的心脏病风险，建议维持当前健康的生活方式。

3）减少风险："有危险"的女性是大多数，需要考虑如何减少危险行为，戒烟、改为健康饮食、锻炼和控制体重。在医生指导下用药降低胆固醇、定期服用阿司匹林。

4）改善遵医行为，合理用药："高风险"是指她们已经有患有易于罹患心脏病或脑卒中的疾病，需要在"有危险"处置基础上，进一步接受药物治疗。

5）情绪健康：患有心脏病的女性表现出消沉，可能会患有抑郁症。因此，所有心脏病女性都应该接受关于抑郁症的诊断。

（2）健康的生活方式：涉及健康饮食、合理锻炼、心病减压、戒烟和控制体重在合理范围（BMI：17~25），主要内容如下：

1）健康饮食：包含中大多数由蔬果、全麦、高纤维食品、和富含油脂的鱼类构成，饱和油脂应不超过总热量的 10%，低于 7% 会更好。每天胆固醇的摄取要少于 300 毫克。每天饮酒不超过一杯、一茶匙的盐。彻底远离反式脂肪。

2）合理锻炼：美国提出的中等强度体力活动的推荐热能消耗数值为 150kcal/d，主要指快走（每小时 6.5 公里）这种最常见的运动。详见第十一章。

3）压力管理：每天生活都充满压力，如果压力超出了心理承受能力，就会导致心理失衡，引起抑郁、焦虑等心理疾病。减轻心理压力，保持健康的生活习惯，可以保护你不受压力带来的负面影响。多跟家人和朋友聊聊天，从事日常体力活动，接受你不能改变的事情，记得要笑，放弃不良的生活方式，做事要慢下来，保证充足睡眠，增加生活的计划性，尝试给予别人帮助，不要过多担心不着边际的事物。

（张亚宁）

思考题

1. 健康性别差异的解释？
2. 简述流产、分娩中的心理问题与心理护理。
3. 简述影响更年期综合征的心理因素和行为管理。
4. 如何应用健康教育理论提高乳腺癌的自检率？
5. 简述改变行为预防宫颈癌的要点。
6. 简述心血管疾病原因的性别差异和女性行为预防要点。

第二十二章　儿童与老年人

儿童是培养健康行为和窗口期，"少成则若性也，习惯成自然也"（《孔子家语·七十二弟子解》）。我国 1999 年就已经达到 WHO 老龄化社会标准，2016 年时，65 岁及以上人口达到 14 374 万人（10.47%）。"在进餐、睡眠和运动等时间里能宽心无虑，满怀高兴，这是长寿的妙理之一"（培根），然而，老年人预期寿命延长，面临更多的生活质量问题。本章将介绍儿童和老年人的健康心理学问题。

第一节　儿　　童

儿童处于心理和生理的快速发育阶段，遗传和环境因素是主要影响因素随着医学进步，与生物学因素有关的致病和致残率下降，而涉及生活方式、行为问题的疾病患病率增长，意外因素成为儿童死亡和致疾的第一原因。

一、培养健康行为

（一）窗口期塑造健康行为

由于行为方式的形成始于儿童期，这段时间称为健康行为培养的"窗口期"（window phase）。儿童健康行为涉及饮食、起居、饭前便后洗手、睡眠习惯、用眼卫生、不随地吐痰等。它们形成于家庭、朋友及文化背景中，母亲发挥着关键作用。家长应善于抓住生活中的各个环节塑造儿童健康行为。言传身教，做出表率。此外，家长还要善于调动孩子的积极性，把儿童本来不自觉的行为，转化为有意识的自觉行动。这就要求家长要细微地观察了解儿童身心发展的规律，根据儿童的特点确定培养目标，并善于抓住教育时机，调动儿童的积极性、主动性，使儿童尽快从"要我做"向"我要做"转化。

（二）拒绝吸烟，避免成为被动吸烟的受害者

2014 年烟草调查发现，中国青少年烟草吸食率近 7%，2010 年估计有 7.4 亿中国人受二手烟危害。

儿童吸烟行为与成人吸烟有关，尤其是他们的父母。成人吸烟不仅损害儿童的健康，也会成为儿童效仿的对象，儿童会将吸烟行为带至成年，影响他们自己的孩子。

Rogers 和 Shoemaker 等人的改革传递理论解释了吸烟在社区的传播。吸烟行为最早见于少数革新者，并受到一些早期尝试者的追捧。他们往往受过良好教育，富有并拥有权势和社会地位。在他们的带领下，吸烟行为传递给了人数众多的蓝领阶层。在媒体传播和妇女解放思潮的影响下，妇女开始接受吸烟，并影响到女孩。英国受放大效应的影响，吸烟人群已经扩大到儿童，特别是女孩，形成严重的社会问题，11～15 岁的吸烟率升高到 8%。

家庭成员或他人会造成儿童的被动吸烟（passive smoking）。母亲妊娠期间吸烟或被动吸烟，她们的子女在 5 岁或 10 岁时有喘息和支气管炎病史的人数明显多。在妊娠时戒烟，

产后继续吸烟的母亲所生子女习惯性用嘴呼吸、打鼾、咳嗽的发生频率高。妊娠妇女吸烟与婴儿低体重有关。吸烟母亲所生孩子的体重比非吸烟者平均轻200g，其程度与吸烟剂量有关。体内尼古丁含量高的母亲所生子女的体重，比含量低的母亲所生子女体重平均低441g。母亲吸烟对胎儿的影响主要是在妊娠后2～3个月内。如果她在妊娠后及时戒烟，胎儿体重受影响小。父亲吸烟也与孩子低体重有关。此外，家庭被动吸烟严重影响哮喘儿童，造成患儿病发频率上升，症状加重。

如何防止青少年吸烟？自从1964年公开报道吸烟危害健康危害以来，人们试图在学校开展工作预防吸烟。学校教育采取社会技能、同学间讲述危害和父母介入等方式，并取得一些效果，但却无法将健康知识传递给失学者或辍学者。这一人群最危险，他们中的多数是离经叛道者，拒绝常规，反对教育者。叛逆是年轻人吸烟的重要因素，他们不参加学校组织的活动，也不参加校外组织的反对戒烟活动。

医务工作者要劝告孩子的父母戒烟，以免危害孩子健康，也要建议准备做父母的人或其他人提供尼古丁替代治疗。政府通过提倡戒烟，建立无烟环境，减少烟草对儿童健康影响。

（三）预防青少年体重超重

2015年6月发布的《中国居民营养与慢性病状况报告》中显示，全国6～17岁儿童青少年超重率为9.6%，肥胖率为6.4%。2014年青少年的超重率和肥胖率分别是1985年的11倍和73倍。在我国，每六个儿童中就有一个儿童面临体重管理问题。造成儿童青少年体重超重的主要原因是饮食失衡和缺乏锻炼（图22-1）。

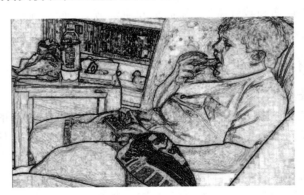

图22-1　美国有30个州的儿童肥胖率超过30%，我国北京市2～18
岁儿童青少年肥胖和超重发生率达21%

超重人数快速增长是与肥胖相关慢性疾病患病率升高的信号。在青少年超重者中，有60%的人体内存在与心血管疾病有关的危险因素，如高血脂、血压升高或高胰岛素。

2014年中国第六次全国学生体质与健康调查，通过对22多万名9～22岁学生的调查，发现73%的男生和79%的女生每天身体活动时间不足1个小时，并随着年龄增长呈明显上升趋势。青少年花大量时间用于手机、上网或观看视频节目，或网上购物，易受食品类广告影响，形成不良生活方式。

青少年运动时间少也是问题。澳大利亚调查儿童看电视的时间，每周平均用20～30小时坐在电视前看节目，少数人甚至超过60小时。另外，经济和社会因素影响青少年的热量平衡，也影响到父母对学校的话语权，无法促使学校采用健康饮食或让孩子们有充足的锻炼。

预防青少年肥胖的重点应放在与饮食和体育活动有关的家庭、学校和社区，包括以下几个方面。

1. 饮食管理　对低龄儿童来说，越限制食用某种食物，他们越容易形成对这些食物的偏爱；反之，受父母鼓励食用的食品，越容易受到孩子们的抛弃。因此，父母要注意限制食物容易引起的儿童逆反心理，要与孩子建议分工负责制，父母负责向孩子提供食物、制定进食时间，而孩子负责决定吃什么和不吃什么，这样能有效影响孩子的食物摄取。另外，在家进餐也有利于儿童健康饮食。

2. 鼓励儿童参加锻炼　儿童体育锻炼要根据年龄、环境和生理状况灵活掌握。多利用空气、日光和水等自然因素，提供锻炼的良好环境。年龄大些的孩子采取游戏体操、体育活动以及集体锻炼，注意增加其趣味性。兄弟姐妹、玩伴和左邻右舍的孩子们在一起会增加户外活动的时间；孩子步行到校是一项很好的每日活动。在芝加哥，由于孩子走路上学受到犯罪威胁，社区倡议建立"上学行走巴士"，父母陪伴孩子走路，并在路上接别的孩子一起走，这样不仅增加了锻炼，也降低了犯罪率。

3. 学校干预　教育和鼓励学生形成健康习惯；改善环境，减少学校食堂中脂肪含量；向从自动售货机购买水果和蔬菜的学生提供补贴；开展更有活力的体育课项目等。加拿大Rivers 的研究中，让一组学生每周体育锻炼 5 小时，并与每周锻炼 40 分钟的学生进行对比，结果发现体育锻炼时间的增加，不仅提高了学生身体的适应性，还提高了学习成绩。

（四）保持牙齿卫生

很多牙齿疾病能通过改变行为而得到预防或减轻。刷牙、牙缝拉线、含氟自来水或牙膏、少吃糖以及定期看牙医都是有效方法（专栏 22-1）。

专栏 22-1

小儿刷牙习惯养成的注意事项：

1. 预防龋齿的关键是培养刷牙习惯　牙刷头宜小、软毛，便于在口腔内转动。

2. 选择自己喜爱的刷牙方式，任何方法都有清洁功效　要充分刷，至少 20 次，约 2 分钟。每天配合牙膏坚持认真刷牙 2 次，睡眠前刷牙最重要。

3. 要在孩子 2、3 岁时就培养使用牙刷的习惯　父母与孩子在早晨起床后和晚上入睡前一起刷牙，使孩子从小习惯于早晚刷牙和饭后漱口。

4. 培养孩子良好的生活方式　控制零食，低糖饮食，富含纤维素、维生素和矿物质多的食物具有抗龋齿作用，选择胡萝卜素、苹果、青菜等食物，通过咀嚼，促进唾液分泌，有利于食物残渣的排除。食物中的钙、磷及维生素 D 等对牙齿的发育和钙化有很重要的作用。

5. 学校教育计划中要包含牙齿保健的内容，帮助孩子掌握刷牙的正确方法，奖励那些采用正确护齿方法的学生，培养良好的饮食习惯。

对牙医的恐惧会影响着儿童定期去做常规检查。无论是洗牙或是治疗，疼痛总是伴随着孩子。害怕疼痛的焦虑和恐惧会令孩子痛感更加强烈，回避治疗或定期检查。有些医院将口腔科装饰成儿童乐园，牙医穿着卡通服装为孩子们治疗。当然，口腔医院也能采取放松训练、系统脱敏治疗、模仿、分散注意力、指导意向或催眠等方法，帮助孩子解除疼痛和焦虑。

（五）眼睛卫生与保健

教育部关于 2010 年全国学生体质与健康调研结果公告显示，我国 7～12 岁小学生视力不良的检出率为 40.9%，比 2005 年增加约 9 个百分点。影响儿童视力发育的眼睛疾病常见的主要有：近视、远视、斜视、散光和结膜炎等疾病，困扰儿童的学习和生活。

眼睛疾病的预防和保健。定期检查视力，早发现、早治疗。预防眼外伤的发生，防沙尘、强光，避免玩具等物体的伤害。养成良好的用眼卫生习惯，保持正确的读写姿势、选择

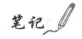

良好的用眼视觉环境、坚持做眼保健操。注意不要缺乏维生素 A，做到营养均衡。注意个人卫生，不与他人共用手巾，不用手指揉眼睛等。

二、防止意外伤害

意外因素包括交通意外、溺水、中毒、跌落、烧烫伤、意外窒息和砸伤等。对于 1 岁以下婴幼儿来说，意外死亡主要由于窒息。例如，被子盖过头面部、嘴里含有奶头或其他细小物品。稍大的儿童，交通事故是主要意外。

（一）意外伤害的严重影响

意外伤害是国际上许多国家儿童死亡的最主要原因，"全球儿童安全组织"研究报告称我国每年约 20 万 0～14 岁儿童因意外而死亡，占儿童死亡总数的 26.1%。1983 年，美国 14 岁以下儿童因车祸受伤的人数就达到 125 000 人，超过 1500 死亡（美国国家安全委员会，1983）。

意外伤害的经济损失巨大。宋瑞娟等人估计意外伤害患儿平均总经济负担为 11 989 元 / 人，占当地城镇居民家庭人均可支配收入的近一半。美国 1985 年儿童意外死亡造成的潜在寿命损失为 4100 万年，每年用在预防和救治 15 岁以下儿童溺水的费用就达 384 亿美元。日本 1990 年用于儿童意外伤害的开支达到 12.35 亿美元。

儿童意外事件带给家庭的是灾难性打击，尤其是独生子女家庭。儿童意外伤残给儿童和家庭造成的心灵创伤，无法用经济损失和潜在寿命损失衡量。

（二）意外伤害的预防

加强意外伤害的教育，培养健康行为，消除家庭和学校安全隐患。婴幼儿与父母分床睡觉，避免儿童含奶头或被子盖过头而窒息。提倡使用汽车安全带，提醒家长安全驾驶汽车。如果乘车时使用安全带，会将车祸中遇到的中重度创伤风险减少 55%，将死亡风险减少 40%～50%。学习意外伤害后的紧急处理，以及如何求助于医疗机构。

社区设施建造时，要考虑到儿童的行走安全。建造的学校要靠近社区，安排校车接送儿童。健全法律制度，规范行为，防止滥用枪械和刀具。

三、预防少女怀孕

我国南方报道过 16 岁少女做母亲的新闻，尽管缺乏统计数据，但由于我国缺乏人工流产手术的控制，未成年人怀孕比例不可低估。

联合国的一项报告显示，发展中国家每年有 7000 万未成年人少女意外怀孕，其中年龄低于 15 岁的近 200 万人。英国 1975 年到 1996 年间，15～19 岁少女怀孕比率在 20‰～35‰之间。法国、冰岛、德国由 1975 年时的 15‰～30‰，下降到 5‰～15‰。虽然英国在西欧最高，但在全欧洲低于保加利亚、俄罗斯和乌克兰。

（一）怀孕少女的困境

经济和社会歧视等问题困扰少女母亲。缺乏经济依靠成为她们的头等难题，来自家庭、宗教、社区的压力让少女们苦不堪言。其他问题还有如何照顾孩子、完成学业和接受更多教育，以及为解决贫困、应付压力而带来的性滥交、心理健康问题和犯罪。

造成少女怀孕的原因有哪些呢？首先是少女本身的原因，躁动懵懂的青春期、思想观念的开放以及自我保护意识薄弱是导致少女怀孕的直接原因。其次，少女处于社会这个环境中，不良的社会因素是造成少女怀孕的另一个因素，网络色情的泛滥影响一些素质较低的人。性教育落后、德育失范也是少女怀孕的重要原因之一。

（二）预防少女怀孕

预防少女怀孕在许多国家成为优先的问题。

在英国，相似年龄的同辈教育在促进健康行为计划中效果明显，降低了 16 岁少女的怀孕率。在健康促进活动中，要针对少男少女，采取措施提供充足的性教育和信息，建议她们考虑是否做好性交准备，鼓励采取避孕措施，主动拖延性活动。开展"生命选择"活动，让她们知道有更多的选择替代性交。提供避孕为主题的自信训练和沟通技巧，学习决策技巧，提高解决问题的能力，学会控制自己的行为，拒绝性交，或使用避孕工具进行安全性交。帮助父母学习如何与孩子谈性话题，要求卫生服务机构改善服务，友善对待青少年，也会有效预防少女怀孕。

第二节 儿童疾病行为

一、管理行为，预防儿童哮喘

支气管哮喘（bronchial asthma）简称哮喘，是一种全球性、最常见的慢性疾病之一。1990 年的我国 0～14 岁的儿童哮喘患病率为 0.91%，2000 年上升为 1.5%。美国大约有 10% 儿童患有支气管哮喘，50% 的哮喘患者年龄在 15 岁以下。早期的调查表明儿童哮喘的生存率大约为 98%，但是，美国在 1980 年到 1987 年的调查显示哮喘死亡率增至 31%，死亡率增长原因还不清楚，但可能与缺乏治疗或没有治疗有关。

哮喘的病因复杂，涉及遗传、环境、气道炎症、机体免疫、心理行为等因素，剧烈的情绪表达是触发哮喘的重要因素之一，约 5%～20% 的哮喘发作由情绪因素引起。

从行为学习理论分析，哮喘发作会立即引起父母或朋友的注意，使儿童逃避家务劳动、不愿意参加的锻炼和某些社会活动等。患儿从哮喘发作可以获得收益。同样，母亲过分溺爱也与患儿哮喘发作有关，因哮喘发作可得到母亲更多关心和爱护（奖励）而得到强化。

（一）诱因

1. 母亲吸烟 是儿童哮喘非常危险的因素，子女哮喘的母亲一定要戒除。过早停止母乳喂养对婴儿是危险的，因为母乳是婴儿获得 IgA 等保护性蛋白质的主要途径，如果过早停止母乳喂养，增加牛乳（含有异体蛋白）或婴儿配方食品，会增加儿童哮喘的危险性。

2. 情绪激动 儿童易受挫折，产生的情绪障碍引起生理变化，诱发或加重病情。《全球哮喘防治战略》（GINA）制订的手册特别说明剧烈情绪反应，如大哭大笑，会引起或加重哮喘发作。Williams 分析了 487 例不同年龄哮喘患者的发病因素，发现有心理因素参与或诱发哮喘者达 70%。有人曾让 8 名哮喘非发作阶段的学龄儿童观看使之感到厌恶的电影，或做复杂而无味的数学题，结果发现这 8 名患儿都出现呼吸频率减慢、呼吸道阻力增加。

3. 其他家庭成员的不良生活方式 吸烟、养宠物和家庭卫生差是诱发哮喘的原因。

（二）预防

最有效的措施是药物疗法和减少接触已知诱因。

1. 促进形成自我管理 自发反应技术有助于儿童学习和保持严格的用药制度；父母要学习药物的基本知识和使用方法，并在儿童迈向自我治疗过程中，不断提供奖励。

2. 建立适宜环境 去除哮喘发病的诱因。保持家庭清洁卫生，减少烟等空气中的刺激物。调查显示家庭成员愿意为孩子做出牺牲，有哮喘患儿的家庭中，20% 的父母愿意戒烟；85% 的父母愿意放弃宠物。

在生活环境方面，哮喘的一个消极影响是儿童躯体活动的减少，造成患儿远离社会活动和同伴,帮助儿童参与正常活动,维持自尊心、优越感和自我情感控制,减少焦虑和依赖心理。

3. 学习情绪控制方法以稳定情绪 暗示治疗、支持性心理治疗或放松治疗能帮助小儿消除不良的心理因素,控制患儿情绪。

二、预防儿童糖尿病

全球儿童的糖尿病患病率都在快速上升,中国 1995—2000 年间的 1 型糖尿病患病率为 0.97‰,美国 2009 年达到 1.93‰。如果一个 10 岁儿童患糖尿病,他(她)的预期寿命只有 44 岁。影响儿童患有糖尿病的因素有家族史及基因遗传因素、母亲妊娠期高血糖、儿童的饮食习惯和生活方式、感染和抗生素的使用等。

(一)糖尿病患儿的心理问题

糖尿病患儿面临着很多心理冲突和压力,他们对自己可能面临的并发症和未来的不确定性感到困惑,甚至引发其他情绪问题如抑郁、退缩、孤独和敌意等。糖尿病给儿童带来生理、心理的痛苦已经引起临床工作者的广泛关注。

(二)疾病管理

儿童糖尿病治疗的主要问题是如何自我监测。针对 8 岁以上儿童自我监测的调查,发现只有 58% 的儿童的自我估计与测试结果相近。虽然有时可能会"忘记"医嘱,但大多数患儿能学会如何进行自我监护和自己注射胰岛素。健康护理人员和健康心理学家通过设计一些活动,来增加服从医嘱性,降低危险性。有研究采取行为契约方法,鼓励患儿运用计算机建立血糖变化数据库,以记录血糖水平,并用金钱奖励执行契约者,16 周后发现,使用执行日程表和行为契约组的患儿依从性较高(Wysocki 等)。

要鼓励患儿坚持饮食控制和锻炼。有效的饮食控制和足够的锻炼有利于血糖水平的控制和稳定,消除潜在危险。然而,患儿锻炼过多也可能引起低血糖,需要引起注意。

应对糖尿病的最后一个因素是家庭与学校间的沟通。学校人员需要知道糖尿病儿童何时入学,制订有效的计划,让儿童在必要情况下,有时间和场所进行自我监测和胰岛素注射。

三、儿童对医院和治疗的恐惧

儿童慢性疾病的患病率很高,这类疾病包括心脏问题、脑瘫、哮喘、外科问题和艾滋病等。英美两国儿童慢性疾病的患病率达到 10%。患慢性疾病的儿童易于遭遇各种压力,但缺乏应对情绪反应的资源。

(一)恐惧的原因

1. 儿童限于认知发展水平不能理解疾病 成人遇到疼痛时,能知道其原因,但儿童则不能区别疼痛和难受。父母对子女疾病的无能为力,会被儿童误解为是因不服从父母而受到的惩罚。如果疾病是因遗传造成,儿童会表达愤怒,并怨恨父母(Mattsson,1972)。

2. 医疗系统是重要的应激源 住院造成儿童与家庭、学校和朋友的分离,他们会产生被抛弃的恐惧感。同时,伴随分离焦虑,儿童还常受到缺乏耐心的医护人员高压管理。如果医院限制父母来医院陪伴和照顾,未独立的患儿会感到无助,体验愤怒和羞辱情绪。孩子们为应付无助状态,可能采取倒退到或婴儿化的行为做心理防御。

儿童非常害怕介入身体的外科手术或口腔治疗,害怕身体受到毁坏。医院严格管理与约束,常与孩子的好动天性冲突。长期治疗,造成儿童焦虑、紧张,甚至表露出愤怒,也可能走向另一个极端,表现为冷淡和抑郁等退缩性行为。

3. 来自家庭成员的压力 父母对患儿投入更多的爱、偏袒和纵容,引起患儿兄弟姐妹

笔记

的嫉妒，甚至会极端仇视患儿。长期住院或患慢性疾病的儿童的心理变化很复杂，可能隐藏很深。患儿遇到良好的环境、支持理解的父母，便能很好地适应现状，应对困境。因此，社会群体和家庭成员的支持，对患儿是同样是重要的。

（二）如何减轻患儿的压力

1. 患儿父母宜留在医院陪伴孩子，特别是小于五岁的小儿，充分理解孩子的依恋心情，给予孩子足够的心理支持，减少患儿的分离焦虑。

2. 医护人员要做必要的解释，回避问题只会加重孩子的恐惧和不安，可以向孩子展示治疗设备，参观手术室。

3. 父母的医护人员鼓励患儿表达情绪，医患双方建立信任感。打针时，护士直接告诉孩子可能出现的疼痛，指导孩子深呼吸，远比告诉孩子打针不痛的欺骗做法更能取得信任。

4. 医护人员要促进孩子的自主性和独立性。将病房布置得像幼儿园，有空间玩，易于吃、更衣和睡眠。退化行为会造成孩子缺乏责任感和自尊心。让孩子有充分的心理准备、增加控制感、支持情绪表达的医院环境，会让孩子感觉住院不是一种灾难，而是一种有意义的经历。

5. 医院在制度上和环境方面多考虑儿童的心理需要，允许父母介入患儿的治疗与护理，允许心理专家介入儿童的心理问题。

第三节　老年人：改善生命质量

老龄化进程与家庭小型化、空巢化相伴随，与经济社会转型期的矛盾相交织，社会养老保障和养老服务的需求将急剧增加。

一、抚慰孤独

孤独（loneliness）是一种心理上被抛弃、疏远的情绪体验，是由心灵上的隔膜造成的不被接纳的情绪感受。老年人孤独感会导致精神失常，社会活动明显减少，免疫功能下降，形成酗酒、吸烟等不良的生活习惯和抑郁倾向，甚至有自杀倾向。

当前世界上老年人的孤独感问题，是一个十分严峻的社会性和医学性问题，解决老年人的孤独感，关系到国民的幸福感和社会的稳定和谐。

美国医学专家 James 教授曾经对老年人的心理情绪进行了长达 14 年之久的跟踪调查和分析，发现孤独的老年人的生理疾病的发病率是正常人的 1.6 倍，而死亡率大约是开朗快乐的老年人的 2 倍；同时对 7000 名美国的普通居民进行的 9 年调查发现孤独老年人的死亡率和发病率几乎高出普通正常人的两倍。

孤独感的解除和预防需要社会、子女和老年人自身多方面的共同努力，具体方法有以下几个方面：

1. **改善社会环境**　完善退休政策，对依旧有工作或者学习能力的老年人提供便利的学习和再就业机会，增加社会福利和抚恤水平，丰富社区生活。

2. **家庭支持**　子女要经常关注老人生活，重视心灵沟通。子女尽量缩短和父母的居住距离。子女要支持丧偶的老人的社交生活，支持他们重组家庭。

3. **自我调整**　老年人要乐观生活，多参与社区活动和社交。培养良好的生活习惯和生活情趣，参加老年大学，丰富生活。

二、养成乐观态度

乐观（optimistic）是人类感情和情绪生活中的一种积极的心态和性格。它蕴含着积极向上的生活态度，对任何情况即使再差的状况也能保持良好的心态，坚信不顺利的状况终究会过去，美好的日子必将到来。

进入被称为灰色年代的老年时代，由于生活阅历的积累和生活方式的突然转变，退休在家，远离以往繁忙丰富的工作和生活状态，更容易产生触景生情的情绪体验，而长此以往，便容易从心理上的不良因素影响到身体健康。所以，老年人适时保持良好的心态和积极乐观的生活心境至关重要。

一方面，老年人要树立正确的生死观。正确认识到生老病死乃人生的正常规律，接受人体衰老这一必然的生命过程。老年人应该正视身体的衰老，怀着释然的心态来面对死亡，不能终日纠结于死亡的结果而错过了美好的老年生活，相信"虽是近黄昏，夕阳无限好"。

另一方面，老年人由于生理变化和身体素质下降，做事时候要量力而行。人到老年，有了更多的时间和精力去做自己喜欢的事情，可以根据自己的倾向去安排自己的老年业余时光，但也要根据自己的身体状况。暮年思进取固然很好，但不能忘却老年人自身的身体素质和条件，做事情要量力而行，保证身体安全。

三、促进锻炼

老年人的身体由于生理的变化开始衰老，为了保证老年人的健康长寿，除了合理膳食和生活方式外，身体锻炼对于老年人的健康至关重要。研究发现，首先，老年人运动对于心血管疾病的预防有很好的帮助。通过有规律的锻炼，老年人的心肺功能和心血管能量储备能力得到增强，提高了肺活量和血管弹性，从而延缓了各种心血管疾病的发生。其次，老年人通过适当的运动锻炼，可以调节机体代谢，预防老年代谢性疾病的发生。通过肢体运动，促进了机体各种激素的分泌和酶的产生，提高了机体的新陈代谢速率，增强了能量调节的能力，对于老年人的肥胖等症状都有很好的预防和治疗作用。最后，适当运动量的锻炼，可以延缓老年人骨骼中钙质的流失，促进钙质的吸收，能有效预防骨质疏松症。运动也可以提高身体的雌激素水平，改善老年人的骨骼密度，从而保持良好的身体状况，益寿延年。

四、看护老人

随着社会老龄化，生活不能自理的老人也在增多。美国在1988年时，有70万家庭护理人员帮助生活不能自理的老人，到了1996年，家庭护理人员达到213万人，增长了3倍。

由于护理者和被护理者双方的人格、生活环境的差异和患者的健康状况不同，导致护理质量的差异。如果将家庭看护视为应激源，会对护理者构成沉重的压力，带来情绪反应，那么护理者必须妥善应对。看护中有可能发生冲突，处理失当，会带给双方负面的影响。

如何提高老人的看护质量？

1. 加强心理护理　护理人员首先应对老年人进行全面的心理评估。陪护者应耐心、细致地观察老年人的性格特点、兴趣爱好、家庭情况和心理状态。收集老年人的心理信息，掌握其心理活动，以便有针对性地开展个体化心理护理。

其次，护理人员应采用有效的语言沟通和适宜的非语言沟通方式。由于老年人智力下降、反应迟钝、记忆力减退，护士应耐心、细致、反复地进行入院宣教及各种操作、检查前进行解释，必要时可以把重要内容写成字条给老年人看。

2. 社区服务　目前我国可为老年人提供心理咨询服务的机构主要分两种类型，第一种是医院和社区卫生服务站的心理咨询；第二种就是社会上专业的心理咨询机构。社区服务主要是进行专题讲座、板报、宣传栏、广播等，鼓励老年人在产生各种心理问题时进行自我心理调节，与家人好友多沟通交流，也可向心理健康服务中心寻求帮助，并为老人提供生活或活动方面的便利。但限于人员和资源，以及老人们对服务要求的差异，社区服务的工作

笔记

难度很大。

3. **家庭护理**　家庭老年看护受到欢迎，尤其是存在痴呆患者、精神疾病患者的家庭。但是，我国的家庭护理还处于刚刚起步阶段，还存在着很多不足的地方，比如护理人力资源缺乏，综合能力低；家庭护理认识不足；财力支持不足，政策不完善等。缓解家庭护理的现状首先发展一批专业的家庭护理人员，提高其业务能力；其次还要加大家庭护理的宣传，提高人们的认知水平；最后，政府层面要完善相关政策，尤其是护理保险制度、财政投入力度。希望通过政府的支持与专业人员的努力，家庭护理将给老年人的生活提供更多的优质保障。

4. **养老的社会化**　国务院《关于 2016 年深化经济体制改革重点工作的意见》涉及养老保险和社会保障，各类养老机构发展迅速迎合了人们养老观念的改变。养老机构也面临着护理质量、生活设施的方便性、医疗保障、心理关怀和服务成本等方面的挑战，或许会成为老人养老的一种重要方式。

第四节　死亡与临终关怀

一、死亡和死亡教育

1. **死亡**　人类寿命最高或许会达到 110～115 岁，但仍不能摆脱死亡（death）。死亡是相对于生命体存在的生命现象，是维持一个生物存活的所有生物学功能的永久终止。历史上曾以心脏或脉搏停止跳动或者呼吸停止来定义死亡。

现代医学的死亡标准依据大脑的彻底死亡、包括心脏和脉搏的停止活动。死亡原则是：至少在一小时内，个体不再有任何动作或呼吸；并且至少在 24 小时内，个体没有任何反射活动，也没有脑电波活动的迹象。

2. **死亡教育**　死亡教育是关于人类死亡和与死亡关联的情绪反应的教育。死亡教育的目的是让人们懂得如何活得健康、有价值和没有痛苦，认识到死亡是不可抗拒的自然规律，懂得死得有尊严。教育内容涉及知识，应对死亡、濒死的哀伤或其他情绪问题，面对死亡的常规反应，如何帮助别人，理解生命的意义和价值。死亡教育课程在美国等发达国家的学校中多有开设。

二、临终心理历程

由于医学的进步，帮助了一些人死而复生，为研究死亡的心理体验提供了机会。

对有濒死体验的人进行的研究发现，他们中 40% 的人对自己死亡的经历记忆清晰，无神论者和持宗教信仰的人所报告的内容具有相当的一致性，认为宗教可以影响活人对死亡的态度，但不能影响濒死体验中的心理活动。有趣的是，女性濒死体验中总有与情人约会的情景（Sabaum，1981）。

Moodey（1977）描述到：个体在面临死亡时，首先体验到精神从肉体中分离出来的感觉，感到被推进一个黑暗的隧道，自己的"精神实体"可以从一个地方向另一个地方运动；之后，他们感到在与久未谋面的朋友、情人重聚，此时，令人难以置信的是出现了一盏明亮的灯光，并感觉到温暖；最后，他们报告说已经离开黑暗的隧道，并且体验到思想迅速进入他们的躯体。一瞬间，就苏醒了。濒死体验在个体的态度上带来了深远的变化，他们不但变得对死亡不再害怕，而且变得更加关心他们以前曾经经历过的关于学习、爱情和生活的价值问题。

美国心理学家 Kubler-Ross 博士在她的著作《论死亡与濒死》（1969）中，详细总结了濒死者的内心变化，在不同的阶段表现的不同特点，并且通过访问临终者，将临终者的内心变化划分成五个阶段（图 22-2）。

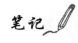

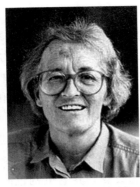
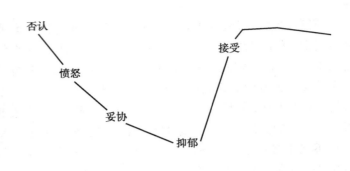

图 22-2　Kubler-Ross E 博士（1926—2004）和她的临终者心理历程示意图

1. **否认（denial）阶段**　任何人都不是天然就可以面对死亡的，当得知死神即将降临，求生的本能会让人逃避现实，这是一种否认机制，患者会说："搞错了，那不是我。"否认机制源于极度焦虑，试图阻止威胁性事实进入意识，保护自己的精神不至于过度痛苦。随着时间的推移，大多数临终者会允许这些威胁性信息进入意识，并将其整合进自己的感情生活中。当然，有些人可能先出现威胁感，之后便是否认机制的使用。家属的作用非常重要，如果他们能正视现实，就能帮助临终者接受结果。

2. **愤怒（anger）阶段**　当临终者无法逃避事实的时候，往往会产生气愤、暴怒、妒忌、愤恨等情绪，患者会问："为什么会是我？"往往会将这种消极的情绪发泄于身边的人，年轻医生和护士很容易成为临终者的泄愤对象，家属也感到内疚和愧对临终者。临终者的愤怒是期望生存和为生命抗争的表现，同时也会造成与周围人的疏远，失去社会支持。但是，又有谁能够理解临终者呢？失去所有爱过的人和事物，生命进入倒计时，死后的世界是什么样的？没有人能够回答。宽容和接纳是对临终者最好的照顾，聆听临终者的声音、体验其情绪从爆发直至平息或者再次爆发，然后转入下一个阶段。

3. **妥协（bargaining）阶段**　孩子提出要求而被父母拒绝后会怎么做呢？他们会与父母周旋，尝试各种方法，将执行家长的约束转变为筹码，通过讨价还价，实现最初期望。临终者的心理与孩子相似，希望延长生存时间，实现各种愿望，即便是倾家荡产，在所不惜。"要是我吃药，能让我出去参加儿子的婚礼吗？"Kubler-Ross 描述道："一位戏剧歌唱家，干巴的脸因剧烈的疼痛而扭曲，已不能再在舞台上演出，她对医生请求说：'只演出最后一次。'在她意识到下次再这样做已经是不可能的事情时，她作了或许是一生中最为动人的演出。她请求走到台前，在观众面前讲话，而不是藏在幕后面讲话，她讲述了她的生平、成功以及不幸，一直讲到有人打来电话，请她回到自己房里。外科及牙科医生都准备拔掉她的牙齿，以利于放射性治疗。她一直请求为我们大家再唱一次，在她永远把自己的脸掩藏起来之前。"临终者一次又一次地请求、并遵守诺言，但永远还有下一次。

在此阶段，临终者在明白愤怒于事无补之后，他们往往会出现心理上的妥协，随即会向医生或者家人提出生前一些最后的要求，这些要求要么是临终者的毕生夙愿或者是遗憾，都希望在最后的时刻可以达成心愿，以便没有遗憾地离开。事实上在这个阶段，临终者已经开始逐渐接受了现实。

4. **抑郁（depression）阶段**　随着时间的推移，临终者身体状况接近最后的崩溃，时日无多，失落情绪会取代愤怒。临终者会因为即将到来的死亡而产生抑郁，迅速增长的各种治疗费用、失去工作、为家庭负担担忧、担心更大的伤害性治疗加重了这种情绪。他们不愿多说话，以沉默的态度来面对所有的事物，希望多见些亲戚朋友，获得更多人的同情和关心。急于安排后事，留下自己的遗言，一般的安慰已经不起作用，在这个阶段最好的安慰就是静静地陪伴与聆听。

5. 接受(acceptance)阶段 这是临终者接受死亡的最后阶段，一部分临终者彻底放弃了求生的希望，坐等最后时刻的来临，死亡成为了心灵的解脱，这时，他们特别需要别人的理解和支持，死亡便成为一种解脱。"看起来人们的痛苦已经消失，抗争即将结束……在他的生命中，将要进入漫长旅程前的最后的休息。"(Kubler-Ross)。另外一些人则继续抗争，直到生命结束。

三、临终关怀

临终关怀(hospice 或 palliative care)并非是一种治愈疗法，而是一种专注于在临终者将要逝世前的几个星期甚至几个月的时间内，减轻其疾病的症状、延缓疾病发展的医疗护理。临终关怀是近代医学领域中新兴的一门边缘性交叉学科，是社会的需求和人类文明发展的标志。

WHO 提出临终关怀服务是为晚期临终者及家属提供全面积极的照顾。采取的原则是以照料为中心，维护人的尊严，提高临终生存质量，共同面对死亡。最早采用临终关怀的是英国圣克里斯多费医院。20 世纪 50 年代，英国护士桑德斯(Saunders S)在晚期肿瘤医院工作，目睹过垂危临终者的痛苦，为改善临终者的状况，创办了世界著名的临终关怀机构圣克里斯多弗临终关怀医院(ST. Christophers' Hospice)，使垂危临终者在人生旅途的最后一段过程得到需要的满足和舒适的照顾。我国临终关怀工作始于天津医学院。

临终关怀的主要内容包括如下几个方面：

1. 根据具体情况，满足临终者的知情权 加拿大维多利亚临终关怀院(1996)在《临终患者医疗护理手册》中指出：患者有权获得病情和诊断的信息，有权知道自己是否处于临终状态。美国教育医生要告知患者病情，让临终者理解医生正在进行的治疗，鼓励患者参与决策，并于 1991 年由美国国会通过《患者自我决定法》，确立了"死亡"权同"生命"权一样的公民基本权利。德国医学界也认为，隐瞒和欺骗的方法会对患者的生活造成不良影响。

对于临终患者，中国医护人员往往不会直接告诉患者结局，谈话时借用"肿块"、"血液病"来代替"癌症"，用"恶化"来代替"死亡"或"濒死"等用语，避免直接伤害患者和家属。即便属于西方范畴的波斯尼亚人和意大利人也认为向患者直接透露癌症消息是不适宜的。

东西方在死亡知情权的态度差异，是由于受到文化的巨大影响。西方文化中信奉"自主、仁慈、不做恶事和公正"，而华人文化崇尚"无我、家庭至上、讳死、相信生命轮回"。

因此，医护人员要重视临终者的宗教信仰、种族、文化和家庭背景，根据临终者的性格和情绪状态，用适当方式通知真实病情，鼓励和帮助家属积极与患者沟通，使之认同死亡的必然性，共同面对死亡。

2. 情绪和情感支持 临终老人大多经历了 Kubler-Ross 所描述的复杂的心理历程，在生命的最后阶段处于极度倦怠状态。医务人员积极利用亲朋好友和其他资源，向临终者提供心理支持，是临终关怀的重要方法。鼓励家属和亲人留在临终者身旁，不要将他们隔离开来，以体现生存价值、减少孤独和悲哀。

与临终者积极交流。美国学者研究发现，死前有 49% 的老人心智保持清醒，20% 波动于清醒与紊乱之间。因此，不断对临终或昏迷老人讲话是很重要而有意义的，护理人员要对临终老人表达明确、积极、温馨的关怀，直到他们离去。

3. 控制疼痛 疼痛令临终患者受尽折磨。美国 65 岁以上死者中，死于癌症的就占到 60%，晚期癌症患者占临终患者的 90%。而 70% 以上的癌症患者会出现中或重度疼痛，为帮助癌症患者完成人生最后旅程，就需要适当控制疼痛。无论采用什么治疗方案，原则上以不疼为止。有的国家为了使临终患者免受难忍的苦痛，采取了"临终镇静"或"安乐死"的方式。

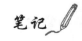

4. 居丧　居丧(bereavement)亲属经由于失去所爱的人,尤其是孩子和爱人,整个家庭陷入悲伤之中,他们也可能经历否认、愤怒、讨价还价、抑郁等发展阶段。但是,所爱之人死后,人们会自然出现极度的悲痛体验,随着震惊期的结束,人们进入情绪抑郁,直到恢复至正常。人们居丧期间的心理反应差异非常大,有些人无法从中恢复,也有些人的心理变化不似完整,一些人会出现慢性抑郁。

许多国家和民族有为死者举行葬礼的习俗,让亲属们宣泄对死者的真实情感,有利于缓解他们的悲痛。服丧也是哀悼的一部分,时间有一年或更多。我国有习俗约定,家人死后有三或四天的哀悼期,这就为减轻人们的悲痛提供了机会,死者生前亲朋好友的前来悼念,也成为一种减轻悲痛情绪的有效支持。

比起物质支持,丧亲家人更需要的是情感支持。Teno 提出了"以患者为中心,以家庭为中心"的医疗照顾框架模式,即在患者去世前后对亲属提供情感上的支持。为了抚慰家属,护士可以提供家属与死者最后诀别的机会,或指导、允许家属共同料理尸体,聆听家属表达悲哀并协助选择适当的地点和给予一定的时间,让家属彻底发泄内心的悲痛,以减少对健康的影响。

国外一些临终关怀机构和中国香港地区的白普理宁养中心都有丧亲服务小组,协助处理后事,并在患者去世后较长一段时间内给家属寄同情卡,通过信件、电话随访,使丧亲家人顺利通过居丧期。国内外均有研究报道,做好死者家属的丧亲护理,可大大降低家属压力。

（延艳娜）

思考题

1. 如何引导儿童的健康行为?
2. 儿童面对住院和死亡常见的情绪反应有哪些?
3. 临终者的内心变化可划分成哪几个阶段?
4. 临终关怀的主要内容包括哪些?

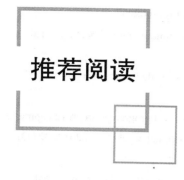

推荐阅读

1. Jane Ogden. 健康心理学 .3 版 . 严建雯，陈传锋，金一波，等译 . 北京：中国邮电出版社，2007

2. Seaward，B L. 压力管理策略——健康和幸福之道 .5 版 . 许燕，等译 . 北京：中国轻工业出版社，2008

3. Sarafino EP. 健康心理学 .4 版 . 胡佩诚，等译 . 北京：中国轻工业出版社，2005

4. Taylor SE. 健康心理学 .5 版 . 朱熊兆，姚树桥，王湘译 . 北京：人民卫生出版社，2006

5. 姚树桥，杨彦春 . 医学心理学 .6 版 . 北京：人民卫生出版社，2013

6. 蒋春雷，王云霞 . 应激与疾病 . 上海：第二军医大学出版社，2015

7. 蒋春雷，路长林 . 应激医学 . 上海：上海科技出版社，2006

8. 周华，崔慧先 . 人体解剖生理学 . 北京：人民卫生出版社，2016

9. 朱大年，王庭槐 . 生理学 . 北京：人民卫生出版社，2015

10. Hall JH. Textbook of Medical Physiology 医学生理学 . 北京大学医学出版社，2015

11. 丁裴 . 神经生物学 . 北京：科学出版社，2016

12. 孙波 . 肠道菌群与脑 - 肠轴相互作用关系研究进展 . 中国微生态学杂志，2016，（28）10：1206-1211

13. 吴巧凤，尹海燕，徐广银，等 . 肠道菌群与脑科学 . 世界华人消化杂志，2017，25（20）：1832-1839

14. Al-Bahrani M，Aldhafri S，Alkharusi H，et al. Age and gender differences in coping style across various problems：Omani adolescents' perspective. J Adolesc，2013，36（2）：303-309

15. Carballedo A，Lisiecka D，Fagan A，et al. Early life adversity is associated with brain changes in subjects at family risk for depression. The world journal of biological psychiatry，2012，13（8）：569-578

16. Denollet J. Type D personality：a potential risk factor refined. Journal of Psychosomatic Research，2000，49（4）：255-266

17. O'Brien R，Hunt K，Hart G. It's caveman stuff, but that is to a certain extent how guys still operate'：men's accounts of masculinity and help seeking. Social science & medicine，2005，61（3）：503-516

18. JamesJ，Snyder. Health Psychology & Behavioral Medicine. 1989.65-95；307-326

19. Lazarus，RS，Folkman S. Stress. Appraisal and coping. New York：Springer，1984

20. Lazarus RS. Folkman S. Coping and Adaptation. New York：In W.D.Gentry，ed，handbook of behavioral Medicine. Guilford Press，1984

21. Lazarus RS. From psychological stress to emotion：A history of changing outlooks. Annual Review of psychology，1993，44：1-21

22. Azpiroz A，De Miguel Z，Fano E，et al. Relations between different coping strategies for social stress，tumor development and neuroendocrine and immune activity in male mice. Brain，Behavior and Immunity，2008，22：690-698

23. Gaab J，Sonderegger L，Scherrer S，et al. Psychoneuroendocrine effects of cognitive behavioral stress management in a naturalistic setting a randomized controlled trial. Psychoneuroendocrinology，2006，31：428-438

24. Huang CY，Lai HL，Lu YC，et al. Risk factors and coping style affect health outcomes in adults with type 2 diabetes. Biological research for nursing，2016，18（1）：82-89

25. Svensson T，Inoue M，Sawada N，et al. Coping strategies and risk of cardiovascular disease incidence and mortality：the

Japan Public Health Center-based prospective Study. European heart journal，2016，37（11）：890-899

26. Moulin F，Keyes C，Liu A，et al. Correlates and predictors of well-being in montreal. Community mental health journal，2017，53（5）：560-567

27. Rodríguez-Pérez M，breu-Sánchez A，Rojas-Ocaña MJ，et al.Coping strategies and quality of life in caregivers of dependent elderly relatives. Health and quality of life outcomes，2017，15（1）：71-79

28. Arble E，Lumley MA，Pole N，et al. Refinement and preliminary testing of an imagery-based program to improve coping and performance and prevent trauma among urban police officers. Journal of police and criminal psychology，2017，32（1）：1-10

29. Vaughn-Coaxum RA，Wang Y，Kiely J，et al.Associations between trauma type，timing，and accumulation on current coping behaviors in adolescents：results from a large，population-based sample.J Youth Adolesc，2018，47（4）：842-858

中英文名词对照索引